协和血管外科住院
医师手册

主 编　郑月宏　陈跃鑫　狄　潇

中国协和医科大学出版社

北　京

图书在版编目（CIP）数据

协和血管外科住院医师手册 / 郑月宏，陈跃鑫，狄潇主编.—北京：中国协和医科大学出版社，2024.6

ISBN 978－7－5679－2409－3

Ⅰ.①协… Ⅱ.①郑… Ⅲ.①血管外科学－手册 Ⅳ.①R654-62

中国国家版本馆CIP数据核字（2024）第092126号

主　　编	郑月宏　陈跃鑫　狄　潇	
责任编辑	李元君　聂志扬	
封面设计	邱晓俐	
责任校对	张　麓	
责任印制	黄艳霞	
出版发行	**中国协和医科大学出版社**	
	（北京市东城区东单三条9号　邮编100730　电话010-65260431）	
网　　址	www.pumcp.com	
印　　刷	三河市龙大印装有限公司	
开　　本	787mm×1092mm　　1/32	
印　　张	15.125	
字　　数	460千字	
版　　次	2024年6月第1版	
印　　次	2024年6月第1次印刷	
定　　价	69.00元	

目 录

成为广大临床工作者的良师益友，帮助血管外科医护工作者梳理血管外科基础知识、基本理论和临床技术，进而为以后血管外科工作的开展奠定深厚的基础。书中不足与疏漏之处也恳请各位读者批评指正，以便日后进一步修订。

编　者

2024年5月

前　　言

　　血管外科是一门冉冉升起的新兴学科。随着材料技术、微创技术、影像技术的进步，血管外科逐渐兴起并得到了长足的发展。我们对血管疾病的认识在不断地深化，对血管疾病的诊疗水平在不断地提高。作为一门新兴学科，血管外科具有如下一些特点：患者的基础疾病多、合并症严重；血管病变范围广，涉及靶器官多；血管靶病变复发率高，需要规范用药；某些血管疾病病因复杂，需要多学科诊治；血管外科发展迅速，知识迭代更新快等。因此在吸收掌握新技术的同时，我们还应注重血管疾病诊疗的规范化，注重血管外科基本理论与基本知识的更新与掌握，注重血管外科基本操作技能的培养。学而不思则罔，思而不学则殆，用理论指导实践，并在实践中不断深化对理论的认识才能使学科不断进步。

　　北京协和医院是一所具有悠久文化传统的、始终致力为患者提供更好医疗服务的大型综合性医院，是全国疑难重症及罕见病的诊疗中心。北京协和医院血管外科是全国最早开展血管外科临床工作的单位之一，一直秉承协和"三基""三严"的优良传统，加强临床培训，提高临床技术，推动血管外科的诊疗规范化。这本历时3年完成的《协和血管外科住院医师手册》，是多年临床经验的凝练与总结，凝集了协和血管外科同仁的智慧，传承了老一辈协和人的宝贵经验。本书以临床诊治为中心，以临床一线住院医师的角度，涵盖了临床一线常见的问题，并以表格化的形式突出了便捷性与实用性，是一本不可多得的"口袋书"。本书在化繁为简的同时也较全面地覆盖了血管疾病及其诊疗过程中的方方面面，便于日常翻阅与查询。本书也融合了最新的学科发展理念，可以更好地指导临床实践，同时也注重现今多学科交叉与融合趋势，从不同学科角度阐释了血管外科疾病的诊疗，对于相关领域也具有重大参考意义。

　　我们衷心希望这本《协和血管外科住院医师手册》能够

编者名单

主　编　郑月宏　陈跃鑫　狄　潇

副主编　刘志丽　李方达

编　者（按姓氏笔画排序）

叶　炜　田新平　吉　磊　任金锐　刘　暴

刘志丽　刘晓龙　孙晓宁　李　菁　李　康

李方达　来志超　吴亮霖　狄　潇　汪　鹏

宋小军　宋希涛　张　锐　张　慧　陈跃鑫

邵　江　郑月宏　袁景慧　顾光超　倪　冷

郭昕哲　崔立强

第一章 外周血管系统解剖

一、外周动脉解剖

1. 主动脉由左心室发出，起始段为升主动脉，向右前上方斜行，达右侧第2胸肋关节高度移行为主动脉弓，再转向左后方，达T_4椎体下缘处移行为胸主动脉，沿脊柱左侧下行并转至其前方，达T_{12}椎体高度穿膈主动脉裂孔，移行为腹主动脉，在腹腔内沿脊柱左前方下降，达L_4椎体下缘处分为左、右髂总动脉。髂总动脉沿腰大肌内侧下行，至骶髂关节处分为髂内动脉和髂外动脉。

升主动脉发出左、右冠状动脉。主动脉弓凸侧从右向左发出三大分支：头臂干、左颈总动脉、左锁骨下动脉。头臂干向右上方斜行至右胸锁关节后方分为右颈总动脉和右锁骨下动脉。

2. 两侧颈总动脉经胸锁关节后方，沿气管、食管和喉的外侧上行，至甲状软骨上缘高度分为颈内动脉和颈外动脉。颈内动脉垂直上升至颅底，经颈动脉管入颅腔，分支分布于视器和脑。颈总动脉上段位置表浅，体表可触及搏动。颈动脉分叉处有颈动脉窦（压力感受器）和颈动脉小球（化学感受器）。颈外动脉的主要分支：甲状腺上动脉、舌动脉、面动脉、颞浅动脉、上颌动脉、脑膜中动脉、枕动脉、耳后动脉、咽升动脉。

3. 锁骨下动脉的主要分支是椎动脉、胸廓内动脉、甲状颈干。锁骨下动脉的直接延续是腋动脉（第1肋外缘），至大圆肌下缘移行为肱动脉，平桡骨颈高度分为桡动脉和尺动脉，桡动脉在手掌移行为掌浅支，尺动脉在前臂分出骨间总动脉，在手掌移行为掌深支。

4. 胸主动脉分为壁支和脏支，壁支有肋间后动脉、肋下动脉、膈上动脉，分布于胸壁、腹壁上部、背部和脊髓等。脏支包括支气管支、食管支、心包支。

5. 腹主动脉也分为壁支和脏支，脏支远较壁支粗大。壁支有腰动脉、膈下动脉（发出肾上腺上动脉）、骶正中动脉。成对的脏支有肾上腺中动脉、肾动脉、睾丸动脉（男性）或卵巢动脉（女性），不成对脏支包括腹腔干、肠系膜上动脉、肠系膜下动脉。腹腔干在主动脉裂孔稍下方由腹主动脉前壁发出，旋即分为胃左动脉、肝总动脉（分支为肝固有动脉和胃十二指肠动脉，后者再分为胃网膜右动脉和胰十二指肠上动脉）和脾动脉。肠系膜上动脉分支为胰十二指肠下动脉、空肠动脉、回肠动脉、回结肠动脉、右结肠动脉、中结肠动脉。肠系膜下动脉分支为左结肠动脉、乙状结肠动脉、直肠上动脉。

6. 髂内动脉发出壁支和脏支，壁支的主要分支是闭孔动脉、臀上动脉、臀下动脉、髂腰动脉、骶外侧动脉。脏支的主要分支

3

是脐动脉、子宫动脉（女性）、阴部内动脉、膀胱下动脉、直肠下动脉。

7. 髂外动脉的直接延续（腹股沟韧带）是股动脉。股动脉的主要分支是股深动脉。股深动脉分支为：旋股内侧动脉、旋股外侧动脉、腹壁浅动脉、旋髂浅动脉。股动脉向下至腘窝处，移行为腘动脉。腘动脉在膝上有膝降动脉分支，在膝下分支为胫前动脉、胫腓干动脉。胫腓干动脉的主要分支为腓动脉和胫后动脉，腓动脉在踝关节处与胫前动脉和胫后动脉有交通，胫后动脉在足部下行分为足底内侧动脉、足底外侧动脉两终支。胫前动脉向下移行为足背动脉。

全身重要动脉的体表投影见表1-1。

表1-1 全身重要动脉的体表投影

动脉	体表标志	压迫止血部位	止血范围
锁骨下动脉	胸锁关节至锁骨中线画一凸向上的线，最凸处在锁骨上方1.5cm	于锁骨中点向下压，将动脉压在第1肋上	整个上肢
颈总动脉和颈外动脉	胸锁关节至耳屏稍前下方连线，甲状软骨上缘以上为颈外动脉，以下为颈总动脉	环状软骨弓侧方，触及颈总动脉搏动，将动脉压至内后方的C_6横突	头面部
面动脉	下颌骨下缘至咬肌前缘连线，然后将连线连至内眦	于下颌骨下缘至咬肌前缘处将动脉压至下颌骨	面颊部
颞浅动脉	根部位于外耳门前方，向上分为两大支	在外耳门前方将其压至颞骨	头前外侧部
肱动脉	上肢外展90°，锁骨中点至肘窝中点稍下方连线，腋后皱襞以下为肱动脉	肱二头肌内侧沟的中段，将动脉压至肱骨（止血带压迫时应避开中段，避免损伤桡神经）	压迫点以下整个上肢
桡动脉	肘窝中点稍下至桡骨茎突的连线	桡骨茎突上方，肱桡肌腱内侧	部分手部
尺动脉	肘窝中点稍下至豌豆骨桡侧	腕部，尺侧腕屈肌内侧	部分手部

二、外周静脉解剖

外周静脉系统按解剖位置可分为上腔静脉系、下腔静脉系。

（一）上腔静脉系

由上腔静脉及其属支组成，收集头颈部、上肢和胸部（心肺除外）的静脉血。

1. 头颈部浅静脉：包括面静脉、颞浅静脉、颈前静脉、颈外静脉，深静脉包括颅内静脉、颈内静脉、锁骨下静脉。

2. 上肢浅静脉：包括头静脉、贵要静脉、肘正中静脉及其属支；上肢深静脉与同名动脉伴行，多为两条；两条肱静脉在大圆肌下缘处汇合成腋静脉，收集上肢静脉的全部血液。

3. 胸部静脉：主要包括头臂静脉、上腔静脉、奇静脉及其属支、椎静脉丛等。

（二）下腔静脉系

由下腔静脉及其属支组成，收集腹部、盆部、会阴和下肢的静脉血。可分为下肢静脉、盆部静脉和腹部静脉。

1. 下肢静脉：按解剖层次可分为浅静脉系统、深静脉系统和穿支静脉。下肢静脉的瓣膜比上肢多，浅静脉和深静脉间交通丰富。

（1）下肢浅静脉：包括小隐静脉、大隐静脉及其属支。

1）小隐静脉：收集足外侧和小腿后侧浅层结构的静脉血。

2）大隐静脉：是全身最长的静脉，在足内侧缘起自足背静脉弓，经内踝前方，沿小腿内侧面、膝关节内后方、大腿内侧面上行，至耻骨结节外下方穿隐静脉裂孔，注入股静脉；注入股静脉前接受股内侧浅静脉、股外侧浅静脉、阴部外静脉、腹壁浅静脉、旋髂浅静脉5条属支；大隐静脉在内踝前方的位置表浅而恒定，是穿刺的常用部位。

（2）下肢深静脉：胫前静脉和胫后静脉汇合成腘静脉，腘静脉穿过收肌腱裂孔移行为股静脉，其伴股动脉上行，经腹股沟韧带后方续为髂外静脉。股静脉在腹股沟韧带稍下方股动脉内侧，常用于静脉穿刺插管。

2. 盆部静脉：包括髂外静脉、髂内静脉、髂总静脉及其属支。

（1）髂外静脉：是股静脉的直接延续，接受腹壁下静脉和旋髂深静脉的血液。

（2）髂内静脉：其属支与同名动脉伴行，收集盆部和会阴的血液。

（3）髂总静脉：由髂内静脉和髂外静脉汇合而成。两侧髂总静脉伴髂总动脉上行至L_5右前方汇合成下腔静脉。

3. 腹部静脉：包括下腔静脉、肝门静脉及其属支。

（1）下腔静脉：其属支分壁支和脏支，多数与同名动脉伴行。

1）壁支：包括膈下静脉和腰静脉，各腰静脉之间的纵支连成腰升静脉，左右腰升静脉向上分别续为半奇静脉和奇静脉，向下与髂外静脉或髂总静脉交通。

2）脏支：包括睾丸（卵巢）静脉、肾静脉、肾上腺静脉和肝静脉等。

- 睾丸和附睾的小静脉汇合成静脉丛，参与组成精索，经腹股沟管进入盆腔，汇成睾丸静脉，左侧以直角汇入左肾静脉（发生左侧精索静脉曲张的原因之一），右侧以锐角注入下腔静脉。
- 卵巢静脉起自卵巢静脉丛，在卵巢悬韧带内上行，注入部位同睾丸静脉。
- 肝静脉由小叶下静脉汇合而成，肝左静脉、肝中静脉、肝右静脉在腔静脉沟注入下腔静脉。

（2）肝门静脉系：由肝门静脉及其属支组成，收集腹盆部消化道、脾、胰和胆囊的静脉血。起始端和末端与毛细血管相连，无功能性瓣膜。

1）肝门静脉：多由肠系膜上静脉和脾静脉在胰颈后面汇合而成，分两支进入肝左叶和肝右叶，在肝内反复分支，最终注入肝血窦。

2）肝门静脉的属支：多与同名动脉伴行，包括脾静脉、肠系膜上静脉、肠系膜下静脉、胃左静脉、胃右静脉、胆囊静脉、附脐静脉。

3）肝门静脉与上、下腔静脉之间的交通：食管静脉丛、直肠静脉丛、脐周静脉网等。

（张　慧　叶　炜）

第二章　外周血管疾病危险因素及控制

外周血管疾病涉及范围广泛，病变类型多样，其涉及的病理生理过程复杂。危险因素在外周血管疾病的发生发展中扮演了重要的角色。因此，充分了解并有效控制外周血管疾病的危险因素，对于外周血管疾病的防控和改善患者的预后至关重要。

一、外周血管疾病危险因素

（一）吸烟

吸烟严重危害人类心血管系统健康。吸烟对于心血管系统的影响主要包括以下几个方面：①血流动力学改变；②血管内皮功能损伤；③凝血功能异常；④影响糖代谢、脂代谢及血压。吸烟是众多外周血管疾病的危险因素，如颈动脉狭窄、下肢动脉硬化闭塞症、腹主动脉瘤、血栓闭塞性脉管炎等。大量研究提示，吸烟患者外周血管疾病的发生率、严重程度及治疗后复发率均显著高于非吸烟患者，并且戒烟可以有效地减轻吸烟带来的心血管系统损伤。由于戒烟对于外周血管疾病预防以及改善疾病预后方面有着重要意义，所有外周血管疾病患者均应严格戒烟。并且，无论是主动吸烟、二手烟以及其他类型的新型吸烟方式，如电子烟等，均应极力避免或戒除。

1. 治疗：对于合并血管外科疾病的患者或高危患者，应鼓励严格戒烟。

2. 围手术期干预

（1）血管外科疾病患者围手术期严格戒烟。

（2）严格控制血压、血糖、血脂，并可使用阿司匹林等抗血小板药物。

（二）糖尿病

糖尿病患者体内持续的高血糖环境可以对血管造成严重的不良影响。大量糖化终产物可以引起血管内皮细胞的炎症激活和氧化应激，并损坏血管平滑肌细胞的功能。此外，糖尿病患者可能会伴随的高胰岛素血症及脂代谢异常，二者同样可以导致心血管系统损伤。高糖刺激可以诱发人体循环的高凝状态，进而增加血栓栓塞事件的发生。因此，糖尿病患者发生心脑血管疾病的风险是非糖尿病患者的 2～4 倍。

1. 治疗

（1）在内分泌科医师指导下通过药物、饮食、锻炼等措施规范控制糖尿病。

（2）对于合并糖尿病的外周血管疾病患者，建议健康饮食，并采取每周至少150分钟的中等强度体育锻炼或至少75分钟的高强度运动。

2. 预防措施

（1）注意膳食结构均衡，提倡低盐、低脂饮食，并且适度运动。

（2）控制血糖及血脂，定期检测及体检。

（3）严格戒烟。

3. 围手术期干预

（1）严格监测并控制患者围手术期内血糖情况。

（2）患者目标的糖化血红蛋白（hemoglobin A1c，HbA1c）应在7%以下，而对于合并有严重血管相关并发症及预期寿命受限的患者，可以适当放宽HbA1c的控制标准。

（3）糖尿病患者可以在使用含碘对比剂之前以及之后1～2天暂停服用二甲双胍，以降低潜在的对比剂肾病和乳酸酸中毒的风险。

（三）高脂血症

高脂血症是动脉粥样硬化的重要危险因素，其病因包括原发性和继发性的血脂异常，具体表现为外周循环中总胆固醇（total cholesterol，TC）、甘油三酯（triglyceride，TG）、低密度脂蛋白胆固醇（low density lipoprotein-cholesterol，LDL-C）或高密度脂蛋白胆固醇（high density lipoprotein-cholesterol，HDL-C）异常等。通常对于合并有血脂异常的外周血管疾病患者，建议控制患者LDL-C＜1.8mmol/L。如患者的基线LDL-C处于1.8～3.5mmol/L，则建议至少降低LDL-C基线值的50%。而对于心血管疾病风险极高的患者，可以将LDL-C控制在1.4mmol/L以下。

1. 治疗

（1）合理健康饮食，建议低盐、低脂饮食，并适度运动，严格戒烟。

（2）他汀类药物是外周血管疾病患者的首选降脂药物。

（3）指南指出，对于慢性严重肢体缺血（critical limb threatening ischemia，CLTI）的患者，中等强度或高强度的他汀类药物治疗可有效降低患者的全因死亡率及心血管病病死率。

（4）使用他汀类药物时，需要注意潜在的转氨酶升高及他汀相关性肌病风险。

（5）如血脂控制不佳可联合依折麦布降脂。

2. 预防措施

（1）控制每日能量及营养素摄入，每日脂肪入量应低于总热量的30%，饱和脂肪酸摄入小于总热量的7%，每日胆固醇摄入量应低于300mg。

（2）适度运动，每日运动消耗至少200kcal。

（3）严格戒烟。

3. 围手术期干预：严格进行降脂治疗，有利于动脉斑块稳定及血管内皮保护，改善血管通畅率和患者预后。

（四）高血压

高血压是外周血管疾病的危险因素，其中收缩压（systolic blood pressure，SBP）对血管损伤作用明显。高血压按照发病原因可分为原发性高血压及继发性高血压。原发性高血压与遗传及环境因素相关，但具体病因不明，而继发性高血压由明确的病因引起，约占高血压患者的5%。人体血压范围（收缩压/舒张压）的具体分级见表2-1。

表2-1　2017 ACC/AHA血压控制指南中血压分级

分级	血压
正常血压	<120/80mmHg
临床前期高血压	120～129/<80mmHg
1级高血压	130～139/80～89mmHg
2级高血压	≥140/90mmHg

当血压超过正常范围，外周血管疾病的风险也随之增加；长期的血压升高将对血管造成持续慢性的损伤，可能引起腹主动脉瘤、动脉夹层、动脉粥样硬化等外周血管疾病。

1. 治疗

（1）健康饮食，建议低盐、低脂饮食，并且适度运动，严格戒烟。

（2）对于肥胖或超重的患者，应积极减重，每减重1kg可以对应降低收缩压2mmHg及舒张压1mmHg。

（3）对于SBP＞140mmHg的患者建议在改善生活方式的同时增加口服降压药。常用的降压药物包括钙通道阻滞剂、α受体阻滞剂、β受体阻滞剂、血管紧张素转换酶抑制剂及血管紧张素Ⅱ受体拮抗剂、利尿剂等。

（4）合并外周血管疾病的患者的血压建议控制在140/90mmHg以内，而对于同时伴有高血压及糖尿病的外周血管疾病患者，其舒张压建议控制在85mmHg以内。

2. 预防措施

（1）低盐、低脂饮食，适度运动，严格戒烟。

（2）积极减重，避免肥胖或超重。

（3）监测血压，定期体检。

3. 围手术期干预

（1）血管外科患者围手术期应积极控制血压在合理范围以内，避免过高或过低。

（2）不同外周血管疾病（如颈动脉狭窄、腹主动脉瘤、主动

11

脉夹层）对于血压控制的具体要求可参照本手册相应章节。

（3）需要注意的是：部分患者的SBP控制范围需个体化，如合并冠状动脉重度狭窄或颈动脉重度狭窄患者，其SBP控制水平应适度提高。

（4）对于伴有衰弱的老年患者，血压控制的区间应在其耐受范围，避免出现直立性低血压。

（五）超重及肥胖

超重及肥胖是心血管疾病的独立危险因素。大量研究提示超重及肥胖可以诱发并加重患者的糖代谢及脂代谢紊乱，并可引起患者血压升高。超重及肥胖的定义在不同地区及种族之间存在一定差异。目前国际上常用体重指数（body mass index，BMI）作为衡量超重和肥胖的指标，其计算方法为体重（kg）/身高^2（m^2）（表2-2）。一般认为BMI在25～29.9kg/m^{2}为超重，而BMI≥30kg/m^{2}定义为肥胖。其他的相关指标还包括腰围、腰臀比等。

1. 治疗

（1）戒烟限酒、健康饮食、合理安排运动。

（2）定期健康指标检测记录。

（3）减重及营养专科医师指导治疗方案，必要时可手术治疗。

具体可参照表2-2。

表2-2 2019 ACC/AHA心血管疾病预防指南对超重及肥胖患者的防控指南

常用评价指标及标准			
BMI（kg/m^2）			
超重	Ⅰ级肥胖	Ⅱ级肥胖	Ⅲ级肥胖
25～29.9	30～34.9	35～39.9	≥40
运动锻炼			
不同时期	运动方式	频率	
早期减重（1年内）	有氧运动（如快步走）	≥150分钟/周或≥30分钟/天	
稳定体重（减重1年以上）	较高运动强度	200～300分钟/周	
饮食控制			
从原有能量摄入基础上减少≥500kcal/d			
女性患者控制饮食在1200～1500kcal/d			
男性患者控制饮食在1500～1800kcal/d			
控制每日摄入＜800kcal的患者需要严格的医疗监控			

2．预防措施

（1）积极运动及减重，合理健康膳食，建议低盐、低脂饮食。

（2）严格戒烟限酒。

3．围手术期干预

（1）合并肥胖的血管疾病患者应注意围手术期低盐、低脂饮食，积极控制血压、血糖及血脂。

（2）避免久坐及长期卧床，鼓励适度下地活动。

（六）高同型半胱氨酸血症

同型半胱氨酸（homocysteine，Hcy）是人体内甲硫氨酸循环的中间产物。患者血浆中Hcy浓度＞15μmol/L时称为高同型半胱氨酸血症。目前认为高同型半胱氨酸血症是动脉粥样硬化的危险因素之一，可促进血管疾病的发生发展。尽管目前对于药物降低Hcy浓度是否可以改善患者心脑血管结局尚存争议，临床上对伴有高同型半胱氨酸血症的外周血管疾病患者仍会通过药物将Hcy浓度控制在正常范围。

1．治疗和围手术期干预：补充叶酸、维生素 B_6 以及维生素 B_{12} 可以协同作用降低血浆 Hcy 浓度，天然甜菜碱和胆碱亦有助于降低 Hcy 水平。有条件的医院可以根据 *MTHFR*、*MTRR* 基因的多态性结合叶酸、维生素 B_{12}、维生素 B_6、胆碱、甜菜碱等营养素水平制定个性化的精准补充方案。

2．预防措施

（1）可在饮食中增加富含叶酸及B族维生素的食品，包括大麦、玉米、菠菜等。

（2）饮食中适当限制甲硫氨酸的摄入，如动物蛋白。

（3）可适当服用相应药物。

二、静脉血栓形成相关危险因素

静脉血栓栓塞症（venous thromboembolism，VTE）包括深静脉血栓形成（deep venous thrombosis，DVT）以及血栓脱落后引起的肺动脉栓塞（pulmonary embolism，PE）。在VTE事件中，造成静脉血栓形成的主要原因为静脉壁损伤、血流缓慢和血液高凝状态。导致VTE发生的相关危险因素范围广泛，并且患者可存在一个或多个相关危险因素。静脉血栓形成的危险因素可分为原发性和继发性危险因素（表2-3）。

表2-3　VTE危险因素

原发性危险因素	继发性危险因素	
抗凝血酶缺乏	髂静脉压迫综合征	血小板异常
蛋白C缺乏	损伤/骨折	手术与制动
先天性异常纤维蛋白原	脑卒中、瘫痪或长期	长期使用雌激素
血症V因子*Leiden*突变	卧床	恶性肿瘤、化学治疗
（活化蛋白C抵抗）	高龄	患者
高同型半胱氨酸血症	中心静脉留置导管	肥胖
纤溶酶原缺乏	下肢静脉功能不全	心、肺功能衰竭
抗心磷脂抗体阳性	吸烟	长时间乘坐交通工具
异常纤溶酶原血症	妊娠/产后	口服避孕药
纤溶酶原激活物抑制剂	克罗恩病	狼疮抗凝物
过多		
蛋白S缺乏	肾病综合征	人工血管移植物
凝血酶原*20210A*基因	血液高凝状态	血管腔内移植物
变异		
XII因子缺乏		VTE病史
VIII、IX、XI因子增高		重症感染

　　临床上可以针对不同危险因素采取以下措施，进而降低
VTE风险：

- 穿戴预防性弹力袜；
- 间歇性下肢静脉气泵；
- 外科术后早期下地活动；
- 严格戒烟；
- 严格控制血糖、血压；
- 凝血因子补充；
- 控制感染；
- 原发病治疗；
- 根据具体情况预防性进行抗凝及抗血小板治疗。

（张　锐　叶　炜）

第三章　血管外科手术围手术期管理

围手术期管理（peri-operative management）包括术前准备、术中管理和术后管理。

一、术前准备

血管疾病患者的术前评估和管理至关重要，因为血管疾病患者常伴有多系统受累，包括心脑血管、肾和外周动脉疾病，以及多种其他共病情况。术前评估应明确潜在的危险因素，以尽量减少并发症，并对择期手术做出最佳选择。此外，通过评估患者当前的功能状态，评价任何干预措施的潜在益处和风险，可以让外科医师和患者选择最佳的治疗策略。

（一）一般术前准备和围手术期共病管理

每个接受选择性血管手术的患者都应进行术前评估，包括详细的病史、体格检查、血液分析和心电图（electrocardiography，ECG）等。当患者存在共病时应进行如下管理。

1. 心脏共病：除了详细的心脏病史问诊、体格检查、ECG和超声心动图外，对于择期血管手术的患者，尤其是近期合并心脏事件的患者，可考虑于血管外科手术前行冠脉CT血管造影（CT angiography，CTA）或冠状动脉造影和心肌核素检查。对于使用心脏植入电子设备，如起搏器或植入式心律转复颤器的患者，应确定是否可以使用单极电烧灼。

2. 高血压：当收缩压 > 200mmHg 或舒张压 > 120mmHg时，一般考虑将血压控制以后再行择期手术。围手术期良好的镇痛有助于患者控制血压。麻醉诱导前补充容量负荷可使高血压患者所特有的麻醉后血压剧烈波动降到最低。

3. 肺部疾病：由于很多血管疾病患者为高龄且长期吸烟，慢性阻塞性肺疾病在血管疾病患者中较为常见。这部分患者术前应严格戒烟，雾化排痰，鼓励术前呼吸功能锻炼。同时由于吸烟与高龄也是肺部肿瘤的危险因素，必要时应筛查肺部影像学如胸部CT，评估患者肺部情况。对于重度肥胖的患者还应警惕睡眠呼吸暂停综合征，这部分患者应完善动脉血气分析等检查，请呼吸科专业医师会诊，评估围手术期风险及指导围手术期用药治疗。

4. 肾功能及肾上腺功能不全：由于糖尿病、高血压、动脉粥样硬化、肥胖、酒精及尼古丁滥用和高胆固醇血症等共同的危险因素，血管疾病患者常合并肾功能不全。术前必须仔细评估肾功能。术前评估应包括是否存在肾衰竭症状，如疲劳、皮肤干燥、肌肉痉挛、尿量减少、反复尿路感染、水肿及有无肾病史、透析或移植史。检查应注重高钾血症、血容量状态、贫血和出血的体征。在所有的患者中，术前都应检测基线肌酐水平和肾小球滤过率（GFR），以确定肾清除的问题，并在发生肾损害时确定基线肾功能。

对比剂肾病（CIN）是医院获得性急性肾损伤的第三大常见原因，也是医源性肾衰竭的主要原因。可采用相应策略来降低CIN的风险包括避免碘化对比剂使用，通过使用替代成像技术（如MRA、超声波或二氧化碳）；限制碘化对比剂的体积和使用非离子、低渗透压的对比剂替代；术前水化（等渗盐水）。

长期使用类固醇治疗的患者可能无法产生应激反应，会有发生围手术期肾上腺危象的风险。因此，应仔细检查病史以筛查是否使用类固醇。有肿瘤、既往脑照射或结节病的患者应考虑是否存在下丘脑或垂体功能障碍。对于肾上腺功能障碍患者，如有类固醇替代计划，应该结合手术时机合理安排类固醇的替代治疗。

5. 糖尿病：糖尿病与多种围手术期并发症相关，并且手术患者中未确诊糖尿病的患病率仍然很高。术前，外科医师应了解患者完整的糖尿病病史，包括代谢控制史和糖尿病并发症，如心脏病、肾病、神经病变、视网膜病变，以及是否存在既往糖尿病酮症酸中毒或高渗性高血糖非酮症昏迷。高血糖水平与术后和重症监护病房的发病率和病死率升高有关。此外，围手术期血糖控制不良与外周搭桥手术后不良结果相关。颈动脉内膜剥脱术时的高血糖与围手术期卒中、心肌梗死和死亡的风险增加相关。因此，在血管手术期间和术后控制血糖是非常必要的，即使是非糖尿病患者也应考虑控制血糖。

对于接受外科手术的糖尿病患者，常规术前治疗有不同的推荐方案。仅采取饮食治疗的2型糖尿病患者应避免夜间口服降糖药物。治疗高血糖需要补充短效胰岛素。在口服药物治疗的患者中，这些药物通常在手术当天停止，高血糖可以用胰岛素纠正。手术前24小时应停用二甲双胍，以防止肾功能受损时发生乳酸性酸中毒。

6. DVT风险因素评估与抗凝、抗血小板治疗：手术患者发生深静脉血栓的可能性可根据危险因素和手术类型进行分层。手术前，外科医师应了解患者的凝血状态和血栓事件的历史。家族史或曾有过DVT病史可能表明有异常凝血的遗传易感性。还应获得用药史，包括目前和以前接触过改变凝血功能的药物，如阿司匹林及其他抗血小板治疗药物、华法林、普通肝素（UFH）、低分子量肝素（LMWH）、直接凝血酶和Ⅹa因子抑制剂。应特别注意不良反应，如阿司匹林过敏或既往发生肝素诱导的血小板减少症（HIT）。

静脉血栓栓塞的药物预防包括普通肝素、低分子量肝素、华法林，直接凝血酶或Ⅹa因子抑制剂等抗凝药物。机械装置如分级压缩袜、间歇气动压缩和静脉足底泵也是预防静脉血栓栓塞的有效方式。

7. 术前贫血与凝血评估：术前贫血会增加非心脏手术患者的术后并发症发生率和病死率，应在术前发现并治疗贫血。术前输血应限于有症状、出血伴严重贫血或生理储备不良而没有足够时间纠正生理异常的患者。对于成人和儿童重症监护病房的患者，血红蛋白浓度为70g/L或更低时应考虑输血。在术后手术患者中，血红蛋白浓度为80g/L或更低，或出现胸痛、直立性低血压、心动过速对液体复苏无反应等症状时输血。对于择期手术，应考虑通过自体输血或使用促红细胞生成素来增加患者内源性红细胞容量。

由于大多数血管外科干预的性质和大多数血管疾病患者使用抗血小板药物或抗凝剂，应常规检查凝血功能。病史是发现可能增加围手术期出血风险的遗传性和获得性出血疾病的最重要工具，包括用药史、已知凝血障碍、不明原因的鼻出血、血肿、割伤或擦伤后长时间出血，或以往手术后对血液制品的异常需求。常规检查包括活化部分凝血活酶时间（APTT）、凝血酶原时间PT（可产生标准INR）和血小板浓度。

8. 感染：术前感染的患者其手术部位感染的风险增加。术前和术后常见的感染源包括尿路、呼吸系统和局部缺血的肢体。如果植入了任何假体材料，也可能成为感染的病灶。应仔细询问病史，以发现感染体征，如最近发热、咳嗽、咳痰、尿路症状、移植物部位触痛或红斑，或开放性伤口或肢端感染。体格检查应评估有无异常呼吸音，仔细检查四肢和足部有无溃疡、压痛或红斑。如有需要，应进行尿液分析、胸片和白细胞计数，以评估特定的感染部位。如果确诊感染，应推迟择期手术。

抗生素的选择应根据实验室微生物培养中确定的特定微生物和药物敏感性。在没有急性感染的情况下，围手术期预防性使用抗生素可推荐给接受血管手术的患者。抗生素应在手术切口前1小时内使用，术后24小时内停用，除非有潜在的感染正在治疗。

抗生素耐药性是一个日益严重的问题，特别是耐甲氧西林金黄色葡萄球菌（methicillin-resistant staphylococcus aureus, MRSA）。预防MRSA传播的核心策略目标是防止从感染到非感染的传播和防止易感患者的感染，核心预防策略包括评估手卫生习惯；对MRSA易感/非感染患者实施接触预防措施；识别需要隔离的患者；快速报告识别MRSA的实验室报告；向医疗卫生工作者提供MRSA教育。

9. 营养状态：多达一半的外科患者术前营养不良，增加了术后并发症的风险，如伤口愈合延迟和感染、肺部并发症、住院时间更长、医疗费用更高，以及总体发病率和病死率增加。血管外科患者多为流动性差、饮食不佳的老年人群，并伴有多种共病，导致营养不良发生率较高，而营养不良可因糖尿病、慢性肠系膜缺血和肾衰竭等特定疾病过程而加重。术前营养指标越低，大血管手术后全身炎症反应越严重。血清白蛋白是实验室对营养状况的标准评估，而营养不良导致的低白蛋白血症（＜35g/L）是重大开放血管手术后发生重大不良事件和死亡的独立预测因素。有证据表明术前营养支持可以降低开腹手术患者术后并发症的发生率，特别是那些严重营养不良（白蛋白＜21g/L）的患者。

（二）特殊准备

1. 道德与法律问题：作为决定是否进行手术的一部分，医师和患者都必须考虑道德和法律问题。在术前评估中，可能会出现与患者保密、虐待报告和知情同意有关的情况。在手术干预之前，必须获得患者及家属的知情同意，这是一个沟通的过程，最终需要患者表示是否同意接受医疗干预。患者必须了解诊断结果，拟行手术的目的、手术相关的风险和好处、替代治疗，以及不接受手术的风险和好处。

2. 老龄化人群评估：血管外科患者老龄化严重，许多经典的危险分层评分工具并没有考虑到老年患者的生理储备减少，无法从手术后恢复的风险增加。在评估和向患者提供知情同意时，需要考虑这些因素。

二、术中管理

血管疾病患者的术中管理非常具有挑战性，患者存在多种共患病，需要广泛的术前评估和准备，这使其术中管理更加复杂。与同样复杂的普通外科手术相比，血管疾病的手术过程更加复杂，更长的手术时间、大切口、更大的出血量和失血量，同时，这些患者通常年龄较大，缺乏从体内平衡变化中恢复的生理能力，有时最轻微的损伤也会导致他们的死亡。

（一）麻醉

1. 麻醉的一般准则：麻醉指的是医学实践中使用的三种成分：镇痛、镇静和肌松。镇痛是指在有意识或无意识状态下没有疼痛。镇静的目的是阻止意识和记忆的形成。肌松的目的是阻止自主运动和抑制自主反射。对特定患者选择麻醉方法必须综合考虑患者的既往状态、计划干预的预期影响和恢复期患者的预期需求。

2. 麻醉的程度

（1）局部麻醉：局部麻醉药通过阻断神经元的钠通道干扰神经传导。在临床中，大多数血管外科医师使用利多卡因或布比卡因。虽然比利多卡因的效力小，但布比卡因的作用持续时间较长，可延长至术后期，因此可提高恢复的舒适度。局部麻醉药全身毒性是药物快速吸收并进入循环的结果。除了偶尔无意的静脉给药外，全身毒性也可能由于黏膜表面、腹膜或胸膜间隙和肌肉的吸收而发生。血管收缩剂（肾上腺素）的联合用药将在一定程度上减少这些影响。中枢神经系统毒性是剂量相关的，可从眩晕、耳鸣、焦虑和恐惧，进展到震颤、癫痫和昏迷。

（2）中度镇静：以前称为"有意识镇静"，是一种药物诱导的意识抑制，有助于干预，但不会抑制患者保护气道的能力。中度镇静不会损害独立呼吸和正常心血管功能，可以由经过专门培训的具有适当资质的人员实施。中度镇静的主要危害是在麻醉深度超过预期水平的情况下诱导过度镇静和潜在的低通气和缺氧。

在准备中度镇静时，患者应禁食，仔细记录过敏史、不良反应、目前服用的药物、心肺功能的情况（如睡眠呼吸暂停）。在发生过度镇静时，应该有急救设备和药物（如麻醉药物逆转剂）。术中和术后监测对安全性至关重要。ASA强烈建议监测以下情况：意识水平、脉搏血氧仪氧合、每5分钟自动示波动脉压、用呼吸暂停监测仪进行呼吸监测、心脏病患者或接受深度镇静的患者的心电图。

（3）区域阻滞麻醉：包括周围神经阻滞、颈神经和臂丛神经阻滞、脊椎麻醉和硬膜外麻醉。周围神经阻滞经常用于肢体和手指手术，其效果良好。

1）脊椎麻醉：指从腰椎段通过硬脑膜直接向椎管内注射药物。具体的药物选择是基于起效时间、效价和作用时间。利多卡因和布比卡因常用于脊椎麻醉，作用时间分别为60分钟和100分钟。当预期血流动力学不稳定时，脊椎麻醉是禁忌的。如果患者有潜在的心力衰竭，对脊椎麻醉的低血压患者应进行液体复苏、休克体位或正性肌力药或升压药物治疗。严重凝血功能障碍、颅内压增高和注射部位感染是脊椎麻醉的其他禁忌证。

脊椎麻醉的并发症包括硬膜穿刺后头痛、交感神经抑制引起的恶心和呕吐，特别是在高位穿刺和慢性阻塞性肺疾病患者可引起呼吸抑制。其他并发症包括直接神经损伤、马尾综合征、蛛网膜炎、脊髓血肿、脑膜炎和特发性心血管衰竭。头痛可能与脑神经症状有关，如复视、耳鸣和恶心，通常仰卧位即可缓解。

2）硬膜外麻醉：其主要优点是能够通过留置导管持续提供术后镇痛。硬膜外置管的禁忌证与脊椎麻醉相似，但近期抗凝治疗并不是硬膜外麻醉的绝对禁忌证。美国区域麻醉和疼痛医学协会发布的一份共识声明，建议硬膜外阻滞可以在最后一次皮下注射普通肝素后4小时和最后一次皮下注射低分子量肝素（LMWH）后12小时实施。如果导管留置是非创伤性的，非甾体抗炎药或阿司匹林治疗不是禁忌证。穿刺前7天停用氯吡格雷。全身肝素化可在置管1小时后开始。

（4）全身麻醉：血管手术全身麻醉常用的吸入剂有一氧化二氮、地氟烷、氟烷、七氟烷和异氟烷。所有卤代吸入剂均可降低平均动脉压。对于心率和血压升高可能有害的患者，不应使用地氟烷。氟烷增加心肌对儿茶酚胺的敏感性，不应用于有心律失常病史的患者。

3. 血管手术的麻醉技术选择

（1）择期主动脉手术：硬膜外镇痛的使用出现在20世纪70～80年代，作为一种有吸引力的替代标准治疗，平衡全身麻醉和术后全身阿片类镇痛。硬膜外技术，通常在手术过程中辅以轻度全身麻醉，应用于高危血管患者，并取得成功。全身麻醉配合硬膜外技术对患者，特别在术后阶段，可提高舒适度，减少心血管、肺和其他全身并发症。与全身麻醉相比，尚无证据表明术中使用硬膜外麻醉能降低主动脉手术相关的死亡率，以及能提高血管重建的耐久性。

（2）破裂腹主动脉瘤：治疗腹主动脉瘤破裂的主要目标是维持足够的动脉压以灌注重要器官。只要患者清醒并表现出良好的精神状态，就应容忍收缩压为70～80mmHg的低血压。除非患者出现心肌梗死，否则不鼓励输血。在手术安排完成之前，应通过小剂量静脉注射麻醉药来控制疼痛。

没有一种麻醉技术被证明是治疗破裂的腹主动脉瘤的首选方法。转行全身麻醉的原因包括患者不适、意识丧失和手术过程中的活动。用局部麻醉修补腹主动脉瘤破裂可能是防止大的血流动力学紊乱和提高患者存活率的关键因素。

（3）下肢动脉重建：对腹股沟下血管手术，全身麻醉是最常见的麻醉方式，其数量超过了脊椎麻醉和硬膜外麻醉，有证据表明硬膜外麻醉可影响早期腹股沟下旁路移植术的通畅。

（4）颈动脉手术：颈动脉手术的最佳麻醉模式是区域麻醉还是全身麻醉还无定论。在区域麻醉下进行颈动脉手术的一个主要益处是能够在颈动脉阻断过程中持续监测清醒患者的大脑功能。对比随机接受颈动脉内膜剥脱术的局部或全身麻醉的术后效果的研究，结果显示在死亡、卒中和其他严重心肺并发症方面两种麻醉方式没有显著差异。

（二）术中监测

持续监测患者对手术干预的反应至关重要（表3-1）。这使得外科医师和麻醉师能够识别出偏离手术计划的情况，并适应患者不断变化的情况。

表3-1　血管手术的麻醉监测

类别	项目	描述
心电图		心律失常和心肌缺血
脉搏血氧仪		一种无创监测氧饱和度的技术，通常将探头置于手指、耳垂和/或足趾周围。它测量不同波长的光被氧或脱氧血红蛋白优先吸收的吸收情况
二氧化碳分析		使用红外吸收光谱对呼气末二氧化碳分压进行持续监测，是全身麻醉时评估通气的重要标准
动脉血压	无创监测	所有患者都应该在围手术期用无创技术定期测量动脉压
	有创监测	实时测量动脉压力非常有用，尤其是对于与主动脉阻断和再通导致血管手术后容量负荷的突然变化
血流动力学检测	中心静脉导管	中心静脉置管可用于测量中心静脉压（CVP），理论上可提供血管内容积和静脉回流的实时估计
	肺动脉导管（PA）	基本的导流球囊式导管可用于双肺测量动脉舒张压（PADP）和肺毛细血管楔压（PCWP）。美国心脏病学会/美国心脏协会（ACC/AHA）和ASA的指南，建议在血管外科手术中不要常规使用导管，但指出这些设备可能对高风险人群有益
	微创血流动力学监测	指不需要插入PA导管就能实时评估心排血量的设备。对于心律规律、呼吸模式稳定、血流动力学无突变的患者，微创血流动力学监测计算心排血量与PA导管的金标准具有良好的相关性。对于血流动力学突然改变的患者，特别是那些接受去甲肾上腺素治疗的患者、非体外循环冠状动脉搭桥手术或开放性腹主动脉瘤修补手术的患者，微创监护仪不能准确计算连续心排血量
经食管超声心动图		经食管超声心动图（TEE）已成为心脏和胸主动脉手术患者术中管理的主要手段，可以提供心室收缩功能的直接信息

（三）神经监测

1. 中枢神经系统：对中枢神经系统功能的监测对于颈动脉介入治疗、优化神经系统预后至关重要。脑灌注的充分性可通过多种方法进行评估，包括有意识地监测患者的神经系统反应、连续脑电图和经颅多普勒测量大脑中动脉血流。

2. 脊髓神经系统：在可能中断脊髓灌注的手术中，监测脊神经功能是有用的，最常见的应用场景是临时夹闭胸主动脉段或结扎或切除肋间动脉引起根大动脉缺血。这种监测通常通过感觉和/或运动诱发电位来完成，以测试脊柱节段的完整性。

（四）感染控制与体液平衡

1. 术前抗感染：手术部位感染（SSI）至少占所有医院感染的25%，并与死亡率、住院时间和费用增加有关。血管手术患者术后感染的危险因素包括下肢手术部位、住院后延迟手术、糖尿病和冠状动脉或血管旁路病史。根据SCIP（外科护理改善项目）指南，血管手术期间经批准的SSI预防抗生素为头孢唑林。万古霉素和克林霉素是β-内酰胺过敏的合适替代品。其他建议包括术前60分钟给药，体重的剂量调整，术中二次用药以确保足够的血清和组织浓度，缩短术后使用抗生素的疗程，以及术后用药不超过24小时。建议放置支架移植物的手术预防性使用抗生素，不是因为支架植入感染率高，而是因为感染发生与死亡率相关。不建议在血管造影、血管成形术、裸金属支架放置、静脉手术、溶栓和闭合装置中预防性使用抗生素。7天内再次手术、血肿存在、持续2小时以上的手术以及在另一血管内植入物存在时应考虑预防性使用抗生素。

2. β受体阻滞剂：对于术前确定有心肌缺血中高危风险的血管手术患者，可开始β受体阻滞剂治疗，尤其是在有卒中风险的情况下，且应在手术前至少2天开始治疗，而不应在手术当天开始。β受体阻滞剂禁忌用于哮喘、病态窦房结综合征及二度和三度心脏传导阻滞的患者。

3. 正常体温维持：麻醉和手术的结合导致患者体内热量损失大幅增加。由麻醉引起的外周舒张将血流灌注从内脏器官转移到四肢和皮肤并通过热辐射使热量损失。常温是人体核心温度高于36℃且低于38℃。亚低温是指核心温度在34～36℃。低温与手术患者的一些潜在的严重并发症有关，包括伤口感染、免疫功能障碍、凝血功能障碍、失血增加、输血需求增加、主要不良心脏事件和死亡。低温对凝血功能也有显著影响。许多凝血因子是温度敏感的蛋白酶，其活性因低温而降低。低温也是SSI的主要危险因素。低温的其他不良影响包括对肌肉松弛剂和麻醉剂的分布及代谢的改变和药物特异性作用，使布比卡因的心脏毒性增强。

被动低温常被用作胸腹主动脉瘤修复过程中内脏和脊髓保护的经验组成部分。术中体温保持应用综合策略，以减少辐射热损失和提供主动升温，包括预热以减少核心到外围的热梯度，被动绝缘，主动加热（循环水、强制空气、辐射热），流体加热器以及气道加热和加湿。手术室的环境温度是减少辐射热损失的重要因素。手术室推荐的温度范围在20～24℃。

4. 血糖控制：血糖控制对糖尿病长期并发症的发生率具有潜在益处，急性高血糖可能对手术和危重患者产生短期不利影响。维持血糖正常的积极治疗可以对手术患者的死亡率产生有益影响。目前外周动脉疾病患者围手术期护理指南是维持血糖水平＜11mmol/L。

（五）抗凝和抗血小板治疗

所有血管介入都涉及血流中断和血管壁的一些破坏，有可能发生局部和远处的动脉血栓形成。全身抗凝治疗对于预防主动脉瘤手术的局部血栓并发症并不是必需的，抗凝的需要可能与动脉直径和血流速度成反比。

1. 抗凝：通常在动脉阻断时采用经验性固定剂量肝素方案（3000～5000U是实践中常见的固定剂量范围）或基于体重的给药方案（100～150U/kg）。术中抗凝治疗也可能具有避免动脉血栓形成的益处。

抗凝拮抗通常用于较短时间的手术以加速止血或在腔内手术后，出血风险可能很大的情况下。有高达3%的患者报告有鱼精蛋白过敏反应的风险。对于具有抗肝素抗体或肝素诱导的血小板减少症的患者，可以应用直接凝血酶抑制剂抗凝，包括水蛭素衍生物和阿加曲班。凝血酶原复合物浓缩物（PCC）是由维生素K依赖性凝血因子Ⅱ、Ⅶ、Ⅸ和Ⅹ与蛋白C和S组成的血浆衍生的非特异性逆转剂。PCC被美国食品药品监督管理局（FDA）批准用于逆转维生素K拮抗剂（华法林）相关的出血。

2. 抗血小板：绝大多数动脉介入治疗是为了治疗晚期动脉粥样硬化，几乎每个接受血管手术的患者都应该接受有效的抗血小板药物治疗，以减少心肌梗死和缺血性卒中的发生率。氯吡格雷在许多患者中经常作为第二种抗血小板药物经验性添加，氯吡格雷和阿司匹林一起具有重要作用。用阿司匹林和氯吡格雷治疗患者的手术可能存在一个重大问题，围手术期氯吡格雷会增加术中出血的风险以及再次手术的风险，与阿司匹林一样，氯吡格雷必须停药5～7天。如果术中出现明显的弥漫性、点状血小板型出血，通常给予血小板输注，但尚缺乏相应临床数据。去氨加压素（DDAVP）是精氨酸加压素的V_2受体激动剂类似物，可增强血小板功能。同样，重组因子Ⅶa是治疗血友病和获得性血友病患者出血的批准药物，可以促进血小板产生凝血酶，并可控制血小板减少或血小板功能障碍时的出血。

3. 术中溶栓：作为急性肢体缺血患者机械性血栓切除术的辅助手段，但需警惕潜在致命性颅内出血的风险。重组组织型纤溶酶原激活剂（rt-PA）是最常用的药物，通常经溶栓导管直接作用于血栓，以每小时0.05～0.1mg/kg的速率持续给药直到血栓溶解。一般rt-PA输注仅持续12～48小时，直到血管造影对血栓量重新评估。

（六）静脉血栓预防

手术是静脉血栓栓塞（VTE）的主要危险因素，血管外科患者通常还有VTE危险因素，包括高龄、行动不便、心脏病、肥胖和吸烟。对于每个患者应进行个体化VTE风险的评估。对于中低危患者应考虑踝泵运动、穿戴弹力袜、足底泵等物理方法预防VTE；对于高危患者应考虑应用抗凝治疗预防VTE。

（七）术中安全

在手术环境中使用的检查表可以大大降低与手术相关的并发症和死亡率。检查表侧重于手术设置的三个阶段：麻醉前、切口前和术后。

三、术后管理

（一）术后患者分类

术后医疗护理的一个重要方面为识别术后并发症风险最高的患者，并将他们分流到适当的护理环境。最安全的术后环境取决于他们的术前医疗共病情况、手术类型的固有风险以及维持患者术中和术后稳态的能力。

（二）血流动力学与压力检测

监测需要干预的异常生理状况，目的是改善结果。分布性缺氧是由于组织供氧不足导致的状态；代谢需求增加加剧了这种状态，导致多器官功能障碍。常用的器官灌注指标包括血压、心率、中心静脉压（CVP）、肺毛细血管楔压、心排血量、尿量、血乳酸浓度、组织二氧化碳水平、碱缺乏、混合静脉氧水平和混合静脉二氧化碳水平。常用血流动力学监测方法见表3-2。

表3-2 常用血流动力学监测方法

项目	描述
中心静脉导管和中心静脉压	中心静脉导管主要用于输注液体，给予血管活性药物和评估血管内压力。放置中心静脉导管最常见的部位是颈内静脉、锁骨下静脉和股静脉。传感器必须在腋中线水平归零，CVP的正常值为6～12mmHg
外周动脉通路	外周动脉导管是直接评估血压的"金标准"，可直接进入血管进行血液采样。并发症包括出血、血肿、感染、血栓形成，以及极少数肢体缺血。最常见的插管部位是桡动脉，其次是股动脉、腋动脉、肱动脉，较少见的是足背动脉和尺动脉
肺动脉导管	肺动脉导管提供中心血流动力学测量。心脏压力和混合静脉血氧饱和度有助于指导治疗和直接评估各种治疗方法的效果和反应，如给予液体和血管加压药。肺动脉导管可能诱发心律失常，左束支传导阻滞是使用肺动脉导管插入术的一个相对禁忌证，其他导管相关并发症包括导管打结、肺动脉破裂、导管断裂和继发于强力插入的心脏破裂
超声心动图	用于通过测量心室收缩力、腔室大小、瓣膜功能和心流量来评估心脏功能
腹腔内压	腹腔间室综合征定义为由腹腔内高压引起的临床相关器官功能障碍。腹腔内压（IAP）对于大多数重症患者，5～7mmHg为正常。腹内高压定义为IAP超过12～20mmHg。发生腹腔间室综合征风险最高的是复苏期间和复苏后不久。监测IAP的主要原因是腹腔间室综合征的早期识别和治疗可以提高生存率

（三）心血管并发症

1. 高血压：在手术后很常见，可能由缺氧、高碳酸血症、血容量过多、体温过低、胃或膀胱扩张、应激和疼痛引起。血压治疗目标应以术前压力以上或以下20mmHg的收缩压值为中心。硝酸盐、β受体阻滞剂、血管紧张素转换酶抑制剂、钙通道阻滞剂和血管扩张剂是最常用的药物类别。

高血压危象对终末器官（心脏、脑、视网膜和肾）造成急性损伤，它与收缩压＞179mmHg或舒张压＞109mmHg有关。应使用短效静脉注射降压药；应在发生高血压危象的1小时及在高血压紧急情况下24小时内降低血压，目标是在30～60分钟将患者的舒张压降低至110mmHg以下。

2. 低血压：低血压是危险的，并且与终末器官功能障碍（MI、脑血管事件和肾衰竭）以及可能的旁路移植物血栓形成风险增加有关。术后低血压的常见原因是血容量不足、心功能不全和弥漫性血管舒张状态伴或不伴败血症。纠正低血压的管理策略包括给予液体和血管活性剂。同时应警惕由于手术创面出血引起的低血压。

3. 心律失常：先前存在结构性心脏病的患者术后心律失常的风险最高。术后心律失常的常见诱因是缺氧、高碳酸血症、酸碱失衡、电解质异常和心肌缺血。治疗必须关注诱发因素，目标应该是血流动力学稳定，控制心室率和恢复节律。

4. 术后急性冠脉综合征：急性冠脉综合征是外周血管疾病患者心脏并发症和死亡的最常见原因，急性冠脉综合征是否发生主要是根据对症状、心电图（ECG）和心肌酶的评估。评估的最常见的酶是肌酸激酶MB和心肌肌钙蛋白。

（四）失血

失血评估：术后液体需求量超过预期的患者必须紧急评估出血情况，血容量不足的生理反应包括心动过速、低血压、CVP低、尿量减少和外周血管收缩征象。

手术出血会加重凝血功能障碍，需要进行彻底的患者检查以评估可能的出血来源。当患者急剧出血时，血红蛋白水平初始可能不会下降。如果患者稳定且出血源不明确，CT、超声检查和血管造影可能会有所帮助。

在术后早期，凝血功能异常通常是稀释性的或由手术期间使用的肝素不完全拮抗（或两者）引起。应立即通过测量APTT、凝血酶原时间（以INR表示）、血小板计数和纤维蛋白原来评估凝血系统，以指导治疗。常见的凝血功能异常和处理见表3-3。

表3-3　常见凝血功能异常和处理

APTT与INR变化	常见诱因	治疗
延长APTT和正常的INR	肝素过量	硫酸鱼精蛋白可能会逆转潜在的残余肝素效应，应缓慢给药以避免诱发低血压

APTT与INR变化	常见诱因	治疗
增加的INR和正常APTT	华法林给药或继发于慢性疾病或营养不良的维生素K缺乏或作为广谱抗生素治疗的副作用	维生素K可能是逆转这种凝血病所必需的。需要在6小时内快速逆转的情况下，可能需要血浆或凝血酶复合物浓缩物
正常的INR和APTT	缺乏足够数量的血小板，或者在数量正常的情况下，存在功能缺陷。血小板减少症的原因包括细菌感染、药物（肝素除外）和骨髓疾病。低温也可能导致血小板功能障碍	血小板输注和去氨加压素可能有助于凝血功能恢复。在术后即刻，患者需要迅速复温，因为在正常体温下血小板功能增强
增加的INR和APTT	原发性纤维蛋白溶解和弥散性血管内凝血，大量隐匿性出血和败血症	管理原则包括治疗根本原因，如失活组织的清创和败血症或播散性细菌感染的源头控制

（五）液体应用

术后液体给药必须针对个体患者量身定制。通过纠正手术中的液体损失和避免液体过载，在足够的组织灌注之间达到平衡。高血容量对患者与血容量不足同样有害，会导致不必要的组织水肿并阻碍组织氧合。

1. 电解质：如果给予大量晶体溶液进行复苏，建议给予平衡盐溶液如乳酸林格液代替生理盐水，以减少医源性高氯代谢性酸中毒的发生。胶体通常用于液体复苏，因其具有扩大血管内体积的理论益处，而且它们的渗透活性减少了第三间隔。

电解质管理：在术后即刻进行钠、钾、镁、钙和磷酸盐的常规检测。然后应根据需要单独增加电解质。镁和钾水平必须保持在正常范围内，以避免心律不齐。维持钙和磷酸盐水平对于心脏功能以及几种细胞功能也很重要。血清钠水平是全身水分的反映。低钠血症和高钠血症都需要评估患者的容积状态并仔细治疗，以避免不良的神经系统并发症。

2. 血液制品：对于没有冠状动脉疾病风险的临床稳定患者，当血红蛋白水平＜60g/L时，输注红细胞可能是有益的，但当血红蛋白水平＞70g/L时则不然，只需维持正常血容量并仔细监测患者。对于有冠状动脉疾病风险的患者，当血红蛋白＜80g/L时，可能需要输血。在急性失血中，随着持续失血，测量的血红蛋白浓度可能具有误导性，因为在报告血红蛋白值时，实际携氧能力可能已经改变，在这种情况下，应通过评估持续失血量、终末器官功能障碍的证据以及冠状动脉疾病的风险或存在来确定是否给予输注红细胞。

如果血小板计数、血小板功能和出血表现之间存在一致明确的关系，那么血小板输注阈值的定义将相对容易。对于大手术后活动性出血的患者，血小板计数应维持在$50 \times 10^9/L$以上。在非出血患者和出血风险低的患者中，血小板计数可维持在$10 \times 10^9/L$以上。但是，如果患者发热或凝血功能障碍，目标应大于$20 \times 10^9/L$。

在大输血（定义为输注超过10U的红细胞）或大手术后出现活动性出血时，应给予FFP以将INR降至1.5以下，FFP也适用于华法林过量，但它不能纠正肝素的抗凝作用。

冷沉淀由纤维蛋白原、因子Ⅷ、因子ⅩⅢ和血管性血友病因子组成。对于术后出血，纤维蛋白原水平低于0.1g/L（2.9μmol/L）的患者可应用冷沉淀。每个单位的冷沉淀含有约150mg的纤维蛋白原，仅与生理盐水相溶。将纤维蛋白原浓度提高0.5～1.0g/L所需的体积可估计为每5～10kg体重1单位冷沉淀。

大量输血的定义是在3小时内替换患者血容量的50%，或在24小时内替换一个血容量。大量输血的主要并发症是多种原因引起的凝血功能障碍，包括血液稀释、体温过低、继发于组织缺氧和弥散性血管内凝血。大量输血最常见的后遗症之一是继发于超负荷、肺泡炎症和通透性增加引起的充血性急性肺损伤。

（六）其他术后事件，具体见表3-4

表3-4　其他术后事件

项目	描述	诊断	治疗
胃肠缺血	一种罕见但可能致命的术后并发症	肠缺血持续性酸中毒和休克；新发消化道出血或血便。实验室检查通常显示酸中毒和白细胞增多。在晚期病例中，腹部平片可能显示腹腔或门静脉系统内有自由空气。腹部CT扫描可能会显示肠道积气的证据。结肠镜检查可以诊断肠缺血	胃肠道减压，广谱静脉内抗生素保守治疗。如果病情恶化或随后出现血流动力学不稳定，则需要立即对这些患者进行探查。有肠缺血迹象的不稳定患者应进行紧急手术探查以降低病死率。未出现肠坏死可考虑肠道血运重建。明确肠坏死的情况下，应该切除坏死肠道

项目	描述	诊断	治疗
营养不良	与发病率和死亡率增加以及住院时间增加有关	通过患者体重情况，血白蛋白水平及皮褶厚度可粗略判断患者营养水平	重症患者补充营养的两种主要途径是肠内途径和肠外途径
疼痛	有效的术后镇痛很重要，可能与术后心肌缺血发生率降低有关	判断患者疼痛来源：如肢体缺血性疼痛、切口疼痛、动脉夹层相关疼痛等	肢体缺血性疼痛可应用神经阻滞麻醉减轻疼痛。严重疼痛患者可应用阿片类镇痛药物，但需警惕相关副作用如胃排空障碍等

（任金锐　叶　炜）

第四章　周围血管疾病辅助检查

周围血管疾病的辅助检查对于判断血管病变性质，评估病变范围，辅助诊疗决策都具有重要的作用。目前越来越多的尖端技术被用于临床辅助检查，本章主要介绍以下十项常用血管外科辅助检查方法。

一、血管双功超声

1. 基本原理：血管双功超声是结合 B 型超声和血管多普勒成像技术，对目标血管的形态学及其内部血流状态进行快速、无创评估的超声检查。通过红细胞反射超声波的多普勒效应，来评估血管内血流分布、方向及大小的技术，被称为血管多普勒成像技术。彩色多普勒成像通过将解析后的超声多普勒信号与当前超声探查的平面图像重叠，直观显示探查视野中血流分布及其（相对于探头的）血流方向。脉冲多普勒频谱分析是允许操作者选取探查视野中的某一区域，并对其内多普勒信号进行实时解析，以获取目标区域内部动态的、周期性的血流速度信息。

2. 血管外科应用

（1）用于外周动脉（如颈动脉、锁骨下动脉、下肢动脉等）、外周静脉、内脏动静脉、腹主动脉和下腔静脉的狭窄和/或扩张性病变的无创评估及诊断。

（2）目标血管解剖变异、管壁厚度、斑块性质的评估，定量评价血管狭窄性病变的狭窄程度，间接评价探查段血管近/远端病变情况。

（3）评价外周静脉（如大隐静脉、下肢深静脉、交通静脉等）形态及静脉瓣功能，评价深静脉血栓形成与否、分布范围及血栓性质。

（4）对于拟行血管腔内介入手术患者，术前评估入路血管条件（血管内径、穿刺点局部钙化情况等）。

（5）对于拟行大隐静脉搭桥的患者，术前评估大隐静脉直径并辅助标定目标取材部位。

（6）术中用于辅助血管穿刺，或术中解剖暴露下多普勒成像评估血管内血流情况，用于位置深在的内脏动脉血流动力学评估，或用于评价搭桥后即刻桥血管血供情况。

3. 检查前准备

（1）颈动脉、椎动脉、锁骨下动脉及四肢血管超声检查前一般无需特殊准备。

（2）主髂动脉及内脏动脉超声检查前需禁食 12 小时。

（3）检查前应询问或核对患者病史，如有无目标血管缺血相关的肢体或神经系统症状、血管手术史，如条件允许需结合既往相关影像学检查决定探查具体部位及探查策略。

（4）术中超声探查需准备一次性塑料无菌探头套，探头套内层与超声探头间添加声耦合剂后固定，探头套外层术中可湿润下接触术野进行探查。

4. 结果解读：彩色多普勒成像的色彩分布位置提示存在沿探查方向分布的流动血流，根据血流方向朝向或背离探头的不同，色彩颜色分布也会表现出红蓝差异；脉冲多普勒频谱分析可得到频谱分析区域内的平均血流速度曲线。

（1）动脉多普勒超声结果判读

1）正常外周动脉在静息状态下频谱波形呈三相：收缩期为高而尖的正向血流，舒张早期可出现短暂逆向血流，部分动脉可见舒张晚期低速正向血流波形。

2）远端阻力较高的动脉，如主髂动脉、肢体及颈外动脉等频谱多为三相或多相，而低阻力动脉，如颈内动脉、肾动脉、内脏动脉等频谱则多为单向（持续正向）的血流波形。

3）在走行平直且无明显狭窄或内径变化的血管内，接近中心部的血流多接近层流，血流方向规则，流速均一集中，频谱图呈细条带状；而当存在湍流时（如血管分叉处、狭窄性病变远端或血管直径突然增大处），探查区域内血流流速异质性较高，可见频谱增宽表现。

4）动脉狭窄性病变最早出现的频谱改变为波形增宽、变钝（或者变为单相），随着狭窄性病变的加重，收缩期流速显著增加，狭窄下游波形由于血流紊乱而显著变宽。

5）脉冲多普勒频谱的主要参数包括：加速时间（acceleration time, AT）、搏动指数（pulsatility index, PI）、阻力指数（resistive index, RI）、收缩期峰值流速（peak systolic velocity, PSV）、舒张末期流速（end diastolic velocity, EDV），其定义及计算式见图4-1。

①PSV：是常用的动脉狭窄性病变的评估指标，对于不同部位的目标血管，不同狭窄程度所对应的PSV水平各不相同；同一目标血管，在接受介入或手术干预后再狭窄的判定标准，与未干预病变评估标准亦不相同，详见各专病章节。②RI：常用于评估肾和脑循环远端阻力水平，一般情况下RI < 0.7；RI > 0.85时提示血管床阻力增加及终末器官灌注减少。③PI：正常外周动脉PI > 4（PI股动脉 > 6，PI腘动脉 > 8），PI < 4可能反映近端流入道存在闭塞性病变。④AT：探查部位近端存在重度狭窄或闭塞性病变时，AT相应延长（AT > 200ms），频谱波形圆钝，表现为"慢波"。

（2）静脉多普勒超声结果判读

1）深静脉血栓形成评估：①急性血栓（形成数天至数周），常见为腔内均质、不可压缩或仅部分压缩的低回声信号，受压常

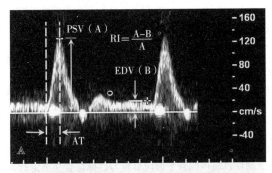

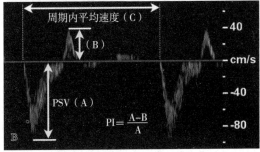

图4-1 多普勒超声频谱主要参数

注：A.收缩期峰值流速（PSV）、舒张末期流速（EDV）、加速时间（AT）与阻力指数（RI）；B.搏动指数（PI）定义，注意下图中缩期血流为远离探头方向。

可见海绵状结构，多普勒超声可见腔内充盈缺损或无血流；受累静脉节段可伴扩张。②亚急性血栓（形成数周至数月），腔内中等回声，可见再通表现，残留血栓黏附于静脉壁；受累静脉节段管壁增厚，管壁少见扩张。③慢性血栓（形成数月至数年），陈旧血栓机化，可见腔内附壁高回声信号，管腔部分再通，可见部分血流；受累静脉管壁增厚、变窄，周边可见侧支扩张。

2）静脉瓣功能/静脉反流评估：①检查时多取患者头高足低位，压迫探查静脉远端肢体，解除压迫后观察管腔内反流信号，或通过患者瓦尔萨尔瓦动作增加腹内压时探查反流信号。②静脉瓣功能正常时，生理性反流持续时间较短：股静脉、腘静脉反流时间一般＜1000ms，浅静脉、股深静脉及小腿深静脉反流时间＜500ms。③在大隐静脉曲张患者中，超声评估需同步关注大隐静脉主干管径、股隐瓣反流时间（＞1000ms常提示股隐瓣功能异常）。

5. 注意事项

（1）在腹腔血管（如主髂动脉、肾动脉、内脏动脉）检查时，易因胃肠胀气体干扰致探查严重受限；除检查前禁食外，亦建议前日勿食油腻，勿行剧烈活动、咀嚼口香糖以及其他可能导致吞咽气体的行为。

（2）肥胖患者亦常因待探查血管位置较深，影响探查效果。

（3）彩色多普勒成像仅能定性反映探查视野中血流分布方向，其所现红蓝色多普勒信号仅可反映血流相对探头的流向，不可直接用于定量流速的评价。

（4）操作相关因素能够在很大程度上影响脉冲多普勒频谱分析的准确性：超声探查平面应尽量与目标血管局部走行方向重合；操作者标定的血流方向需与探查的实际血流方向一致，且血流方向与超声波方向夹角不大于60°；临床医师需知晓超声探查在精度及可重复性上的局限性。

二、经颅多普勒超声

1. 基本原理：经颅多普勒超声（transcranial Doppler，TCD）利用相对低频的超声波信号（2～3MHz）较强的穿透性，能够经颅骨较薄部分以及自然骨孔（如眼睑眶部、颞部及枕部）对颅内血管进行探查，并获取颅内大血管（如颈内动脉远端、大脑中动脉、大脑前动脉、大脑后动脉）的血流信号；通过动脉内栓子颗粒对声波信号的反射特性，也可探测目标动脉内微小栓子；可用于术中及术后动态监测，能够较准确地提供动脉狭窄、闭塞、痉挛、侧支循环及微栓子脱落等信息。

2. 检查前准备

（1）为准确反映脑血流动力学变化，建议检查前3天停服扩血管或缩血管药物。

（2）检查时须取得患者充分合作，患者需保持安静，维持体位舒适，避免空腹检查。

3. 结果解读：正常颅内动脉及基底动脉血流表现为低阻力频谱波形，RI多小于0.7，PI多小于4；颅内动脉平均速度（mean velocity，MV）正常范围多为40～60cm/s；MV值升高提示颅内血管局灶性狭窄/痉挛：MV 80～120cm/s为颅内血管轻度狭窄/痉挛，120～180cm/s为中度，＞180cm/s为重度。

（1）颈动脉内膜剥脱术后高灌注综合征：通常表现为同侧颅内动脉MV中度升高（120～180cm/s），频谱为低阻力表现（RI＜0.6），提示血管反应性功能不全。

（2）颈动脉严重狭窄或闭塞性病变侧支循环功能评估：颈内动脉（internal carotid artery，ICA）重度狭窄或闭塞时

1）若前交通或后交通动脉发育不全或缺如，患侧TCD频谱表现为AT延长，MV及PI较健侧下降。

2）若前交通动脉开放：患侧大脑前动脉血流反向，健侧大脑前动脉MV代偿性增高，压迫健侧颈总动脉时患侧大脑中动脉血流速度下降。

3）若后交通动脉开放：患侧大脑后动脉、椎基底动脉血流速度均增快。

4）若颈内外动脉侧支（OA）开放：患侧眼动脉血流方向反向，频谱RI、PI等特征呈颅内动脉化。

（3）锁骨下动脉盗血综合征

1）双侧椎动脉流速不对称，健侧椎动脉血流速度相对升高（代偿），患侧椎动脉流速低于健侧。

2）双侧椎动脉血流频谱不对称。

根据TCD特点，可将锁骨下动脉盗血综合征分为三级（表4-1）。

表4-1　基于椎动脉血流频谱的锁骨下动脉盗血综合征分级与表现

分级	盗血类型	频谱表现
Ⅰ级	隐匿型盗血	患侧椎动脉出现收缩期切迹
Ⅱ级	部分型盗血	患侧椎动脉血流方向部分逆转，血流频谱呈现双向"振荡型"改变
Ⅲ级	完全型盗血	患侧椎动脉血流方向完全逆转，频谱呈单向"脉冲型"改变

3）束臂试验：患侧上肢袖带加压试验前后，椎动脉血流方向可出现部分逆转改变，可用于检出隐匿型锁骨下动脉盗血患者。

4. TCD围手术期及术中应用

（1）对于颈动脉狭窄患者的术前评估，若ICA频谱监测可见狭窄颈动脉同侧大脑中动脉内微栓子（自发性微栓塞）信号，提示斑块不稳定性较高；在无症状性颈动脉狭窄患者中，经TCD自发性微栓塞监测可协助检出高卒中风险的患者亚群。

（2）术中微栓塞监测有助于提示术野解剖及手术操作下斑块不稳定性，提醒术者注意手术暴露相关操作。

（3）TCD监测可用于评价术中颅内血管侧支循环功能，辅助决策是否需使用转流管；若MCA MV > 15cm/s，多数患者可耐受患侧颈内动脉阻断，而无需术中转流；颈内动脉转流管开放后，MCA MV监测可提示转流管是否正常发挥功能。

（4）用于术中及术后短期颅内血流监测，若动脉再开通后同侧 MCA MV 水平与术中阻断颈内动脉时相近，则需警惕术中或术后早期颈内动脉内血栓形成可能；而颈动脉内膜剥脱或支架术后高灌注综合征则表现为术侧颅内血管 MV 中度升高，同时频谱 RI 减低（<0.6），提示血管反应性丧失。

5. 注意事项

（1）受超声探查深度所限，部分区域颅内动脉无法监测，且可能因部分患者颅骨增厚、动脉迂曲、动脉移位等原因导致检查失败。

（2）对可疑脑血管病或合并颅外动脉病变的患者，应尽量将颈/椎动脉超声和 TCD 同时进行，以期对整个脑血流动力学进行详尽系统的分析评估，避免漏诊和误诊。

三、血管腔内超声

1. 基本原理：血管腔内超声（intravascular ultrasound，IVUS）是一种将超声显像技术与腔内技术相结合的技术，超声探头可装配于介入导管的头端，通过微创技术将超声探头送入血管腔内，从而获得腔内血流、血管壁和周围组织的超声图像。

2. 血管外科应用

（1）存在对比剂禁忌的血管疾病患者术前评估。

（2）腔内介入治疗术中辅助评估，完善血管腔内形态学信息，评估血管病变形态学及组织学特征，如斑块成分、病变累及范围、近远端锚定区条件等。

（3）辅助血管腔内测量，优化球囊及支架尺寸选择；实时评价球囊成形和/或血管内支架植入后腔内形态，及早发现干预后残余狭窄、内膜撕裂、内瘘等介入并发症。

（4）直观探查血管病变受累范围及重要分支部位，指导近远端锚定区选择及血管内支架的精准释放。

（5）术中评估，识别夹层真假腔、内膜破口部位以及重要分支动脉开口与真假腔的位置关系，术中直接监测胸主动脉支架植入术后远端真腔扩张以及重要分支灌注情况，辅助评价手术疗效。

3. 检查前准备：同介入术前常规准备，术中根据所选取 IVUS 系统需要建立适宜直径的介入入路。

4. 结果解读

（1）正常血管壁中内膜为强回声，富含平滑肌的中膜为低回声暗区，外膜及其外部结缔组织亦为强回声信号；在正常的肌性动脉中，可见中膜低回声区夹于强回声的内膜和外膜之间，呈"三明治征"。

（2）不同组织学类型的斑块特征

1）无回声：脂质沉积，富含脂质的斑块核心等。

2）低回声：纤维肌型组织、内膜增生及血管内壁不同程度的脂质沉积。

3）强回声，无声影：纤维型斑块组织。

4）强回声及声影：钙化。

（3）血栓：新鲜血栓为均匀强回声伴不同形态声影，陈旧血栓通常为均匀的中低回声信号，与粥样硬化病变较难区分。

（4）动脉夹层：真腔存在完整的动脉壁结构，动态检查下可见血管内膜片周期性运动及真腔不同程度的压缩。

5. 注意事项

（1）IVUS检查过程中，可能因近场效应产生伪影，需与实际病变相鉴别。

（2）注意机械导管管腔需充分排气，管腔内气泡会干扰IVUS影像采集。

（3）导管与血管壁平行时获得的图像质量最高，轻微的成角可因散射影响管腔成像。

（4）导丝的适当操作及正确的置入位置是后续成功操作的基础，以避免导管反复通过病变部位过程中造成医源性的损伤或并发症。

（5）在彩色IVUS中，尽管伪彩色图像能够区分快慢速血流，但由于超声探查信号方向大体垂直于血流方向，该检查仅能定性评价腔内血流快慢，不能对血流速度进行定量测量。

四、对比增强超声

1. 基本原理：对比增强超声（contrast-enhanced ultrasound，CEUS）是一种新型的超声检查技术，由于气体对超声信号具有很强的反射能力，CEUS通过静脉注射特殊的微泡超声对比剂，来增强血液或血供丰富的组织中的回声信号，以改善超声图像质量。

2. 血管外科应用

（1）颅外动脉检查，了解管腔及血管内中膜厚度，鉴别颈动脉闭塞与假性闭塞，评估粥样硬化斑块内部血管新生、炎症反应等病变特征。

（2）普通超声显影不佳的肾动脉、肠系膜动脉、腹腔干动脉、下肢动脉等。

（3）腔内修复术后内瘘的诊断、分型与随访。

3. 检查前准备：准备事项同常规超声，外周血管检查无需特殊准备，腹部血管检查前需空腹。

4. 结果解读

（1）粥样硬化斑块的评估

1）CEUS探查下，内膜－中膜复合体多表现为低回声信号，血管管腔及外膜可见增强的强回声。

2）伴有显著新生血管形成的斑块，在CEUS下可见斑块内回声信号增强。

3）部分微泡可由单核细胞摄取，并随之附着聚集于局部炎症活跃区域，相应病灶在注射对比剂后30分钟或仍可表现为增强信号。

（2）肾动脉狭窄的评估：狭窄动脉的声像强度较正常动脉弱。

（3）微泡速度可用于辅助衡量脏器的血供情况。

（4）肠缺血的评估：病变节段可表现为声像减弱或缺失。

（5）内漏的评估：通过微泡分布的时间、部位等信息来判断内漏的分型。

5. 注意事项：CEUS造影及相关不良反应相对少见，可有短暂的食欲改变、注射部位疼痛、面部或全身潮红，也有少部分表现为恶心、嗜睡、头痛、胸痛等。

五、计算机体层血管成像

1. 基本原理：计算机体层血管成像（computed tomographic angiography，CTA）是X线经过准直形成细的线束透过人体衰减后到达探测器，探测器将含有人体信息的X线转换成电信号，将电信号放大并转换成数字信号后传送到计算机进行后处理，形成CT图像；经静脉注射对比剂后，当靶血管内的对比剂浓度达到高峰时，对其进行连续的数据采集，通过计算机后处理功能形成二维或三维的靶血管影像。

2. CTA图像后处理

（1）多层面重建（multiple planar reformation，MPR）：将CT扫描得到的二维横断面图像重建成三维立体图像，并进行特定方向或任意方向再切割，得到冠状面、矢状面等多角度、多方位的图像。

（2）曲面重建（curved multiple planar reformation，CMPR）：以MPR技术为基础进一步发展而来，能够使在空间中沿曲线走行的同一血管、同一脏器显示在同一平面上。

（3）最大密度投影（maximum intensity projection，MIP）：将线径所通过的物体中每个像素的密度最大值进行投影。临床上广泛应用于具有高密度的组织中，如注入对比剂的血管、强化的占位病变及骨骼等。

（4）表面遮盖显示法（surface shadow display，SSD）：通过

计算机后处理预先设定一个阈值，当被扫描物体表面的密度值大于这个阈值时，将数值保留，反之舍弃，然后将所有保留的数值连接起来组成一个表面轮廓影像。可以看出SSD的关键是要选择合适的阈值。SSD技术在显示血管、颅面骨疾病等方面具有较高的应用价值。

3. CT灌注成像（perfusion imaging）

（1）灌注指血流从动脉流出，途经毛细血管，最后汇入静脉的过程；通过动态增强CT扫描显示某器官或组织的上述过程称为CT灌注成像。

（2）原理：在注入对比剂的同时即对靶区进行连续扫描，以获得有关该区的时间－密度曲线，并利用不同的数学模型计算出灌注参数值，从而反映局部组织的血流灌注量情况。目前CT灌注成像主要用于微血管灌注和肿瘤学中。

4. 临床应用

（1）CTA广泛应用于检查头颈部动脉（图4-2）、主动脉及其分支、肺动脉、冠状动脉以及下肢动脉等。

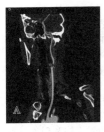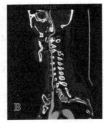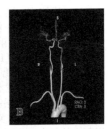

图4-2　头颈CTA

注：A.左颈内动脉起始部斑块及管腔狭窄；B.椎动脉曲面重建；C.头颈部动脉三维重建。

（2）CT静脉造影（CT venography，CTV）可用于检查下肢深静脉、腔静脉、肝门静脉等。

5. 注意事项

（1）需注入对比剂，有对比剂过敏者需谨慎，要做好防过敏措施，必要时检查前行碘过敏试验。检查完成后留观30分钟，确认无不良反应后再离开。检查室要配备抢救器械和药品。

（2）检查前空腹4小时。

（3）检查时去除被检部位的金属物品，如发夹、钥匙、硬币、皮带、带有金属扣的衣物等，防止产生金属伪影，检查过程中做好相关部位的防护工作。

（4）对行胸腹部检查者，结合被检者情况做必要的呼吸训练，避免产生呼吸或运动伪影。

（5）严重对比剂过敏、恶性甲状腺功能亢进为CT血管造影禁忌证，妊娠状态和严重心、肝、肾功能不全者应慎用。

（6）关于检查前停用二甲双胍

1）因二甲双胍与对比剂均通过肾排泄，二者共用时可能加重肾负担，延缓二甲双胍的排泄从而导致二甲双胍在体内堆积，有发生乳酸酸中毒的风险。

2）2018年《二甲双胍临床应用专家共识》中建议：对于eGFR＞60ml/（min·1.73m^2）者，在检查前或检查时停用二甲双胍，建议检查完成至少48小时后再次检查肾功能，若肾功能无恶化方可恢复使用；对于eGFR为45～59ml/（min·1.73m^2）者，在检查前48小时内停用二甲双胍，建议检查完成48～72小时后再次检查肾功能，若肾功能无恶化方可恢复使用。停药期间可咨询内分泌科医师换用可替代的降糖药。

六、磁共振血管成像

1. 基本原理：磁共振血管成像（magnetic resonance angiography，MRA）作为一种无创性血管造影技术，在诊断血管性疾病过程中应用越来越广泛。目前MRA成像方法主要有3种：时间飞跃法（time of flight，TOF）、相位对比法（phase contrast，PC）、对比剂增强血管成像（contrast enhancement MRA，CE-MRA）技术。

（1）时间飞跃法：常出现在梯度回波序列（gradient echo，GRE）中，以流入相关增强效应为基础，选定一个成像层面，此层面内的静态组织因被射频脉冲多次激励而发生饱和现象，当高速流动的血流进入此层面内，采集此时的血流信号即呈现高信号。

1）选用重复时间（repetition time，TR）非常短的脉冲序列，由于TR远小于组织的纵向弛豫时间（T1），组织在弛豫过程中不断地被射频脉冲激励而处于饱和状态，其纵向磁化矢量很小，下一次射频脉冲激发时在XY平面上的分量很小，故探测到的MR信号很低。而此时流入组织内高速流动的血流因未受到射频脉冲的激发而保持较高幅度的纵向磁化矢量，在下一次射频脉冲激发时在XY平面上分量大，故探测到的MR信号强，由此产生与静态组织很强的信号对比。

2）TOF法可分为二维TOF（2D-TOF-MRA）和三维TOF（3D-TOF-MRA）。2D-TOF-MRA主要用于慢血流如矢状窦等静脉的成像。3D-TOF-MRA主要用于流速较快的动脉成像，对迁曲多变的脑动脉显示有一定优势。

（2）相位对比法：在梯度场中，运动的自旋会发生相位改变，而梯度场的变化直接影响相位改变。通过梯度场的改变，使某种速度的血流产生的相位偏移最大，使静态组织的相位偏移为零，则该速度的血流在图像上显示的信号最强。由此可见，选择一个合适的流速编码梯度对相位对比成像至关重要。

相对于TOF，PC的背景抑制效果和血管对比都更好，但其成像时间长，图像处理也更复杂。

（3）对比剂增强血管成像技术：采用快速GRE序列，其重复时间（$TR \leqslant 5ms$）和回波时间（echo time，TE）（$TE \leqslant 2ms$）都很短，在如此短的TR与TE下，各个组织都还来不及发生纵向弛豫，即使是T_1值很短的脂肪组织，其纵向磁化矢量也很小，所以各个组织的MR信号强度都很小。但是当血管内注入顺磁性对比剂后，因顺磁性对比剂可以极度缩短T1时间，故血液可以保持较高的纵向磁化矢量而呈现高信号。基于这个原理，根据对比剂到达各级血管的首过时间，选择一个采集目标血管的最佳时间，即可以使目标血管在图像上呈现高信号。

2. 临床应用

（1）头颈部：可清晰显示基底动脉环及其分支、椎基底动脉、颈动脉。主要用于颅内动脉瘤、血管狭窄和大血管闭塞的诊断。

（2）胸腹部：使用心电门控技术和呼吸门控技术，可帮助诊断胸腹部大血管病变，如主动脉夹层、主动脉瘤和内脏血管疾病等。

（3）其他：如下肢血管和盆腔动脉疾病等。

3. 优势

（1）无创性、无放射暴露。

（2）对某些疾病（如颅内动脉狭窄、闭塞、动脉瘤等）无需注射对比剂，特别适用于血管弹性差，肝肾功能不全的人群。

4. 局限性

（1）由于湍流等原因，在血管分叉、血管转弯处等，TOF-MRA可能出现血管狭窄的假象。

（2）对钙化显示不敏感。

（3）成像时间长。

（4）噪声较大。

5. 禁忌证

（1）绝对禁忌证：会导致被检者有生命危险。

1）带有心脏起搏器者。

2）带有铁磁性或电子耳蜗者。

3）眼内有金属异物者。

4）中枢神经系统的金属止血夹。

（2）相对禁忌证：有可能导致被检者有生命危险或不同程度的伤害，以及影响图像质量。

1）体内有金属植入物（如义齿、避孕环、术后金属夹、人工关节等）。

2）带有呼吸机及心电监护设备的危重患者。

3）严重外伤、昏迷、神志不清、易发癫痫或心搏骤停者。

4）体温调节系统失调者。

5）新生儿、幽闭恐惧者（按需给予适量镇静剂后检查）。

6）妊娠3个月以内者。

6. 注意事项

（1）检查前确认被检者无禁忌证。

（2）检查前4小时空腹。

（3）进入扫描室前应嘱被检者及陪同家属除去随身携带的所有电子产品（如手表、手机）、钥匙、磁卡、硬币、皮带、背包、钱包、配饰等金属物件。

（4）婴幼儿、烦躁不安及幽闭恐惧者，按需给予适量镇静药物。

（5）急危重患者必须行MRI检查时，应有临床医师陪同，所有抢救器械、药品需齐备在扫描室外附近。

七、数字减影血管造影

1. 基本原理

（1）数字减影血管造影（digital subtraction angiography, DSA）是基于顺序图像的数字减影，把人体同一部位的两幅图像"相减"，初始没有注入对比剂的图像称为掩模，注入对比剂后得到的图像称为充盈像，二者相减后骨骼和软组织等背景图像被消除，只留下了含有对比剂的血管图像；是诊断外周动脉疾病的"金标准"。

（2）主要包括时间减影、能量减影、混合减影三种方法。目前常用的方法为时间减影，即对同一部位分别采集注入对比剂前后的图像并将二者相减，从而得到含有对比剂的血管图像。

2. 特殊检查技术

（1）路径图技术：注入少许对比剂后采集，保留对比剂浓度最大的血管部位的图像，并将此图像与之后实时透视的图像叠加。使图像上既有先前保留的血管图像，也有实时透视下的导丝，导管等介入耗材的动态图像，有利于引导导丝通过病变部位。

（2）叠加路图技术：与路径图技术相似，只不过保留同一部位刚刚做过的DSA造影图像，与之后的透视图像叠加。

（3）旋转DSA：选择特定的程序，C臂会旋转两次，在第一次旋转过程中采集一系列掩模图像，在第二次旋转过程中注入对比剂采集一系列充盈像，分别将在两次旋转过程中相同角度的两帧图像进行减影，得到一系列含有对比剂的血管图像。其优点是可以获得不同角度下的血管造影图像，以便术者动态地观察病变血管并进行后续治疗。目前此技术在血管外科常用于内脏动脉瘤的治疗，此过程需要患者保持体位不动并配合屏住呼吸，避免或减轻运动伪影和呼吸伪影。

（4）3D-DSA：以旋转DSA为基础，结合计算机三维重建技术，在工作站进行图像后处理以显示目标血管的三维立体图像，可对图像进行手动旋转，选择一个显示病变血管的最佳角度，使C臂旋转到相应位置进行后续治疗。

（5）C臂CT成像：是DSA与CT技术相结合的产物，各个厂家的名称有所不同，是对C臂旋转曝光采集得到的数据进行后处理从而得到该部位的CT图像。

（6）步进DSA：即下肢血管造影的跟踪采集，X线球管和探测器保持不动，控制检查床的移动速度分段采集掩模像，再采集充盈像，将相同位置的充盈像和掩模像相减后，再经过后处理即可拼接成一个完整的下肢血管造影图像。优点：减少对比剂用量；同时显示双下肢血管可进行双侧对比。

（7）DSA灌注成像：与CT灌注类似，利用3D-DSA技术反映目标部位血管化程度和血流灌注情况。目前已经有学者研究比较介入治疗前后目标部位的血流灌注情况来评估介入手术疗效。

3. 局限性

（1）放射暴露；且DSA为有创检查，检查总费用相对昂贵。

（2）DSA设备设立在手术室，检查环境要求高。

（3）需注入对比剂，有对比剂过敏者需谨慎，要求手术医师、麻醉医师、巡回护士配合，在检查过程中时刻关注被检者状态并做好防过敏的预备措施。

4. 禁忌证

（1）严重对比剂过敏者。

（2）高热、急性感染及穿刺部位感染。

（3）严重的凝血功能障碍者，有明显的出血倾向。

（4）恶性甲状腺功能亢进、骨髓瘤。

（5）女性月经期及妊娠3个月以内者。

此外，严重心、肝、肾功能不全者慎用。

5. 注意事项

（1）必要时检查前进行碘过敏和麻醉药物过敏试验。

（2）检查心肝肾功能，完善血生化检查。

（3）穿刺部位备皮。

（4）术前4小时禁食水。

（5）术前向被检者及家属说明检查的必要性及可能出现的并发症，签署知情同意书。

（6）服用二甲双胍注意事项同CTA章节。

（7）建立静脉通道，便于术中给药和急救。

（8）术后多饮水，必要时静脉输液，加快对比剂排泄。

6. DSA影像

（1）头颈部（图4-3）。

第四章 周围血管疾病辅助检查

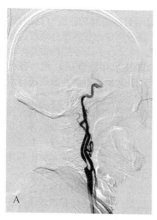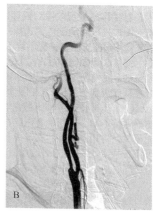

图4-3 颈内动脉狭窄术中DSA

注：A. 颈动脉造影，可见颈内动脉起始部重度狭窄；B. 颈动脉支架植入术后造影，可见原狭窄部位管腔扩张，远端可见保护伞影（星号）。

（2）胸主动脉（图4-4）。

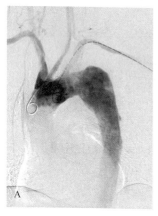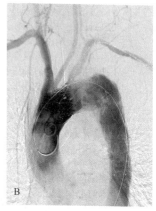

图4-4 降主动脉瘤术中DSA

注：A. 胸主动脉支架植入前主动脉造影；B. 支架植入后主动脉造影。

（3）腹主动脉（图4-5）。

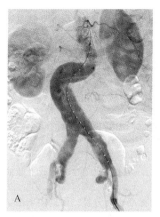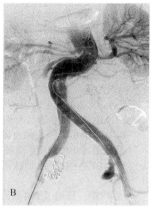

图4-5　腹主动脉瘤术中DSA

注：A. 腹主动脉支架植入前主动脉造影；B. 支架植入后主动脉造影。

（4）肾动脉（图4-6）。

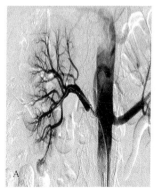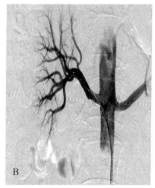

图4-6　肾动脉狭窄术中DSA

注：A. 右肾动脉支架植入前肾动脉造影；B. 支架植入后肾动脉造影。

八、踝肱指数和趾肱指数

1. 定义

（1）踝肱指数（ankle brachial index，ABI）：踝部动脉收缩压/双侧肱动脉收缩压高值。

（2）趾肱指数（toe brachial index，TBI）：趾部动脉（一般取第一足趾）收缩压/双侧肱动脉收缩压高值。

2. 诊断标准

（1）ABI

1）0.9＜ABI≤1.10 为正常。

2）ABI≤0.90 作为诊断下肢动脉硬化闭塞症的标准。

3）ABI 为 0.40～0.90 血流轻到中度减少。

4）ABI≤0.40 血流严重减少。

5）ABI＞1.30 提示动脉钙化，动脉壁顺应性减低或上肢血压下降。

（2）TBI：目前就 TBI 的诊断标准仍有分歧，根据中华医学会外科学分会血管外科学组下肢动脉硬化闭塞症诊治指南推荐，TBI＜0.70 即可以诊断为下肢缺血。

3. 血管外科应用

（1）ABI 最早应用于外周动脉疾病（peripheral arterial disease，PAD）的筛选和诊断。因其病理过程主要是动脉粥样硬化，近年来研究发现其对诸多大血管（如颈动脉、冠状动脉、颅内动脉）疾病的诊断及预测也有临床意义。

（2）2003 年美国糖尿病协会专门就 PAD 与糖尿病问题发表了指导性文章，推荐符合下列条件的患者进行 ABI 检测。

（3）糖尿病病史超过 10 年的患者。如果 ABI 正常，应每 5 年复查 1 次。

1）50 岁以上的糖尿病患者。

2）小于 50 岁，同时有高血压、吸烟、高脂血症等危险因素的患者。

（4）TBI 意义：糖尿病患者由于有时伴有中小动脉壁的钙化，在测量踝部压力时，加压后踝部动脉不能被完全阻断，所测压力明显增高，所得 ABI 往往正常，此时需结合 TBI 检测综合判断 PAD，TBI 经常被认为是 ABI 的补充检查。也有研究表明在糖尿病患者中 ABI 与 TBI 具有良好的一致性，只有当 ABI 异常增高时测量 TBI 即可。而近年来有研究发现，存在 ABI 正常而 TBI 降低的情况，只测量 ABI 而不测量 TBI，部分只有足部血管病变的早期下肢缺血的患者易被漏诊。

4．优势

（1）无创、简单、有效、价格低廉。

（2）有文献报道，ABI 检测相对于"金标准"DSA 有 95％ 的灵敏度及 99％ 的特异度。

九、经皮氧分压

1．经皮氧分压（transcutaneous oxygen pressure，$TcPO_2$）基本原理

（1）皮肤角质层细胞中含有大量角蛋白丝，可以防止各种理化因素及微生物的入侵。正常情况下，皮肤毛细血管血氧在被组织消耗后，通过皮肤释放出来的量很少，但温度升高时，该结构发生改变，使皮肤对气体的通透性增加。

（2）通过特殊电极加热局部皮肤，一般加热到 44～45℃时，毛细血管血流量、流速最大，通透性大大增加，绝大部分血氧弥散至皮肤表面被感应器捕捉，此数值基本相当于动脉血氧压，直接反映了组织细胞的实际含氧量和皮肤微循环情况，间接反映了血管的灌注情况，可以实时、持续地反映机体向组织的供氧能力进而评估血流的灌注状态。

2．血管外科应用

（1）评估下肢缺血严重程度（部分文献界定的参考标准）。

1）正常情况下 $TcPO_2 > 40mmHg$。

2）$20mmHg < TcPO_2 < 40mmHg$ 提示下肢存在轻中度缺血。

3）$TcPO_2 \leqslant 20mmHg$ 提示下肢存在严重的缺血病变。

此外，2017 年 TASC Ⅱ指南界定严重下肢缺血的 $TcPO_2$ 临界水平是 $< 30mmHg$。

（2）判断最佳截肢平面：$TcPO_2 < 20mmHg$ 或可作为最佳截肢平面。

（3）评估截肢后创面愈合潜力

1）$TcPO_2 > 40mmHg$ 创面愈合可能性大。

2）$20mmHg < TcPO_2 < 40mmHg$ 创面愈合可能性不确定。

3）$TcpO_2 < 20mmHg$ 创面可能无法愈合。

注：截至目前，因研究规模、研究样本量不足，参考标准尚无统一定论，本文只列举了部分参考标准，仅供参考。

3．局限性

（1）检测时间长。

（2）对轻中度的外周动脉缺血不敏感。

（3）影响因素很多，如皮肤温度、环境温度、局部组织皮面情况（外伤、水肿、炎症等）、被检者心肺功能、体位、检测部位等都可能影响 $TcPO_2$ 的最终测量结果。此外，毛细血管数量、

51

灌注压、通透性等也会影响结果。考虑到众多影响因素，临床中不能完全只依赖 TcPO$_2$ 的检测结果。

十、组织灌注压

1. 定义：组织灌注压（skin perfusion pression，SPP）指在对局部组织进行加压阻断后，身体能够恢复微循环血流的压力。

2. 方法及原理

（1）放射性核素廓清技术：使用最早，需要皮内注射放射性核素而无法反复测量，未能得到广泛应用。

（2）光学体积描技法：曾短暂应用，有研究表明其测得的结果并不理想。

（3）激光多普勒技术：是目前测量 SPP 最常用的方法。利用多普勒频移现象，激光多普勒产生的激光通过光纤传输到皮肤，撞击皮肤组织移动的红细胞并发生散射，击中血细胞的激光其波长发生了改变，这种现象被描述为"多普勒频移"。只有击中运动红细胞的激光其波长会改变，而击中静止组织的激光波长没有改变。这些波长改变的强度与监测体积内运动的血细胞数量和移动速度成正比；配合袖带压力的变化，多普勒灌注监测仪记录返回光的波长改变并计算任意灌注单元内的血流量，此时袖带中的压力即为 SPP。

3. 血管外科应用

（1）评估下肢缺血：SPP＜30mmHg 为严重下肢缺血。

（2）确定适当的截肢水平：截肢水平的确定有文献建议以30mmHg 为标准。

（3）评估创面愈合潜力：对于 SPP 有能力预测肢体缺血患者的创面愈合已达成共识，但截至目前，关于 SPP 的研究数据有限，其作为预测指标的最佳阈值，尚无统一标准。

4. 优势

（1）无创、简单、有效、价格低廉。

（2）可以在溃疡或截肢伤口所在平面进行测量。

（3）不受动脉钙化的影响。

5. 局限性

（1）SPP 需要袖带配合激光多普勒探头对所测平面进行加压，对于一些患者可能无法耐受疼痛而不能被广泛使用。

（2）检查方法相对较新，部分诊断阈值存在争议。

（3）重复性，与其他检查的一致性仍有待研究。

血管外科常用无创检查的参考值见表4-2。

表4-2 下肢缺血常用相关无创检查参考值

检查项目	正常	轻度缺血	中度缺血	重度缺血
ABI	0.9~1.1	0.7~0.9	0.4~0.7	<0.4
TBI	>0.7	0.5~0.7	0.35~0.5	<0.35
$TcPO_2$（mmHg）	>40	20~40	20~40	<20
SPP（mmHg）	>50	30~50	30~50	<30

（袁景慧　孙晓宁　叶　炜）

第五章　介入操作基本技术

一个完整的血管外科腔内介入治疗的手术过程，必然包括以下五个步骤：穿刺、造影、建立稳定的工作通路、治疗、闭合穿刺入路。掌握每个步骤所包含的细节要点，熟悉不同器材的原理、操作方法和特点，才能真正地做到融会贯通、得心应手，提高治疗的效率，并不断拓宽治疗的领域。

一、穿刺

穿刺、建立入路是介入治疗的第一步，也是血管外科医师必备的基本功。合理的入路选择决定了整个治疗过程是否平顺流畅，并为最终的手术成功打下坚实的基础。

1. 常用穿刺入路（表5-1）

表5-1 血管外科常用穿刺入路及其特点

入路	优势	局限性
股动脉	● 最常用的入路，适用于全身各处病变 ● 适应更粗的鞘完成大动脉病变诊治 ● 血管闭合装置可减少穿刺点并发症 ● 同侧顺行穿刺，缩短工作距离	同侧髂动脉闭塞性病变、主动脉弓上分支病变合并Ⅲ型弓、角度较锐的内脏动脉等情况下，还需要考虑其他入路
肱动脉	● 当股动脉严重狭窄或钙化、腹主动脉严重扭曲、同侧髂动脉闭塞、Ⅲ型主动脉弓、锁骨下动脉齐头闭塞病变、锁骨下动脉严重扭曲或异常起源时，上肢入路是常用的后备手段 ● 在涉及内脏分支动脉重建的EVAR术中更是不可缺少的入路	● 穿刺入路并发症相对较高 ● 在锁骨下动脉闭塞性病变中导丝容易进夹层、植入支架时不易准确定位
双向或贯通入路	● 介入手术中同时建立上下肢入路，称为双向入路 ● 如果一根导丝同时连通上下肢动脉入路，称为贯通入路 ● 在主动脉弓型不友好的弓上分支闭塞病变、髂动脉入路严重扭曲的EVAR等术中常常应用	额外增加入路或切口

入路	优势	局限性
	• 可提供最稳定的支撑力，提高支架输送系统的跟进性、支架释放的准确性 • 出现血管破裂等意外，也可迅速地引入覆膜支架救急	
其他入路	• 股腘闭塞性病变无法正向开通时，腘动脉或膝下动脉可作为逆行穿刺入路 • 涉及主动脉弓上分支或内脏动脉分支重建的主动脉瘤腔内修复术中，颈动脉或锁骨下动脉、上肢是必须的入路 • 颈静脉用于腔静脉滤器植入或取出； • 上肢浅静脉入路用于巴德-吉亚利综合征术中下腔静脉入心房口的定位	

2. 常用器材

（1）穿刺针（needle）：是经皮穿刺入路血管，建立体外和血管腔内联系的临时通道，由此通道先后引入导丝和导管鞘，从而开展后续工作（表5-2）。

表5-2　血管外科常用穿刺针及其特点

名称	特点
普通穿刺针	穿刺针大小一般以G（gauge）作为单位，数字越大外径越细 普通穿刺针为18G，适用0.035导丝
微穿针鞘组	包括一枚21G微穿针，一根21cm长、直径0.018in导丝，含长12cm扩张器的微穿鞘，鞘管直径4～6F 临床上微穿应用广泛，包括细小动脉穿刺、溶栓治疗等
套管针	需要透壁穿刺，逐渐回退看到回血后再把塑料针套送进去。对于钙化较重、入路扭曲时穿刺失败率较高
特殊类型的穿刺针	超声引导定位下专用的SMART穿刺针、巴德-吉亚利综合征下腔静脉破膜的RUPS100穿刺针、房间隔穿刺的Brockenbrough针等

（2）导管鞘：由带侧管的鞘管、单向止血阀、扩张器组成的套装，是建立通路的重要组成部分。导管鞘在皮肤和管腔之间建立一个安全的临时通道，导丝、导管、各种器械可更加方便地交换，也防止器材反复进出带给入路血管的损伤；同时由于尾部阀门防止反流，避免术中不必要的失血。

1）临床常用的导管鞘分为微穿鞘和普通鞘、长鞘，根据病变的部位、性质，手术目的以及术中可能需要的器械选择合适的鞘管。如以诊断为目的，4～5F鞘即可满足需求；溶栓治疗时为避免针眼出血首选微穿鞘；14F鞘用于大血管的操作。大部分情况下普通鞘即可完成手术，但对于主动脉弓上分支病变、内脏动脉重建、翻山治疗对侧下肢动脉疾病，需要更换为长鞘或导引导管，普通鞘仅起到过渡的作用。

2）"F"是介入器械的直径单位（French），也可缩写为Fr，实际上是一个周长单位，如6F相当于导管的周长为6mm，即直径约2mm。了解这个概念是很重要的，在设计手术方案时要考虑到术中应用的器械工作系统是否匹配，从而选择合适的鞘管。特别是药物涂层球囊、下肢动脉斑块旋切装置、颈动脉支架等，不要因为直径的问题临时更换导管鞘，以免影响药物浓度或保护伞的稳定；主动脉腔内治疗时要测量髂动脉入路的直径，是否满足支架输送系统的最低要求，避免出现血管损伤的情况。

3. 穿刺方法（表5-3）

表5-3　血管外科穿刺方法及特点

方法	操作	缺点	应用
Seldinger法	穿刺针直接穿透血管后缓慢退针，直到回血后送入导丝	血肿、出血的风险	管壁严重钙化、静脉穿刺、套管针穿刺
改良Seldinger法	仅穿透前壁，看到回血后引入导丝	血管细、静脉穿刺时成功率低	对于抗凝要求比较高或溶栓的患者尤为适用

4. 术中要点

（1）标准穿刺针配合普通鞘组导丝，注意导丝与针斜面方向一致，不要反向或成角，否则退回导丝的时候就会导致导丝表面的涂层脱落并残留血管内；如果进入困难，可以尝试透视下用超滑导丝通过。

（2）动脉鞘的扩张器比鞘管小一个单位，也就是说5F鞘管和6F导管鞘的扩张器直径是一样的，在扩张入路的时候需要考虑到这一点。

（3）股动脉穿刺一定要掌握体表定位的方法，即以髂前上棘和耻骨结节的连线作为腹股沟韧带的体表投影，下方1～2指股动脉搏动点是股总动脉，也就是进针点。常出现的错误是把腹股沟的皮肤皱褶当作是韧带的投影，以此为进针点的穿刺位置往往偏低，尤其是肥胖的患者。另一常用的定位方法是透视下以股骨头内侧中下1/3位置进针，利用骨性标记有助于提高成功率，特别是股动脉摸不清楚的时候。最后，超声引导下穿刺是最精准的方法，也是血管外科医师的必备技能。

（4）穿刺入路的选择并没有一定之规，需要根据不同的情况具体决定。距离病变部位越短，导丝导管的支撑力、跟进性就越好，比如膝下病变同侧顺行穿刺就要比翻山更有把握；髂总动脉闭塞性病变上肢入路比逆行或翻山入路的通过率更高；锁骨下动脉闭塞病变经股入路出现夹层的概率比逆向开通要低；腹主动脉扭曲或发出位置较高的肾动脉病变，无疑上肢入路是优选；Ⅲ型主动脉弓合并牛角弓的右侧颈动脉狭窄，经右上肢入路会更加方便；长段闭塞的股腘动脉病变，考虑正向开通的同时，逆行穿刺也是必需的备用方案。由此可见，入路的选择实际上是结合了术者经验、技巧、手中器械，并兼顾成功率和安全性的综合考量。

（5）股动脉顺行穿刺需要兼顾体表定位和透视下骨性定位，实际上和逆行穿刺时的股总动脉进针点是同一个位置，而非更靠下。由于角度的关系，导丝一般更容易进股深动脉，有以下几个方法帮助选择股浅动脉：导丝J形头位置朝向体表、髋关节适当旋前；万一进了股深动脉但如能确保进针点在股总动脉，不着急退丝，尝试双导丝技术用单弯导管配合超滑导丝重新选择股浅动脉；另一个方法就是路图模式下慢慢选择。

（6）左侧肱动脉是最常用的上肢动脉入路。确定好动脉搏动点，先少量局部麻醉药注射成皮丘，防止进针点摸不清楚，穿刺成功后再完成浸润麻醉。

（7）常见的穿刺并发症有：血肿、假性动脉瘤、动静脉瘘等。需要警惕的是如果穿刺点位于腹股沟韧带后方或上方，隐匿的出血很难一开始从体表反映出来，等出现了循环的变化为时已晚，所以需要再次强调体表定位和改良Selding法的重要性。

二、造影

完成入路穿刺，就要通过造影了解病变的全貌，明确最终的治疗方案。总体来说，造影需要掌握以下几个原则：选取工作位、病变置于中心、最清晰的影像、最少的对比剂用量和射线暴露。

1. 工作位：术前详细阅读CTA或MRA，对主动脉及分支的空间构象、病变特点、钙化程度应心中有数。合适的工作位可以完整清晰地显露靶病变，避免重要信息遗漏和干扰，提高整体效率。例如：根据肾动脉开口位置提前打好管头角度，防止遗漏开口短段狭窄病变；右锁骨下动脉病变需先左前斜位选择无名动脉，进入右锁骨下动脉后，再回到右前斜位闪开右颈总动脉和右锁骨下动脉开口，以免支架遮挡右颈总动脉；髂内外动脉分叉以对侧斜位、股深股浅动脉分叉多以同侧斜位展开角度；膝下动脉同侧斜位一般可以展开动脉与骨缘的重叠，避免导丝走行分辨不清。

2. 导管：根据周围血管疾病介入操作的目的，导管分为三种：诊断导管、导引导管、治疗导管。诊断导管又分为非选择性和选择性导管。导管的不同类型与特性见表5-4。

表5-4　血管外科常用导管的类型与特性

	类型	特性	说明
诊断导管	非选择性	头端侧壁有6～12个侧孔，在增加对比剂流量和流速的同时，还避免了高压注射和导管头端对血管的损害，适用于主动脉、腔静脉大血管的造影	最常用的是猪尾导管（PIG），金标刻度导管在猪尾导管的基础上加上1cm为间隔、总计20cm长的刻度，可以同时实现造影兼测量的目的
	选择性	采用头端单孔设计，一般用于中小血管的造影	导管头端的形状多样，可针对不同部位的特定分支血管进行超选，如VER、Headhunter、Simmon、Cobra等导管用于不同部位超选
导引导管		又称指引导管，为介入器材通过提供足够的支撑力和管径。头端采用不同的弧度设计，以适应相应部位的分支开口形态，比如RDC和MPA导引导管及冠状动脉专用导管、锁骨下动脉的JR导管	能起到相同作用的还有长鞘，区别在于：长鞘自带扩张器，通过性更好；标注的直径是导管内径，而导引导管则是导管外径
治疗导管		见本章治疗部分	

3. 术中要点

（1）造影前先行定位，病变部位放在中心，尽可能多包括病变上下的正常血管；如有低密度如空气、肺野和中高密度（骨骼、组织）在同一画面时的"烧亮"现象，运用格栅调整视野；如局部麻醉下行颈胸腹部的血管造影，提前嘱咐患者憋气、避免吞咽，以避免无谓的重复造影，给患者和医务人员提供最大限度的保护。

（2）根据术前使用的耗材决定鞘管或导引导管的大小，过粗增加穿刺并发症风险，过细影响器械通过、不利于进一步造影评价及定位。

（3）缓慢静脉注射对比剂、即"冒烟"的方法证实在目标血管内，之后方可进行造影，以防止导管位于动脉夹层或侧支内，贸然高压造影可能造成很严重的后果。

（4）注意每次注射对比剂总量、流速、压力之间的关系，主动脉造影的压力多在500psi，总量20～25ml，流速15ml/s；分支动脉内，尤其是颈动脉造影一定避免高压快速，压力300psi、总量8～10ml，流速4～5ml/s即可。

（5）对于主动脉夹层或动静脉瘘等分流性疾病，为明确破口或瘘口，提高每秒帧数结果可能会显示得更清楚。

（6）目前最常用的是等渗水溶性非离子型对比剂，代表性药物是碘克沙醇（威视派克），以及更早一些的低渗水溶性非离子型对比剂，代表药物为碘海醇（欧乃派克）、碘普罗胺（优维显）。无论使用哪种类型，原则上都是要尽量减少对比剂的用量，降低对比剂浓度，除非主动脉造影，稀释一倍的情况下同样可以得到清晰的结果。主动脉的造影需要带侧孔的造影导管，但分支血管病变不宜通过造影导管反复评价，使用诊断导管或导引导管就可以得到更清晰的影像、更少的对比剂用量。

三、建立稳定的工作通路

合格的工作通路必须能够满足以下几个条件：展开工作位、能够充分地造影评估和定位、导丝通过病变并提供足够的支撑力，其中导丝能够顺利通过病变、建立稳定的工作通路是成功完成介入手术的前提。

1. 工作位的重要性如前所述，工作通路的另一重要功能就是在治疗过程中，可以随时以尽可能少的对比剂获得最清晰的影像以评价病变，并决定进一步的方案，因此必须有足够长度和直径的导引导管或长鞘在病变近端。以锁骨下动脉为例，由于心脏搏动和呼吸的原因，很难以恒定的路图或骨性标志确保支架位置的准确性，为防止覆盖椎动脉或露出主动脉过多，一旦支架到达预定位置就需要反复地造影定位，如果通路过细过短影响造影评估，就可能直接导致手术失败。

2. 建立工作通路的核心问题是导丝如何通过病变，并提供足够的支撑力，以便后续相应的治疗措施。针对病变的特点，发挥不同导丝、导管的优势，借助导丝和导管的各种组合，辅助一些技巧方法，即使是最困难的CTO病变，也有很高的开通率。

3. 导丝是从体外进入管腔的先行者、是介入手术的生命线，主要作用包括辅助穿刺建立入路、作为选择导丝通过管腔选择目标分支动脉、作为开通导丝通过各种狭窄闭塞病变、作为交换导丝输送不同的治疗器械、作为工作导丝或称支撑导丝完成手术。虽然当今外周介入治疗技术臻于成熟，但导丝的选择和应用仍然困扰着年轻医师。

（1）分类：常用导丝的分类见表5-5。

表5-5 常用导丝的分类

分类依据	类型	备注
直径	0.035in（0.89mm）	一般大中血管0.035、0.018in系统居多、中小血管0.018、0.014in系统居多，常用的长度有：150、180、260、300cm
	0.018in（0.46mm）	
	0.014in（0.36mm）	
头端形状	直形头	微穿鞘导丝
	J形头（安全导丝）	普通鞘导丝
	可塑形	V-18
硬度	普通软导丝（超滑导丝）	Terumo 150cm
	超硬导丝	Supercore
	超滑超硬导丝	Terumo 260cm stiff
	加硬导丝	Amplatz、lunderquist
	微导丝	Regalia
用途	选择导丝	Terumo 150cm
	交换导丝	Terumo 260cm，Terumo 260cm stiff
	支撑导丝	Supercore、lunderquist
材质	金属导丝	Supercore等，不需要冲洗
	亲水涂层导丝	包装上有"hydrophilic"，一定要冲洗导丝盘
综合特性	通用型导丝，或工作导丝	头端偏软，扭控性和支撑力、安全性较好的一类导丝，适用于绝大多数普通病变和亚闭塞病变
	慢性闭塞病变导丝（CTO）	导丝头端硬度较高，用来通过慢性闭塞病变。如Astato、Command、Cruiser-18、Miracle等

（2）常用术语：导丝特性的术语见表5-6。

表5-6　导丝特性的描述

特性	描述
可视性 （visibility）	导丝头端不透X线的部分，以便术者识别导丝的走行，多数导丝的可视段长度是3cm，CTO导丝更长
头端硬度 （tip stiffness）	指导丝头端保持正常形态时抵抗压力的能力，多以穿透力来评估，即穿透力＝头端硬度/头端面积（kg/in²），头端硬度直接与穿透力呈正相关，一般用"克（g）"为单位。头端硬度越大，导丝穿透闭塞病变的能力越强，但导致血管穿孔的风险也越高 最柔软的导丝硬度约为0.4g，最硬的为30g 头端硬度1g左右的导丝就能满足大部分治疗需要，硬度大的导丝主要用于慢性钙化CTO病变
跟踪性 （tracking）	指导丝在扭曲血管内通过的能力。导丝头端采用流线形核芯椎体设计及表面亲水聚合物涂层，如支撑杆部兼顾柔顺性和韧性，可以提高跟踪性
通过性（cross-ability），又称推送性（pushable）	反应导丝在术者操纵体外金属杆作用下通过病变的能力。核芯钢丝头端呈平缓变细的锥形设计，推送力的传导比较均匀，较阶梯形的设计更容易通过扭曲或成角的病变。柔软、推送性差的导丝不易穿破血管；推送性强、头端较硬的导丝容易导致血管夹层或穿孔
柔顺性 （flexibility）	指导丝顺应血管自然形态并通过的能力。主要决定于导丝头端和核心钢丝的直径、形态结构以及核心钢丝与头端的连接方式。0.014in神经介入导丝的柔顺性优势相对明显
支撑力 （support）	指导丝作为介入器材的输送轨道，在推送器械进入、通过病变时，导丝在血管中保持稳定的能力 支撑力和柔顺性是两个截然相反的两个特性，支撑力强的导丝柔顺性较差，反之亦然
扭控性 （torqueability）	指术者旋转导丝的体外金属杆时，头端跟随转动的能力，反映导丝的灵活性，也就是俗称的是否"跟手"。扭控性越强，导丝通过病变的能力越强。1∶1的扭矩传递最为理想，即导丝尾部旋转1圈，头端也随之旋转1圈
触觉反馈 （tactile feedback）	导丝通过病变时，术者可以根据尾部导丝反馈的感觉来判断导丝的走行，是否进分支、夹层，还是顶到病变入口等。这是一项很重要的导丝特性，需要术者长时间经验的积累才能体会到不同导丝的特点，如通过手法左右旋转或顺逆时针持续转动导丝，如头端活动度不受影响，意味着导丝没有触及斑块或进入夹层；如导丝有突破感但前进或旋转仍不畅快、头端活动度变大，意味着穿破血管的可能。娴熟的术者甚至可以利用触觉反馈找到闭塞病变微通道的开口

（3）导丝的操作技巧

1）打开之前肝素盐水冲洗导丝盘，每次从体内取出后第一时间用湿纱布擦拭导丝表面，如暂时不用，及时回收到导丝盘内。

2）不要用干纱布接触导丝，不可用止血钳直接钳夹导丝，以免破坏表面的涂层，如需固定导丝可以用橡皮蚊式。

3）送入导丝前，根据病变特点、血管走行、分支开口角度、靶血管直径对导丝头端进行塑形，以便操控导丝进入分支或病变血管。可用针样器械在头端弯曲呈不同角度的"J"形；若分支血管角度较大，可在弯曲的近端再塑一个反向弯曲，使导丝更易进入；对于CTO病变，导丝头端塑形不宜太大，1～2mm即可。

4）匀速转动并同时缓慢推送导丝，如遇阻力使导丝头端弯度发生改变，轻轻回撤导丝，调整方向后再次送入。不同导丝的扭控性不完全一致，有时把导丝头端旋转到预定的方向并不容易，所以保持导丝头端适当旋转是避免导丝遇到阻力的最有效方法。

5）根据病变情况选择不同的组合方式，比如单弯导管配合超滑导丝通过病变，支撑力比较强的球囊配合0.018导丝的同时还可以兼顾通过性，以及各类型的支撑导管配合微导丝，而最强的支撑力来源无疑是同轴技术，即长鞘、单弯导管、支撑导管、微导丝的组合。

6）慢性闭塞病变往往残存微孔道，而闭塞病变的形态往往提示着微孔道的入口，如在病变的近端或远端可见残栓或鼠尾征，借助正确的入路、足够的支撑力、合适的导丝通过闭塞病变并非不可能。因此，慢性闭塞病变的治疗原则是首选经真腔开通，若不成功可尝试经内膜下通过，最后合理运用各种辅助通过技术和器械，如双导丝技术、双向通过技术、IVUS、Outback等。

4. 导管：导管和导丝一样都是完成血管造影和腔内治疗的基础设备，配合导丝可以进入目标血管，提供造影、交换和支撑的功能，从而实现介入诊断和治疗的目的。合适的导管在配合导丝通过病变的过程中会起到良好的促进作用。

（1）单弯导管：包括VER和MPA导管，具备一定角度的头端、小截面的导管外径，使得在选择目标血管开口、寻找闭塞病变微通道入口的时候具有一定的优势。虽然由于直径或者与导丝匹配的问题存在通过性不佳的缺点，但再配合支撑导管和微导丝，实际上又起到了类似导引导管的作用，增加了系统的支撑力，也提高了开通的可能性。

（2）支撑导管：主要用于下肢动脉CTO病变。常用的支持导管有CXI（COOK）、Trailblazer（Medtronic）、Seeker（Bard）等。CXI外径2.6F，可以通过单弯导管，支撑杆部分为编制钢网结构，表面覆有亲水涂层；Trailblazer可以适配0.014～0.035导丝系统，外径2～5F不等。相比球囊有更好的支撑力，较普通导管有更好的通过性。

（3）球囊：除了发挥扩张的治疗作用，部分球囊由于长锥形的头端设计、与微导丝完美的匹配性、推送杆强有力的支撑性如Reekross球囊、良好的柔顺性如DEEP球囊、表面特殊的亲水涂层减少摩擦力，在闭塞病变开通中也可以起到令人满意的辅助作用。

四、治疗

有了稳定的工作通路，就需要借助相应的设备或器械完成介入治疗，包括球囊、支架、溶栓导管、经皮血栓抽吸装置、斑块旋切设备等，这一步是整个介入工作的核心。

1. 球囊：虽然新的技术和器械层出不穷，但时至今日球囊在外周血管介入领域中仍是不可或缺的基础工具之一。球囊主要有下列四个作用：辅助通过病变、预先扩张病变、后扩张病变以保证支架的充分扩张贴壁、球囊扩张治疗。特别是药物涂层球囊的出现使得球囊扩张又重回一线治疗措施。

（1）分类：球囊不同的分类方法见表5-7。

表5-7　常用球囊的分类方法

分类依据	类型名称	说明	备注
通过导丝的直径	0.035in	0.89mm	● 每个系统分别匹配一系列的产品
	0.018in	0.46mm	
	0.014in	0.36mm	
达到工作压力时球囊直径的变化	非顺应性球囊	达到爆破压力时，球囊直径变化为1.05～1.10mm	● 顺应性（compliance）是指球囊每增加一个大气压（atm）球囊外形或体积发生相应的变化，是反应球囊拉伸能力的指标
	半顺应性球囊	球囊直径变化为1.18～1.30mm	● 非顺应性球囊可耐受高压，主要用于支架后扩张及钙化病变处理；半顺应性球囊则相对柔软且通过性好，在扩张坚硬的病变时，病变两端的球囊部分直径增加相对更多，甚至造成夹层、血管破裂可能，因此不能选择超过血管直径的球囊，后扩张时也不要越过支架边缘

分类依据	类型名称	说明	备注
达到工作压力时球囊直径的变化	顺应性球囊	球囊充盈未达到靶血管直径时呈球状，达到后呈圆柱形贴壁	● 用于大血管的CODA球囊（COOK）、三叶球囊（GORE）、Reliant球囊（Medtronic） ● Mo.Ma.球囊脑保护装置
导丝通过方式	同轴整体交换型（OTW，over the wire）	采用双腔结构，分别是导丝腔和球囊腔通道	● 支撑性较好 ● 术中应用导丝腔造影，具备交换导丝系统功能
	快速交换球囊（rapid exchange system），又称单轨球囊（monorail）	● 仅头端采用双腔结构，尾端为连接压力泵的单腔 ● 导丝腔长约20cm ● 仅见于0.018、0.014in系统	● 适用于对导丝稳定性要求比较高的，如冠脉、肾动脉、颈动脉等手术，术中可以避免导丝头端波动过大 ● 头端工作区域长度较短，整体系统通过性较好
特殊类型球囊	切割球囊（cutting balloon）	常规球囊与3～4个纵向微刀片结合，球囊收紧时刀片包裹于皱褶中、扩张时突出于球囊表面	● 与传统球囊相比，切割球囊可用最小的压力、最大限度地扩张靶病变；使病变血管内膜造成的损伤局限于病变处，减少不规则撕裂 ● 多应用于吻合口增生或再狭窄病变
	刻痕球囊	球囊外表面有数条纵行的钢丝，扩张时钢丝对局部的斑块或增生内膜产生较大的压强	● 减少不规则撕裂，提高PTA中远期治疗效果、减少支架的使用 ● 同时还有一定的柔顺性及通过性 ● 多用于移植物再狭窄，不推荐用于首次介入治疗

分类依据	类型名称	说明	备注
特殊类型球囊	冷冻球囊（cryoplasty）	在球囊的机械扩张力基础上，通过对血管壁的快速冰冻，在血管壁和病变表层产生裂缝，以获得更为整齐的扩张效果	• 减低局部夹层的发生率 • 通过改变胶原和弹力纤维的物理特性，诱导血管平滑肌细胞的凋亡，理论上降低了血管壁弹力回缩和负性重构的可能性 • 价格不菲，同时临床效果和PTA差异不大，临床上并未推广
	药物涂层球囊（drug-eluting balloon, DCB）	将控制细胞增殖的药物载于球囊表面，当球囊扩张后，药物可从球囊上快速转运到血管壁上	在股腘动脉病变中，相比传统PTA，多项RCT研究已证实了中、短期的疗效，但长期疗效和安全性还需要更多数据

（2）关于球囊的常用术语：各类球囊的总体结构基本相同，分为尖端、球囊、推送杆。球囊尖端的设计包括锥度、外径、硬度及长度，可影响球囊通过性。另外球囊表面的涂层物质可以降低球囊通过病变时的摩擦力，目前多采用亲水涂层材料。在打开球囊之前，除了需要关注包装盒上关于球囊的直径、长度、输送系统长度、适用导丝系统及其鞘管最低口径要求，还有众多关于球囊的定义和术语需要重视。需关注的球囊各类特性见表5-8。

表5-8 球囊的重要特性

名称	定义	说明
命名压	球囊获得标定直径所需的压力	外包装显示数据
爆破压	体外测试时反复充盈球囊40次，99.9%的情况下不会破裂的最大充盈压	
工作压	介乎二者之间的压力，一般可以比命名压高2个atm	

名称	定义	说明
跟踪性	球囊跟着导丝通过弯曲路径不产生使导丝位移的能力，以免出现导丝退回上一级血管	● 反映球囊导管性能的主要指标，如克服阻力、通过重度狭窄或迂曲病变的能力
推送性	球囊沿已经通过病变的导丝越过病变的能力。一般小截面、锥度大、头部软而推送杆相对较硬的球囊推送性相对更强	● 这三项指标很难截然区分，影响的主要因素包括球囊导管的外径、制作材料、表面涂层、整体设计等
灵活性	球囊能够适应小半径的血管形态并循导丝前行的能力，0.014in系统的球囊灵活性最佳	
回抱性	回撤压力泵后球囊回归初始状态的时间和程度，也是评价球囊特性的客观指标	一方面增加手术安全性，避免不必要的阻断时间；另外也可以提高球囊再次通过病变的能力
小截面	指球囊导管的本身外径纤细	小截面增加了穿越病变的能力，但抗折性可能相对较差，二者往往不可兼顾
抗折性	避免球囊通过严重弯曲的病变撤回导丝后局部出现打折的现象	

（3）术中要点：自外包装取出球囊后，首先冲洗导丝腔，但需要分清导丝腔和球囊腔，体外不可打开球囊；保持输送系统顺直、不要打折；只要从血管内撤除球囊，就需要重新冲洗导丝腔、擦洗外表面；连通压力泵后先回抽充分排气，压力泵尾部冲上再进行扩张。

2. 支架：作为血管内部的支撑物，主要作用是预防球囊扩张后的弹性回缩或出现了限流夹层，维持血管的通畅；以及血管破裂或形成动脉瘤时，内衬人工血管的支架可以隔绝血流。

（1）分类：常用的支架分类方法见表5-9。

表5-9　常用的支架分类方法

分类	名称	说明	备注
是否覆膜	裸支架	由不锈钢或镍钛合金制成，经抛光等处理，包括自膨式和球囊扩张式支架	主要作用是作为PTA失败的补救性措施，从而提高血管成形术的成功率
	覆膜支架	裸支架表面增加覆膜材料（ePTFE、涤纶或聚酯等）	常用于隔绝动脉瘤、封闭动静脉瘘、血管破裂等并发症，也可用于下肢动脉硬化闭塞性疾病

分类	名称	说明	备注
释放方式	球囊扩张式支架	Express（波科）；Dynamic（Biotronik）	多为不锈钢或钴铬合金，优点是定位精确、径向支撑力强；缺点是缺乏弹性、受压后容易出现塌陷
	自膨胀式支架	Smart-Control（强生）；Zilver（COOK）	多为记忆合金金属，优点是柔韧性较好，便于通过扭曲血管和钙化病变、顺应血管壁的自然弯度，不易受压变形；缺点是反向释放时精准定位比较困难，有时会有前跳或短缩现象
	拉线式释放	Viabahn（GORE）	定位准确
	直推式释放	Supera（Abbott）	应用前需要一定的训练
导丝通过方式	同轴整体交换型	Smart-Control（强生）；Wallstent（波科）	多为自膨胀式支架
	快速交换型	Acculink（Abbott）；Dynamic（Biotronik）	多为球囊扩张式支架
支架编织方式	闭环结构（closed-cell）	Wallstent（波科）	由不锈钢丝编织而成，纵向柔顺性良好。缺点是透视可视性差、径向支撑力小，如与血管直径不匹配容易拉伸或缩短，需要前扩满意
	开环结构（open-cell）	Smart Control	采用镍钛合金经激光雕刻切割而成，径向支撑力强，透视下可视性较好，定位较准确，整体柔顺性好于不锈钢支架
特殊类型	药物涂层支架（drug-eluting stent，DES）	包括三个部分：金属支架平台、聚合物载体和抗增殖药物	除了有效防止球囊成形术后早期血管弹性回缩和远期负性重构所致的再狭窄，还可以明显降低内膜增殖所致的再狭窄
	编织型支架	Supera：由6条高强度镍钛金属丝封闭式编织而成，同合金支架相比强度高4倍，同时有更加优越的轴向支撑力和纵向柔顺性，几乎可以避免金属疲劳和支架断裂	在释放之前需要有充分的管腔准备，根据参考血管直径预先扩张病变段，1∶1匹配尺寸；释放时在透视下观察支架网孔几何形态缓慢释放，以保证支架不会拉伸或压缩

（2）术中要点：对于闭塞性病变或重度狭窄病变，在释放支架之前建议预先扩张，选取小于靶血管直径2～3mm的球囊。否则可能出现球囊扩张释放支架自球囊滑脱、前跳或后移，编织支架如没有充分地预先扩张，可能出现支架延长，影响径向支撑力。

植入支架必须完全覆盖病变，两端分别超出病变两端1cm以上，原则上宁长勿短。选取支架直径不能超过靶血管直径的20%，如果过大可能过度刺激头部位，与后期的内膜增生密切相关，过小则支架难与血管壁严密贴合，导致移位、影响远期通畅率。

自膨胀式支架往往需要进行支架内后扩张，以保证支架达到预设的直径，完全贴敷靶病变，保证病变完全张开。选用球囊不要大于支架的直径，扩张不要超出支架边缘。

3. 常用减容装置：目前常用减容装置及原理见表5-10。

表5-10　常用减容装置及原理

名称	原理	备注
Angiojet	● 利用流体力学伯努利效应，即高速流动的气体或液体产生真空效应，将血栓打碎并头端吸除 ● 同时流出腔导管可以灌注尿激酶等溶栓药物，溶解松动的血栓	Angiojet能显著减少溶栓药物使用总量和溶栓时间，从而降低大出血等严重并发症，可以用于动静脉急性、亚急性血栓性病变
Rotarex	头端接有高速旋转的金属钻头、同时兼有分离、打碎、抽吸、转运四合一功能的导管	● 可用于直径5～8mm的血管内急性、亚急性、慢性血栓性病变的清除 ● 对于支架内狭窄病变使用需慎重
Turbohawk	头端具有四幅刀头，转速高达12 000r/s，可以切割各种类型的阻塞性病变，尤其是严重钙化病变	远端栓塞事件是术中必须关注的问题，使用时远端需标配保护伞
Jetstream	兼具斑块旋切、血栓清除功能的装置	对病变进行非定向清除的同时，可以主动将碎屑同时吸出体外，降低远端血管的栓塞率

名称	原理	备注
Excimer laser atherectomy	包括CVX-300型准分子激光发射器和Turbo-Elite导管；脉冲式发射308nm波长的准分子激光，通过光化学作用使斑块或血栓病变分子键断裂，裂成小于25μm的碎屑；脉冲式发射单次只有125ns，邻近组织副损伤小	可以应用于多种复杂的情况，如支架内再狭窄、长段闭塞性疾病和具有致密纤维帽的重度钙化性闭塞病变，且不会产生远端栓塞的风险

五、闭合穿刺入路

穿刺入路的闭合处理从早期的人工压迫止血、切开直视下缝合，到应用新型的闭合装置，经历了颠覆性的革新，甚至连主动脉瘤等大动脉手术都可以在预埋缝合器的情况下完成，可以说血管外科因此而进入了"全腔内"时代。

1. 常见的血管闭合装置：常见穿刺点闭合方法及特点见表5-11。

表5-11　常见穿刺点闭合方法及特点

方法	原理	代表措施	优点	缺点
凝血辅助下止血	依靠人体正常的凝血功能实现穿刺口的封闭	人工按压、器械辅助下压迫、密封器Mynx、Angio-Seal凝胶式封堵器	不留异物不影响后续介入治疗	穿刺并发症较常见，如果鞘管过粗仍然不能避免切开缝合
机械式止血	采用缝线和钛夹封闭穿刺口，不需要依靠自身凝血辅助	雅培（Abbott）公司的Proglide缝合器、Starclose闭合器	止血效果确切适用于更粗大的导管鞘	残留异物；费用较高；如股动脉狭窄、严重钙化时可能技术失败，仍然需要传统的人工按压或切开缝合

2. 术中要点

（1）精确定位穿刺部位。机械性止血要求穿刺部位位于股总动脉，通过体表定位、骨性定位明确位置；如果发现穿刺点在股浅或股深动脉，退出穿刺针压迫；如已进鞘，以闭合器闭合后再于上方穿刺。

（2）根据股动脉有无狭窄、钙化及穿刺鞘的大小、穿刺部位，决定是人工压迫或机械性止血。人工压迫要在穿刺口正上方或两指分别压迫穿刺口两端。一个优秀的血管外科医师都是从掌握压迫的方法和技巧开始逐步进阶的。

（3）闭合器的适用范围为5～8F穿刺鞘，如果8～12F穿刺鞘可用单把缝合器，12F以上的穿刺鞘需要预埋至少双把缝合器。

（4）了解闭合器或缝合器的操作原理，回撤缝合器时，稍微上提防止刮到后壁斑块，以免缝到后壁；禁止提前收紧短线，避免线结提前锁死；充分扩张导管鞘周围隧道直至动脉表面，否则线结或钛夹容易夹到周围组织导致闭合不严。

（5）结束手术后，给予常规鱼精蛋白中和；输液，适当多饮水、排尿，以促进对比剂排出，防止对比剂肾病。

（6）经股动脉介入术后，如为人工按压术后需平卧24小时，如为机械性止血仍建议平卧6～12小时，包括进食、大小便都要在床上完成；同时术侧髋关节制动，必要时辅助沙袋压迫。

（7）心电监护监测生命体征，观察穿刺口有无瘀斑、杂音、肿胀、纱布有无渗血、术侧肢端动脉搏动较术前是否明显减弱或消失，如有上述情况应立即打开加压包扎重新压迫。

（8）常见并发症的危险因素：肥胖、动脉硬化、凝血异常、肝肾功能不全、高血压、手术时间长、粗大导管鞘。如有上述因素，需要慎重处理入路。

（9）最常见的并发症是血肿，可能与压迫点位置变化有关，需要重新压迫。假性动脉瘤是最复杂的并发症，治疗首选超声引导下压迫，其次为超声引导下瘤腔内凝血酶注射，如有肿物继续扩大、造成压迫症状，需要手术清除血肿、修补破口。血管机械闭合装置相关的并发症包括血管闭塞、缝合失败等，需要尽快掌握器械的使用技巧，平稳度过学习曲线。其他的入路闭合相关并发症还包括动静脉瘘、入路闭塞、血栓形成、迷走反射等。

（邵　江　刘　暴）

第六章　开放手术基本技术

开放手术是血管外科的重要组成部分。即使是在介入治疗技术日益发展壮大的今日，开放手术在血管外科依然有其不可替代的地位。开放手术的基本操作包括血管的暴露、游离、阻断、切开、缝合、吻合等，是需要血管外科医师扎实掌握的外科基本功。

一、暴露

如果想要暴露某根血管，最理想的方式通常是通过简单直接的途径让血管出现在视野中。通常情况下，建议皮肤切口平行于欲暴露血管的走行方向，这将有助于扩大血管近端或远端的暴露区域。皮肤切口的位置常通过体表解剖标志或脉搏触诊来选择。常见的动脉暴露途径如表6-1所示。

表6-1　常见动脉暴露方式

待暴露动脉	主要入路	其他入路
颈总动脉近端	正中胸骨切开	
颈总动脉远端及分叉处	胸锁乳突肌前缘	颈部横行切口
椎动脉	锁骨上切口	颈前切口
锁骨下动脉		
—左侧根部	正中胸骨切开	
—右侧根部	前侧剖胸术（第3肋间隙）	Trapdoor入路（正中"C"形切口）
—第一段	锁骨上切口	
—第二段	锁骨上切口	
—第三段	锁骨上切口	
腋动脉	锁骨下切口	腋部入路
肱动脉	上臂内侧切口	
肾上主动脉	腹部入路、内侧脏器翻开（MVR）	腹膜后入路、胸腹联合入路
腹腔干	腹部入路、MVR	腹膜后入路、胸腹联合入路
肠系膜上动脉	腹部入路、MVR	腹膜后入路、胸腹联合入路
肾下主动脉	腹部入路	腹膜后入路
髂总、髂外动脉	腹部入路	腹膜后入路
髂内动脉	腹部入路	腹膜后入路

待暴露动脉	主要入路	其他入路
股总动脉	股内侧切口	股外侧切口
股深动脉	股内侧切口	缝匠肌外侧
股浅动脉	股内侧切口	缝匠肌外侧
腘动脉	膝盖内侧切口	膝盖后外侧入路
腘动脉（膝下段）	小腿内侧切口	小腿外侧入路（含腓骨切除）
腓动脉	小腿内侧切口	小腿外侧入路（含腓骨切除）
胫后动脉	小腿内侧切口	小腿外侧入路（含腓骨切除）
胫前动脉	小腿外侧入路	小腿内侧入路

（引自 Vascular Reconstructions：Anatomy，Exposures，and Techniques.）

二、游离

血管外有鞘膜包裹，由于鞘膜与血管之间并非紧密贴合，分离该层鞘膜较为容易。通常使用钝尖剪刀进行分离。在处理再次手术中出现的瘢痕组织时，也可以使用15号手术刀片进行分离。鞘膜剥离完成后，从血管后方绕一牵引带。使用牵引带时需要十分谨慎，避免损伤邻近的其他血管或神经。粥样硬化的动脉较正常动脉更加脆弱，游离时应避免夹持或牵拉血管用力过大，否则可能造成动脉内膜破裂，粥样硬化斑块脱落，进而导致远端动脉栓塞。游离动脉时，通常应避免切断动脉分支，因为其可能为重要的侧支循环通路。如确实需要结扎血管分支，应先结扎两条结扎线，再在两线结之间剪断。如先进行钳夹，切断血管后再行结扎，可能导致分支血管从主血管上撕脱。此种情况的处理方案为阻断血管并缝合。

三、阻断

阻断血管时，既要保证血流被阻断，又要尽量降低血管壁损伤的程度，尤其是要注意保护血管内膜。根据手术需要和血管直径大小，可选用血管钳、血管夹、阻断带或Fogarty导管进行阻断。大口径血管如腔静脉、主动脉可部分钳夹阻断。部分阻断血管时不必用抗凝剂，完全阻断血管时则根据阻断部位和时间长短应用局部或全身肝素化抗凝。

在阻断血管以行血管切开前，需要评估血管中是否存在动脉粥样硬化斑块。可以用示指轻轻触摸待切开的动脉，或用示指和拇指轻柔地捏夹动脉，以检查是否存在粥样硬化斑块。然而，仅仅依靠手指触摸评估可能不足以判断粥样硬化斑块。临床上常用示指将血管压在直角钳上，这样可以很好地评估血管中是否存在动脉粥样硬化斑块以及其具体位置。触摸动脉粥样硬化斑块时应当轻柔、小心，因为粗暴的操作可能导致粥样硬化碎屑破裂进入远端循环，造成远端栓塞。尤其是处理颈动脉时，这可能会造成极为严重的后果（脑栓塞），因此在分离颈动脉窦周围结构时应遵循"非接触"原则。

1. 钳夹阻断：使用血管钳或血管夹阻断时，动脉内膜破裂或粥样硬化斑块破碎的可能性低于阻断带。对于不存在粥样硬化斑块的动脉，应以不遮挡切口或暴露的方式应用血管钳/夹进行阻断。在病变的动脉中，粥样硬化斑块的存在和位置将决定钳夹应用的方法。钳夹病变的动脉时，应采用水平式钳夹，使软的动脉壁与硬的斑块相贴合，这样可以避免斑块受挤压而破裂或动脉内膜被撕裂（图6-1）。钳夹血管时不宜过紧，既要有效阻断血流，又不能使血管滑脱。

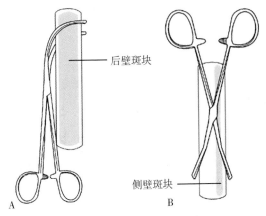

后壁斑块

侧壁斑块

A

B

图6-1 粥样硬化动脉的钳夹

A. 斑块位于动脉后壁时，血管钳应钳夹动脉的前后壁；B. 斑块位于动脉侧壁时，血管钳应钳夹动脉的两个侧壁。

（引自 Vascular Reconstructions: Anatomy, Exposures, and Techniques.）

在处理较小的动脉时（如股深动脉或颈外动脉），可使用自压缩式血管夹（如斗牛钳或动脉瘤夹）。动脉瘤夹（Heifitz 夹或

Yasargil夹）需要使用特殊的夹具放置器来放置，以便于在术野深处放入和取出。

2. 阻断带阻断：硅胶材质的阻断带也是常用的血管阻断工具。轻轻牵拉阻断带可以柔和地牵拉血管，改善其暴露在术野中的条件。当使用两圈阻断带套在血管上时，通常能够阻断血流通过。然而，过度牵拉阻断带可能会损伤血管壁。因此，牵拉阻断带以阻断血流时的动作应保持柔和。在处理非常细小的血管分支时，橡胶阻断带因直径过大而显得笨重，可以用两圈4-0丝线代替实现阻断。常用阻断带阻断方法见图6-2。

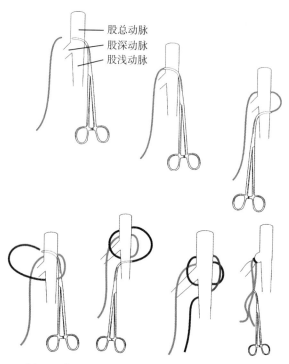

图6-2　使用阻断带在股总动脉分叉处阻断股深动脉

（引自 Vascular Reconstructions: Anatomy, Exposures, and Techniques.）

3. Fogarty导管阻断：Fogarty导管也可用于血管的腔内阻断。Fogarty导管是一种哑铃形状的设备，有不同的尺寸可供选择，在阻断膝盖以下的血管方面特别有用。Fogarty导管可通过动脉穿刺置入，因此其相比于阻断钳或阻断带的优势在于，只需要暴露血管的前表面，无需进行环周解剖。这种方法应用于腘动脉手术时，无需从外部阻断血管，避免了血管痉挛或血管损伤的风险，在钙化的血管中这一优势尤其显著。

应当选用大小合适的Fogarty导管来阻断血管。尺寸过小的导管可能会导致阻断球囊周围出血，阻断效果不佳；尺寸过大的球囊强行置入血管，则可能会损伤血管内膜。当血管切口处或切口两端附近存在分支时，可能会发生持续出血，因此，使用Fogarty导管前，应当先使用粗丝线阻断附近的小血管。Fogarty导管的阻断方法见图6-3。

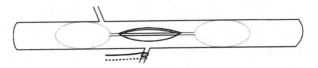

图6-3　使用Fogarty导管阻断切口附近有分支的血管

（引自Vascular Reconstructions：Anatomy，Exposures，and Techniques.）

四、切开

血管切开通常使用11号手术刀片。切开血管时，刀片与血管呈45°，划开血管壁后刀刃向计划的切口前上方运刀，开一小口，然后使用Potts剪刀进一步扩大血管切口。需要注意的是，刀片划开血管的深度要适中，入刀过深会刺破血管，导致后方血管壁受损，划开血管壁后，如不进一步向前运刀扩大切口，则形成的血管切口过小，为使用Potts剪刀进一步扩大带来不便。

血管切开分为纵行和横行，纵行切开的术野开阔，且切口便于向两侧延长，但纵行切口缝合后易发生血管狭窄。对此的解决措施为使用自体静脉或人工血管补片缝合修补，扩大管径。横行切开狭窄率较低，尤其适用于直径5mm以下的血管。

五、缝合

缝合血管时，应避免用镊子夹起血管壁全层，这是因为血管内膜尤其脆弱，易受损伤，即便是市面上的"无损伤镊"也会对血管内膜造成破坏，这将导致血栓形成的风险上升。仅用镊子夹起血管外膜是一种较为妥当的做法，但夹起血管外膜时需注意避免造成血管壁的各层次发生剥离。除此种方法外，还可在切口一侧穿一针缝线，代替镊子控制切口侧边的位置。

缝合针脚的宽度和间隔取决于所缝合的血管类型。缝合主动脉时，针脚常宽3～4mm，间隔2～3mm。缝合下肢动脉常用的针脚则稍小，股总动脉的针脚通常宽1～2mm，间隔1mm。腘动脉的针脚通常深1mm，膝下血管的针脚通常深0.5～1mm。针脚间距应当适中，针脚过于稀疏可能导致针脚之间出血。

常用的血管缝合方式包括单纯间断缝合、单纯连续缝合、水平褥式间断缝合、水平褥式连续缝合等。血管缝合应为外翻缝合，同时缝合前要清除血管外膜组织，防止缝合时将外膜带入血管腔内导致血栓形成。

单纯缝合操作较褥式缝合操作简便，耗时短。褥式缝合可保证血管内膜光洁，且缝线不接触管腔内的血液，漏血和血栓形成的风险较低，但是缝合后易发生血管狭窄，故临床上不及单纯缝合常用。这一点在小血管和儿童血管的缝合上体现得尤为明显。对于儿童血管，考虑其直径较小，且有后续的生长潜力，通常采用对血管影响较小的单纯间断缝合。

上文已述，血管纵行切口缝合后易发生狭窄，可使用自体静脉或人工血管补片修补。取一段自体静脉沿长轴剖开，或是取一段闭塞的股浅动脉并仔细地剥离血管内膜，即得到所需补片。补片在与血管缝合前，需裁剪为适宜的形状。裁剪后补片的边缘宜与血管切口形状适应，常用的补片形状为长方形的内接椭圆，或是长方形剪除四角后的八边形。如剪除的角过大，补片可能会形成两端有尖角的六边形，对切口两端的血管内膜造成刺激，同时将提升补片成形术的操作难度。血管补片的常用修剪方式见图6-4。

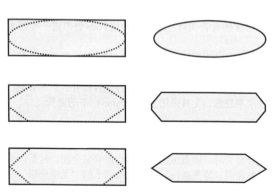

图6-4　血管补片的各种修剪方式

（引自Vascular Reconstructions：Anatomy，Exposures，and Techniques.）

六、吻合

血管吻合较血管缝合对技术的要求更高。血管吻合分为端端吻合、端侧吻合和侧侧吻合三种，三种技术分别的使用场景、优点和限制见表6-2。

表6-2　血管吻合技术比较

吻合技术	使用场景	技术优点	技术要求及限制
端端吻合	血管移植、断指再植	符合血液流体力学的生理特点，吻合面积大	需要足够的血管长度，需要两端血管直径合适
端侧吻合	动脉搭桥转流、门体静脉分流	改善血流供应，可绕过血管病变区域	吻合面积较小，血流阻力可能较大
侧侧吻合	门腔血管侧侧分流术、升主动脉-右肺动脉吻合术	可绕过病变区域，适用于直径差异较大的血管	对技术要求较高，吻合面积较小，可能引起血流动力学问题

1. 端端吻合：操作方法包括两定点吻合法及三定点吻合法。

（1）两定点吻合法：将血管断端的圆周分为两等份，在两个等分点处分别做一单纯缝合或褥式缝合并打结，其中使用褥式外翻缝合将有助于内膜与内膜的贴合。用其中一个带针的长线头沿血管边缘连续缝合，直至管周的一半缝合完成，线头与另一等分点处缝线的短头打结固定。然后，将血管后壁翻转180°至前面，暴露待吻合管周的另一半，以相同方式缝合，即完成两定点吻合法的端端吻合（图6-5）。

如果血管暴露情况不适合进行180°反转，无法完成在视野上下两侧固定端点的缝合，则可经血管腔内侧在视野后方的血管连接处缝一针并形成一个定点，再在血管暴露的正前方缝上第二个定点，这样只需旋转血管90°即可完成两次缝合。

（2）三定点吻合法：以管周上互相距离120°的三个点作为定点并缝针固定，沿管周两两之间进行缝合，这种操作避免了两定点吻合法缝合较小的血管时，血管壁贴在一起的情况，可以防止缝合时缝针穿透到对面血管壁。

如果要吻合的血管直径相对较小（如2～5mm），可以考虑将血管端部剪成45°斜面再进行吻合（图6-6）。

2. 端侧吻合：在端侧吻合中，"受体"血管的待吻合端可以进行椭圆形切开或简单纵向切口，而"供体"血管的末端通常被

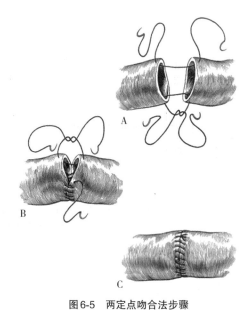

图6-5　两定点吻合法步骤

（引自 Rutherford's Vascular Surgery，6th edition.）

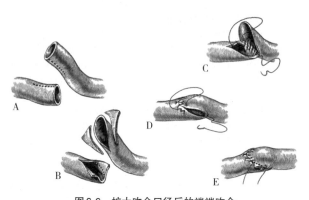

图6-6　扩大吻合口径后的端端吻合

（引自 Rutherford's Vascular Surgery，6th edition.）

削尖，形成锐角形状的管口，这能够最大限度地减少吻合后湍流的发生。尽管端侧吻合的最佳入口角度取决于血液实际流速，但通常来说，动脉吻合的入口角度应为30°～45°或更小，这是为了促进两根血管开口的贴合以及避免形成湍流。

端侧吻合的第一步是修剪"供体"血管待吻合的末端，以适应"受体"血管的侧面开窗。"受体"血管的长度应至少为"供体"血管直径的2倍。然后，使用单纯连续缝合，缝合两根血管形成锐角的夹角部分。接着，从两侧分别连续缝合两根血管形成钝角的部分。这样的缝合顺序是出于端侧吻合的安全性考量，两根血管形成锐角的部分不易发生漏血，同时两根血管形成钝角的部分不易发生狭窄（因为可以在最后调整"受体"血管开窗的大小）。端侧吻合是血管搭桥手术中最为常用的吻合技术（图6-7）。

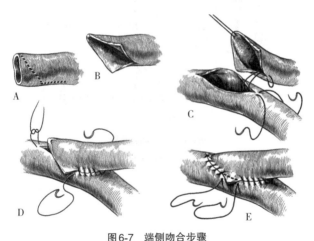

图6-7　端侧吻合步骤

（引自 Rutherford's Vascular Surgery，6th edition.）

3. 侧侧吻合：临床上使用较少，主要使用的术式为门腔血管分流术和升主动脉-右肺动脉吻合术（Waterson 术）。侧侧吻合的两根血管通常直径相近，分别在其侧面行纵向开窗，然后将其边缘使用间断或连续缝合进行吻合（图6-8）。缝合时，要注意两根血管的开窗恰好对准，避免漏血、吻合口狭窄或吻合口张力过大。

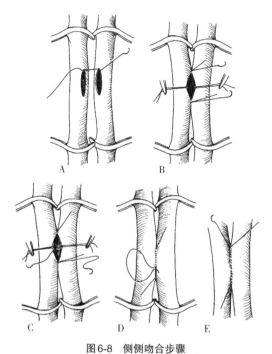

图6-8　侧侧吻合步骤

（引自 Haimovici's Vascular Surgery，5th edition.）

（郭昕哲　陈跃鑫）

第七章　放射防护

放射性物质的来源可分为天然放射性和人工放射性两类。人们生活在地球上经常会受到这两种放射性物质的照射，天然放射性即本底照射是无法避免的，而人工放射性的各类应用产生了一定的放射性危害，因而引发放射防护问题。

一、放射防护的基本标准

放射防护标准的宗旨是为保障放射工作人员、公众以及后代的安全与健康，并且提高放射防护措施的效益。

1. 放射防护的目的：防止有害的组织反应，即确定性效应的发生，从而降低随机性效应的发生概率。

2. 放射防护的三大原则

国际放射委员会在1977年第26号出版物中提出防护的三大原则是放射实践正当化、放射防护最优化、个人剂量当量限值（剂量控制）。

（1）放射实践正当化：在进行任何放射性的工作时，都应当对代价和利益进行分析，从而要求任何放射性实践对环境和人群可能产生的危害比起社会和个人从中获得的利益来要小，即效益明显大于所付出的代价时，所进行的放射性工作就是正当的，才是值得进行的。

（2）放射防护最优化：又称为ALARA原则，照射量可以合理达到尽可能低的水平，避免不必要的照射，要求对放射实践选择防护水平时，必须在放射实践所带来的利益与所付出和对健康损害的代价之间做权衡利弊，从而以最小的代价来获取最大的利益。

（3）个人剂量当量限值（剂量控制）：在放射实践活动中，不得产生过高的个体照射量，必须保证个人所吸收的放射性剂量不超过所规定的相应限值。放射工作人员及公众的个人剂量当量限值见表7-1。

表7-1　个人剂量当量限值

放射工作人员	公众人员
连续5年的年平均有效剂量20mSv，且任何一年有效剂量50mSv	年有效剂量1mSv；但连续5年的年平均值不超过1mSv时，某一单一年可为5mSv
眼晶体的当量剂量150mSv/a，四肢或皮肤的当量剂量500mSv/a	眼晶体的当量剂量15mSv/a，皮肤的当量剂量50mSv/a

二、放射防护的基本要求

遵循放射防护的基本原则，对设备机房、个人以及安全操作进行要求。

1. 设备机房：以X线机机房为例，安装设置射线指示灯、防护门及电离辐射标识。机房最小有效面积达到30m²，机房内最小单边长度为4.5m，有用线束及非有用线束方向的铅当量需达到2mm。

2. 设备防护：放射线装置需配有床旁铅防护设备、可移动铅屏风或悬吊铅屏风设备。

3. 个人防护：工作人员需穿戴铅防护服、防护帽及戴铅防护眼镜、防护手套。受检者需穿戴防护围裙、防护帽等防护设备。

4. 安全操作：工作人员正确配戴个人剂量笔，关闭机房的各个出入门后出射线照射，选择最优化的照射方案同时指导受检者进行防护。

三、放射防护的基本方法

通常医疗放射防护有三大基本防护方法：时间防护、距离防护、屏蔽防护。

1. 时间防护：在放射活动场所内的人员所受到的辐射累积剂量与时间成正比，因此缩短辐射时间可减少人员对辐射剂量的吸收，以达到防护目的。

2. 距离防护：在辐射源强度一定的情况下，照射量和剂量率与离源的距离的平方成反比，增大距离可有效地降低照射量和剂量率，从而达到有效防护的目的。

3. 屏蔽防护：原理是射线穿透物质时强度会被削弱，所以在人与放射源之间设置屏蔽物，可降低辐射水平来达到防护目的。

四、个人放射防护及监测

从事介入放射学的医师、技师以及护理人员均应做好体检、培训及剂量监测。

1. 职业健康体检：放射工作人员上岗前应进行职业健康检查，符合标准者方可从事放射工作；在岗期间定期进行健康检查同时两次间隔不得超过2年；脱离放射岗位时应进行离岗职业检查；如发生放射事故应及时进行健康检查或有效的救治并定期进行随访观察。

2. 岗前培训：健康检查合格者，必须参加放射防护和相关法律知识培训，考试合格者获得放射工作人员证方可从事放射工作。

3. 个人剂量监测：有效地控制职业照射，保护放射工作人员及其后代的健康与安全。剂量计一般佩戴在左胸前，对于介入工作人员应在铅防护服外，个人剂量监测的周期最长不超过90天。

最后，配备适当的防护设备，加强从业工作人员的知识培训来提高技术水平，同时建立严格的操作制度可有效减少人员及受检者所受到的辐射从而保护其安全与健康。

（刘晓龙）

第八章　颈动脉狭窄

颈动脉狭窄多是由于粥样斑块导致的颈动脉管腔的狭窄或闭塞。根据症状又分为无症状性颈动脉狭窄和有症状性颈动脉狭窄。既往6个月内无颈动脉狭窄所致的短暂性脑缺血发作（transient ischemic attack，TIA）、卒中或其他相关神经症状，只有头晕或轻度头痛的临床表现称为无症状性颈动脉狭窄。既往6个月内有与颈动脉狭窄相关的TIA、一过性黑矇、患侧颅内血管导致的轻度或非致残性卒中等临床症状中一项或多项的颈动脉狭窄称为有症状性颈动脉狭窄。

在缺血性脑卒中患者中，约1/3的发生与颅外颈动脉病变尤其是颈动脉狭窄有关。在颈动脉狭窄程度＞75%的患者中，1年内发生卒中的可能性为10.5%，5年发生的可能为30%～37%。

一、病因和临床表现

颈动脉狭窄的病因主要有动脉粥样硬化、大动脉炎及纤维肌发育不良等，其他病因如外伤、动脉迂曲、先天性动脉闭锁、肿瘤、夹层、动脉炎及放射治疗后纤维化等较少见。动脉粥样硬化所致的颅外颈动脉狭窄多见于老年人，且常并存着多种心血管危险因素，如吸烟、高血压、糖尿病、高脂血症等。

颈动脉狭窄的临床表现主要为：

1. 颈动脉狭窄引起脑部缺血，可表现为单眼失明或黑矇、单侧肢体或偏侧肢体无力、麻木、语言障碍、偏盲、霍纳综合征等。

2. 颈动脉狭窄临床最常见的体征是颈动脉区域的血管杂音。

3. 一般把颈动脉狭窄引起的脑缺血分成以下4种类型：

（1）短暂脑缺血发作：指突然发生的局灶神经功能障碍，症状持续时间小于24小时，不遗留神经系统症状和体征。

（2）可逆性神经功能缺损（reversible ischemic neurological deficit，RIND）：类似卒中的神经功能障碍，症状较轻一般在3周内完全恢复。

（3）进展性卒中（stroke in evolution，SIE）：卒中症状逐渐发展、恶化。

（4）完全性卒中（complete stroke，CS）：突然出现卒中症状，快速进展恶化，之后症状持续存在，症状时轻时重。

前两型均为可逆性，经积极及时的治疗预后较好，后两型则为不可逆性脑梗死，预后较差。

二、专科查体和辅助检查（颈动脉狭窄入院收治自查清单）

表8-1 颈动脉支架植入术入院收治自查清单

类别	项目	描述	完成情况
专科查体	外观	颈部有无抵抗，双侧颈动脉有无扩张、双侧颈静脉有无怒张，气管是否居中	□
	动脉搏动情况	双侧颈动脉搏动是否良好，双侧肱动脉、桡动脉、股动脉、胫后动脉、足背动脉搏动是否良好，四肢皮温情况	□
	听诊	听诊双侧颈动脉、锁骨下动脉区有无明显杂音，腹主动脉、股动脉有无明显杂音	□
	神经功能状态	颈动脉狭窄患者都要进行神经系统体格检查，包括表情状态、面部是否对称、语言、意识、运动功能、肢体张力、共济失调试验、感觉功能等，部分患者可有卒中的体征，偶可发现精神和智力异常	□
实验室检查	一般实验室检查	血常规、肝肾功能、凝血功能、C反应蛋白（动脉硬化严重程度的指标，也是心脑血管疾病危险度的预测因子）	□
	共病检查	血糖、血脂（总胆固醇、高密度脂蛋白胆固醇、低密度脂蛋白胆固醇、甘油三酯）	□
	易栓因素筛查	尤其针对较年轻的患者，应检查：蛋白C、蛋白S、抗凝血酶原Ⅲ、狼疮抗凝物、抗心磷脂抗体、同型半胱氨酸等	□
	抗血小板药物疗效检测	血栓弹力图、血小板聚集功能等	□
影像学检查	超声检查	最常用的无创检查方式，颈动脉超声和经颅多普勒超声TCD（判断动脉狭窄或闭塞的程度和颈动脉及颅内动脉的血流动力学情况），下肢动脉超声、锁骨下动脉超声和肾动脉超声（筛查可能合并狭窄或闭塞的动脉）	□

类别	项目	描述	完成情况
影像学检查	头颈动脉CTA或磁共振血管成像MRA等	判断动脉病变部位和程度，判断颅内血管灌注情况及颈动脉斑块稳定性情况，指导CAS的诊断、治疗与随访颅脑MRI+PWI	☐
	颅脑MRI+PWI	判断脑组织缺血程度、供血区域等组织灌注信息	☐
	颈动脉数字减影血管造影（DSA）	作为一种有创检查，是诊断CAS的金标准，可以提供直观的血管腔内的影像，多与颈动脉介入治疗时同步进行	☐
	斑块高分辨率MRI成像、斑块超声造影	用于评估斑块稳定性，是否存在斑块内出血、巨大脂质核心、新生血管水平等	☐

三、诊断

1. 诊断：影像学检查是明确颈动脉狭窄诊断的重要依据，结合患者相关的危险因素如高血压、高脂血症、性别、年龄、吸烟史、糖尿病等，通常超声多普勒是较好的筛查手段，而动脉CTA则可作为诊断和治疗策略的进一步评估。

2. 狭窄程度分级：颈动脉狭窄程度的测量，按照欧洲颈动脉外科试验法（European Carotid Surgery Trial，ECST）或北美症状性颈动脉内膜切除试验法（North American Symptomatic Carotid Endarterectomy Trial，NASCET），根据血管造影颈动脉内径缩小程度将颈内动脉的狭窄程度分为4级。①轻度狭窄：<30%；②中度狭窄：30%～69%；③重度狭窄：70%～99%；④完全闭塞：闭塞前状态测量狭窄度>99%。

NASCRT法采用颈动脉膨大部以远正常处管腔内径为基础内径（B），ECST法采用颈动脉膨大处模拟内径为基础内径（C），两者都采取颈内动脉最窄处宽度（A）为测量的基准（图8-1）。NASCET法狭窄度=（1-B/A）×100%（如颈内动脉分叉后全程狭窄，则取对侧颈动脉作比较），ECST法狭窄度=（1-B/C）×100%。ECST的80%～99%的狭窄大致和NASCET的70%～99%的狭窄相对应（图8-1）。

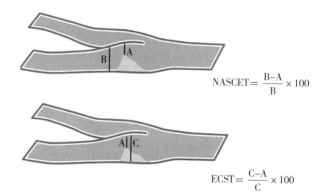

$$NASCET = \frac{B-A}{B} \times 100$$

$$ECST = \frac{C-A}{C} \times 100$$

图8-1 颈动脉狭窄率计算

四、治疗

颈动脉狭窄患者应该接受综合治疗。根据症状分为无症状性颈动脉狭窄的治疗和症状性颈动脉狭窄的治疗。

1. 无症状性颈动脉狭窄的治疗：无症状性颈动脉粥样硬化（狭窄≥50%）患者发生同侧卒中的估计风险为每年0.5%～1.0%。无症状性颈动脉粥样硬化也是心肌梗死和血管性死亡风险增加的标志，因此被视为心血管疾病的等危症。仅因为这一点，无症状性颈动脉粥样硬化患者就需要进行强化内科治疗。

开展强化内科治疗，而不是颈动脉血运重建；前者包括他汀类药物、抗血小板药物、高血压及糖尿病治疗，以及健康生活方式。20世纪90年代及21世纪初期开展的颈动脉内膜剥脱术（carotid endarterectomy，CEA）试验发现，CEA优于当时的内科治疗，降低了无症状性颈动脉疾病患者的卒中风险。

大部分无症状性颈动脉狭窄程度为60%～99%病情稳定的患者使用CEA进行血运重建，上述CEA试验提供了证据支持。

血运重建仅用于卒中风险特别高的无症状性颈动脉狭窄患者。这种方法是基于使用标志事件来判定卒中高风险，包括无症状性颈动脉狭窄进展、检出无症状性颈动脉栓塞、颈动脉斑块负荷和形态学特征、脑血流储备减少，以及存在无症状性栓塞性梗死。

此外，关于最佳的颈动脉血运重建术是CEA还是颈动脉支架植入术（carotid artery stenting，CAS），尚存争议。目前普遍认为，CAS的短期（围操作期）卒中和死亡风险更高，而CEA和CAS的远期结局相似。

2. 症状性颈动脉狭窄的治疗：症状性颈动脉疾病指与颈动脉分布相对应的（与显著颈动脉粥样硬化病变同侧）突发神经系统症状，包括特征为局灶性神经功能障碍或一过性单眼盲（transient monocular blindness，TMB）的一次或多次短暂性脑缺血发作（TIA），或者一次或多次轻型（非致残性）缺血性卒中。该定义中发生颈动脉症状的时间是在过去6个月内。因此，虽然目前没有确切的时间限制，但更久远的颈动脉症状不应被视为"症状性"颈动脉疾病的表现。

眩晕和晕厥通常不是由颈动脉狭窄引起。因此，仅有这些症状的患者即使发现颈动脉狭窄，也应将其颈动脉疾病视为无症状性。

症状性颈动脉粥样硬化疾病的治疗包括内科治疗，可能还包括颈动脉血运重建。动脉粥样硬化疾病的内科治疗旨在降低未来发生心血管事件（包括卒中）的风险。

内科治疗——最佳内科治疗应包括抗血栓治疗、他汀类治疗和纠正危险因素，推荐用于任何部位的颈动脉粥样硬化性狭窄患者，无论其有无症状，尤其是出现同侧TIA或缺血性卒中的患者。

决定对ICA狭窄实施颈动脉血运重建时，需要权衡卒中的基线风险与所选血运重建操作的潜在益处（降低今后卒中风险）和害处（如围手术期卒中或其他并发症）。

一般轻度（如＜50%）症状性ICA粥样硬化疾病患者接受颈动脉血运重建弊大于利，无需该治疗。

同样，血运重建对颈动脉闭塞或近乎闭塞患者没有作用。

一般中至重度症状性颈动脉狭窄患者接受颈动脉血运重建可能利大于弊，男性患者中更是如此。然而，血运重建操作的可能益处和选择（CEA或CAS）也取决于患者的身体状况和有症状颈动脉的解剖特征。

血运重建的选择——若决定实施颈动脉血运重建，治疗选择包括CEA或CAS。随机对照试验表明，CEA能安全有效地降低有症状和无症状颈动脉粥样硬化患者的缺血性卒中风险。有人提出经皮CAS可代替CEA。无论选择哪种技术，外科医师或医疗中心实施手术的围手术期卒中和死亡风险应该低于6%才对患者有总体益处。

3. 手术方式的选择：根据手术方式，颈动脉狭窄的有创治疗包括CEA和CAS，应根据患者的自身疾病情况结合循证医学证据选择合理的治疗方式，进行合理的干预治疗与操作过程中良好的技巧是取得最好治疗效果的重要因素，两种手术不推荐应用于因卒中导致严重后遗症的患者。

（1）CEA：该术式已被视作预防卒中的有效方法，同时也是治疗颈动脉狭窄的最经典术式。

手术指征

绝对指征：有症状性颈动脉狭窄，且无创检查颈动脉狭窄度≥70%或血管造影发现狭窄超过50%。

相对指征：

1）无症状性颈动脉狭窄，且无创检查狭窄度≥70%或血管造影发现狭窄≥60%。

2）无症状性颈动脉狭窄，且无创检查狭窄度＜70%，但血管造影或其他检查提示狭窄病变处于不稳定状态。

3）有症状性颈动脉狭窄，无创检查颈动脉狭窄度处于50%～69%。同时要求该治疗中心有症状患者预期围手术期卒中发生率和病死率＜6%，无症状患者预期围手术期卒中发生率和病死率＜3%，以及患者预期寿命＞5年。

4）对于高龄患者（如70岁或以上），与CAS相比，采用CEA可能有较好的预后，尤其当动脉解剖不利于开展血管腔内治疗时。对于较年轻患者，在围手术期并发症风险（如卒中、心肌梗死或死亡）和同侧发生卒中的长期风险上，CAS与CEA是相当的。

5）有手术指征的患者术前的相关检查综合评估为不稳定斑块的患者倾向于行CEA手术，稳定性斑块者则CAS与CEA均可选择。

6）对于符合治疗指征的有症状颈动脉狭窄的患者，多数国际指南推荐首选CEA手术，因为有充足证据证明CEA手术可以更好地控制围手术期乃至远期卒中及病死率。对于符合治疗指征无症状颈动脉狭窄的患者，多数也是建议CEA手术，将CAS作为备选治疗。

手术时机选择

1）急性缺血性卒中在发病6周后手术较为安全，对于近期出现症状发作，影像学检查提示为不稳定斑块时应争取尽早手术，建议于2周内手术。

2）对于TIA或轻微卒中患者，如果没有早期血管重建术的禁忌证，可以在事件出现2周内进行干预。

3）如为双侧病变，根据临床情况两侧手术间隔可以在2～4周，有症状侧和/或狭窄严重侧优先手术。

（2）CAS

手术指征

1）有症状性颈动脉狭窄，患者无创影像学检查证实颈动脉狭窄度≥70%或血管造影发现狭窄超过50%，并要求该治疗中心术后30天内各种原因卒中和死亡发生率≤6%，CAS可作为CEA的备选治疗方案。

2）无症状性颈动脉狭窄，患者无创影像学检查证实狭窄度≥70%或血管造影发现狭窄度＞60%，该治疗中心术后30天内各种原因的卒中和死亡发生率≤3%，致残性卒中或死亡发生率应≤1%，CAS可以作为CEA的备选治疗方案。

3）颈部解剖不利于CEA外科手术的患者应选择CAS，如颈部放射治疗史或颈部根治术、CEA术后再狭窄、继发于纤维肌发育不良的颈动脉狭窄、对侧的喉返神经麻痹、严重的颈椎关节炎、外科手术难以显露的病变、颈动脉分叉位置高、锁骨平面以下的颈总动脉狭窄。

4）CEA高危患者：心排血量低（心脏射血分数＜30%），未治疗或控制不良的心律失常，心功能不全；近期心肌梗死病史，不稳定心绞痛；严重慢性阻塞性肺气肿；对侧颈动脉闭塞；串联病变；颈动脉夹层等。

4. 手术禁忌证

（1）12个月内颅内自发出血。

（2）30天内曾发生大面积卒中或心肌梗死。

（3）3个月内有进展性卒中。

（4）伴有较大的颅内动脉瘤，不能提前处理或同时处理者。

（5）慢性完全闭塞无明显脑缺血症状者。

（6）凝血功能障碍，对肝素以及抗血小板类药物有禁忌证者。

（7）无法耐受麻醉者。

（8）重要脏器如心、肺、肝和肾等严重功能不全者。

（9）严重痴呆。

（10）颈动脉严重长段钙化。

（11）腔内方法无法到达的病变（主动脉弓分支严重扭曲、无合适导入动脉、主动脉弓解剖特殊）。

5. 手术并发症及预防

（1）CEA手术并发症

1）卒中与死亡：卒中与斑块脱落和阻断时缺血相关。有出血性卒中和缺血性卒中，一般要求围手术期严格的个体化血压管理，术中密切监测已有血流动力学障碍的卒中，有条件医院可进行术中TCD监测；术中轻柔操作，选择性应用转流管；根据具体情况可给予抗凝治疗，围手术期抗血小板药物等措施来减少栓塞风险。CEA后死亡发生率较低，大多数报道在1%左右，其中心肌梗死占一半。因此，术前、术后认真评价心脏和冠状动脉的功能非常重要，并应给予积极的内科处理。死亡的其他相关因素还包括急诊CEA、同侧卒中、对侧颈动脉闭塞、年龄大于70

岁等。

2）脑神经损伤：最常见舌下神经、迷走神经、副神经等，多为暂时性，可能与手术牵拉水肿有关，一般在术后1～2周好转，个别患者可能延缓到术后6个月，永久性损伤相对少见。皮神经损伤一般很难避免，术后患者出现下颌周围或耳后麻木，但不会造成其他影响，一般在术后6个月左右会有不同程度改善。

3）过度灌注综合征：主要临床表现为严重的局限性头痛、局限性和/或广泛性痉挛、手术侧半球脑出血。术中恢复颈动脉血流之后和术后可预防性应用降压药物及脱水药物（如甘露醇等）减轻脑水肿。

4）颈部血肿与喉头水肿：前者大多与局部止血不彻底、动脉缝合不严密有关，后者可能和麻醉插管等相关，需密切观察患者氧饱和度，强化缝合技术、仔细止血，尤其是预防大范围的静脉和淋巴结在分离中损伤，血肿和喉头水肿发生后应防止窒息。

5）血栓形成和再狭窄：相关的原因包括术中处理不当、术后药物治疗不充分、平滑肌和内膜过度增生等。注意肝素抵抗情况，围手术期口服抗血小板聚集、抑制内膜增生等药物，对于CEA后再狭窄的患者，优先推荐CAS治疗，避免二次手术困难。

（2）CAS手术并发症

1）心血管并发症：颈动脉窦压力反射包括心动过缓、低血压和血管迷走神经反应，多数是围手术期一过性的且不需要后续治疗。支架术后可见到持续的低血压，预防措施包括术前确保足够的水化，术前降压药物的细致调整。多数持续的低血压者，静脉内给予多巴胺等血管活性药可以进行缓解。围手术期心肌梗死、心力衰竭等也有可能发生，需评价心脏功能并应给予相应处理。

2）神经系统并发症：CAS相关的TIA和缺血性卒中多由栓子脱落栓塞导致，也可由血栓形成等引起，症状严重者需及时处理。预防措施包括在合适的病例中常规使用远端保护伞，从小直径球囊开始充分预先扩张，根据病变合理选择不同类型的球囊和支架，谨慎使用后扩张，必要时中转CEA手术等措施来降低神经系统并发症。

3）颅内出血：多由于脑过度灌注综合征、支架植入后的抗凝及抗血小板治疗导致、高血压脑出血（主要位于基底节部位）以及脑梗死后出血转化、合并颅内出血性疾病等。需要在围手术期严格控制血压，应用脱水药物减轻脑水肿等措施来预防。

4）支架内再狭窄：术后需要密切随访发现再狭窄患者，需要口服抗血小板聚集、降血脂等药物，有糖尿病的患者严格控制血糖，吸烟者需要完全戒烟。

5）其他并发症：血管痉挛、动脉夹层、血栓形成、支架释放失败、支架变形和释放后移位等。术中出现脑血管痉挛后，如果撤出导丝和保护装置后，痉挛仍未解除，可局部给予硝酸甘油、罂粟碱等解痉药物。通过充分术前评估、规范和轻柔操作等来减少相关并发症的发生。颈外动脉狭窄或闭塞通常是无危险的，不需要进一步干预。穿刺部位假性动脉瘤、穿刺点出血、感染或腹膜后血肿，可以对症进行处理。对比剂肾病也是CAS的术后并发症，可以通过围手术期水化、尽量减少对比剂用量等措施降低发生率。

6. 围手术期的药物管理

（1）CEA手术围手术期的药物管理：推荐术前单一抗血小板治疗阿司匹林（100mg/d）或氯吡格雷（75mg/d），降低血栓形成机会，不推荐大剂量应用抗血小板药；术中在动脉阻断5分钟前给予肝素抗凝使活化凝血时间或活化部分凝血活酶时间延长1.5倍以上，术后至少使用单一抗血小板药物4周。此外，围手术期还可根据患者情况选用西洛他唑、沙格雷酯、贝前列素钠片等药物。

（2）CAS手术围手术期的药物管理

1）术前药物的应用：建议术前至少4～5天使用阿司匹林（100～300mg/d）加氯吡格雷（75mg/d）进行双联抗血小板治疗，或者在术前4～6小时前服用氯吡格雷（300～600mg）。术后双联抗血小板治疗至少服用4周，如果合并冠心病和再狭窄的危险因素建议延长至3个月。建议长期服用低剂量阿司匹林（75～100mg/d）。对于不能耐受氯吡格雷的患者，可以使用其他抗血小板药物如西洛他唑、沙格雷酯、贝前列素钠、替格瑞洛等替代。

2）血压及心率的控制：在CAS术前，建议使用抗高血压药物有效控制血压。但对术前TIA反复发作，收缩压在180mmHg以内的患者，术前不建议强烈降压，以防止低灌注诱发卒中。CAS围手术期出现血流动力学不稳定状态，建议使用血管活性药物维持血压稳定，以减少术后高灌注及脑缺血的风险。术前心率低于50次/分或有重度房室传导阻滞者，可考虑术中植入临时起搏器。

7. 颈动脉狭窄疾病的非手术治疗

（1）降压药物治疗：从小剂量开始，优先选择长效制剂，联合应用及个体化用药。常用降压药物包括β受体阻滞剂、钙通道阻滞剂、血管紧张素转换酶抑制剂、血管紧张素受体阻滞剂、利尿剂五类，以及由上述药物组成的固定配比复方制剂。在不合并其他血管狭窄的情况下，CEA和CAS术后建议控制血压＜140/90mmHg。

（2）糖尿病药物治疗：糖尿病是动脉硬化发生发展的重要危

险因素，对于合并糖尿病的颈动脉狭窄患者，必须加强饮食管理。控制血糖目标值：非空腹血糖11.1mmol/L以下，治疗期间糖化血红蛋白应＜7%。

（3）降脂药物治疗：建议颈动脉狭窄患者使用他汀类药物降脂治疗。他汀类药物主要适用于血中总胆固醇及低密度脂蛋白胆固醇增高为主的患者。对于卒中高风险的颈动脉狭窄患者，建议控制低密度脂蛋白胆固醇水平2.6mmol/L以下。当患者为高甘油三酯血症时，可考虑给予烟酸类或者贝特类降脂药。

（4）戒烟：吸烟是颈动脉硬化的主要危险因素之一，可引起脑血管痉挛、颈动脉内膜损害、加重和促进病变的发生发展。戒烟是预防和治疗颈动脉狭窄的重要措施之一，对于吸烟者应严格要求并督促其戒烟并避免被动吸烟。

（5）抗血小板和抗凝治疗：推荐使用的抗血小板药物包括阿司匹林、氯吡格雷等。低剂量阿司匹林（75～150mg/d）可以获得与高剂量相同的疗效。CEA术后如果没有出血等并发症，推荐至少使用阿司匹林。阿司匹林联合氯吡格雷可降低心血管事件的发生率，应警惕出血风险。使用传统抗凝药（如华法林）联合阿司匹林并不能减少心血管事件的发生，而且可能增加出血风险。

（6）高同型半胱氨酸血症：高同型半胱氨酸血症增加了卒中的风险。血浆中同型半胱氨酸的浓度存在25%的差异（相当于3μmol/L），这与卒中风险中19%的差异有关。但是研究尚未证实通过B族维生素治疗使同型半胱氨酸降低后可以减少卒中等心血管疾病危险事件的发生。

（7）代谢综合征：与颈动脉粥样硬化有关。随着代谢综合征疾病组成的数量成比例地增加，其与颈动脉粥样硬化的关系也更紧密（$P < 0.001$），独立于其他血管病危险因素，腹壁多脂症与卒中和TIA的风险有级数相关性。因此，增加体育锻炼改善肥胖、体重指数、血脂水平等对颈动脉狭窄患者是有益的。

五、开放手术要点

1. 颈动脉内膜切除手术方式

（1）标准颈动脉内膜切除手术（standard CEA，sCEA）：患者取仰卧位，头偏向对侧，取胸锁乳突肌前直切口，如果病变位置较高，切口上缘应沿下颌缘向后上转折，以避免损伤面神经下颌缘支，依次切开皮肤、皮下及颈阔肌，沿胸锁乳突肌前缘纵行分离，显露颈动脉鞘后，游离暴露出颈总动脉、颈内动脉和颈外动脉，分别阻断甲状腺上动脉、颈外动脉、颈内动脉和颈总动脉。纵行切开颈总动脉及颈内动脉血管壁，剥除颈动脉内膜及斑块，阻断甲状腺上动脉、颈外动脉、颈内动脉和颈总动脉后，沿颈内动脉起始端横行切断颈内动脉，沿颈内动脉周径环形分离斑块与血管壁，提起颈内动脉血管壁，并用剥离子剥除颈动脉内膜及斑块，像套袖一般将颈内动脉血管壁向上分离，直至斑块和正常内膜的移行部，锐性切断，去除斑块，然后将颈内动脉端侧吻合到原切口处。依次缝合切口，手术结束。sCEA是CEA的基础和标准，适用范围更加广泛，虽然后期有补片成形技术和翻转式CEA的诞生，但sCEA仍是国内外最主要的手术方式之一。

（2）翻转式颈动脉内膜切除手术（eCEA）：在分别阻断甲状腺上动脉、颈外动脉、颈内动脉和颈总动脉后，沿颈内动脉起始端横行切断颈内动脉，沿颈内动脉周径环形分离斑块与血管壁，提起颈内动脉血管壁，并用剥离子剥除颈动脉内膜及斑块，像套袖一般将颈内动脉血管壁向上分离，直至斑块和正常内膜的移行部，锐性切断，去除斑块，然后将颈内动脉端侧吻合到原切口处。依次缝合切口，手术结束。eCEA的优点是，避免颈内动脉远端的切开和缝合，从而可能降低因缝合导致的再狭窄率。

（3）补片成形修补技术：在sCEA中，由于连续缝合的技术原因，易导致术后管径丢失或远期再狭窄，因此，补片成形修补技术得以使用。采用的补片包括静脉补片和合成材料等，方法是在sCEA清除斑块后，先将补片一端固定在切口上缘，然后分别做连续缝合。

（4）改良翻转式颈动脉内膜切除术：Kumar等对翻转式CEA进行了改良，首先从颈总动脉斑块近段纵行切开动脉，直至颈内动脉球部分叉处，不横行切断颈内动脉，直接翻转剥离斑块，该方法也取得了较好疗效，但在实际手术中，操作并不简便。

关于几种术式的选择：各种方法各有所长，手术技术本身并没有先进与否之分，关键是针对患者的具体情况，个体化选择。

2. 转流技术

（1）转流与否的选择：CEA术中是否需要转流存在争议，建议通过有效的术中监测手段来判断是否需要转流。例如，在动脉阻断后，如果TCD监测显示同侧大脑中动脉血流降低至50%以下，推荐使用转流技术。有一些学者对所有病例均采用转流，但存在转流管损伤动脉内膜等风险；也有的学者对所有病例均不进行转流，代之以大幅提升血压，但有证据表明，术中血压的大幅变化可能造成患者心脏功能的损害，存在潜在的风险。

（2）转流技术：放置转流是在动脉阻断并切开后先放置颈总动脉端，在转流管排气后，再放置颈内动脉端。而在动脉结束缝合前，取出转流管，再进行动脉管腔的排气，最后缝合剩余的几针。

3. 手术入路的选择：对于CEA而言，解剖标志清楚，层次简单，从单纯技术角度评价并不复杂，但由于各种变异或其他因素的影响，在手术入路方面，仍有一些值得商榷的问题。

（1）纵行切口还是横行切口：CEA一般选择胸锁乳突肌前缘的纵行切口，优点在于很容易暴露下颌角和胸骨角，对于高位和低位的手术均可以适用，但术后瘢痕很不美观；而横切口则是沿颈部皮肤的纹理切开，能够保持美观但是在病变范围较广或术中需要使用转流时，则暴露范围受限。两种切口一般依据患者情况和医师的经验，进行个体化选择。

（2）颈静脉内侧还是外侧入路：在颈阔肌切开后，一般选择经过颈内静脉内侧暴露颈动脉分叉处，沿途结扎从颈内静脉和颈外静脉发出的横行分支，而且要暴露舌下神经以防将其损伤，暴露颈襻，必要时也可将颈襻切断，暴露胸锁乳突肌动脉、迷走神经等。

也可以选择颈静脉外侧入路，同样是从胸锁乳突肌前缘进入，术中需要向内侧牵拉颈内静脉，来自胸锁乳突肌的1～2支小分支血管可能从颈内静脉侧方汇入，该入路需要将颈襻发出的一些神经纤维进行离断，一定要将迷走神经和颈内动脉后壁分离开，以防止牵拉时损伤迷走神经，导致术后声嘶。两种入路比较，颈内静脉外侧入路对颈内动脉前面和远端暴露更好，同时，由于无需处理颈静脉的横行分支，操作简便快速，一般无需暴露舌下神经，从而减少其损伤机会，但有可能因为牵拉迷走神经而增加声音嘶哑的可能。

（3）颈后三角入路：主要是针对高位CEA的显露，能将颈内动脉暴露到第一颈椎水平。选取胸锁乳突肌后缘直切口，进行皮下分离时注意勿损伤表浅的耳大神经和枕小神经；术中需要仔细分离副神经，将颈内静脉和胸锁乳突肌一同向前牵拉以暴露颈动脉分叉；为防止牵拉损伤迷走神经，可将其保留在颈动脉后方，必要时可将其游离移向前内侧以防损伤喉上神经。

纵观所有的手术方法，不同的方法和改进都是为了更好地解决问题，因此，会存在基于医师习惯和患者病情的个体化差异，虽然有的方法显示出较好的趋势，但就技术本身而言，没有先进与落后之分，目前尚没有哪一种手术方法可以完全取代其他方法。

六、介入手术要点

1. 主要器械：包括脑保护装置及自膨式裸支架。

（1）远端滤过保护装置：有伞丝固定的远端过滤装置，如Angiogard（Cordis公司）、Filterwire（Boston公司）、Spider（EV3公司）、Accunet/Emboshield（Abbott公司）和伞丝分离的远端过

滤装置Nav6（Abbott公司）。不同产品的形态及长度有所差异，释放过程中需预留位置，一般选择颈动脉狭窄远端3～4cm、血管走行平直的区域作为锚定区。

（2）近段保护装置：对于病变性质高危（新鲜血栓、溃疡斑块、重度迂曲）患者可选用近段保护装置，目前较为常用的是Mo.Ma装置，通过阻断颈外动脉及颈总动脉血流、颈内动脉逆流来达到术中脑保护的目的的。

（3）目前临床应用的颈动脉支架均是快速交换的自膨胀式支架，材料为镍钛合金，结构单元分为三类：闭合单元支架（Wallstent、Xact）、开放单元支架（Precise、Protégé、Acculink）、混合单元支架（CristalloIdeale、Sinus）。支架形态分为直筒式支架和锥形支架。

2. 手术步骤

（1）股动脉入路

1）平卧位后，腹股沟区常规消毒铺巾、麻醉，应用Seldinger方法行股动脉穿刺，留置血管鞘，肝素化（80～100U/kg）后，引入猪尾导管（pigtail）、猎人头（headhunter）、椎动脉（VER）导管行标准主动脉弓及颈动脉造影。

2）造影确定狭窄部位后测量目标血管（颈内动脉、颈总动脉）直径及病变长度。通常，C臂投照角度为同侧斜位30°，在路径图下将0.035inch导丝（入路迂曲者可应用超滑加硬导丝）置入颈外动脉，将颈动脉长鞘（6F）或导引导管（7F/8F）引至颈总动脉中远段，便于造影及介入操作；对于入路重度迂曲者，可应用同轴技术（导丝＋支撑导管＋导管＋长鞘/导丝＋导管＋导引导管）将长鞘/导引导管引入颈总动脉。

3）置入远端滤过保护装置：在路径图下完成，将EPD放置在颈动脉狭窄以远（＞3cm）释放，如果狭窄超过90%或存在迂曲，可选用伞丝分离装置，首先将导丝通过狭窄段血管后，再通过保护伞，尽量避免保护伞未到位的情况下球囊预先扩张。保护伞开放后术者和助手需牢记位置，避免保护伞移位。

4）对颈动脉狭窄患者应常规球囊预先扩张，根据颈内动脉直径选择球囊：直径4～6mm，长度20～30mm。在扩张前将心率提升至70～90次/分，部分患者需静脉滴注阿托品0.5～1mg，对于病态窦房结综合征重度窦性心动过缓患者需行起搏器植入。预先扩张球囊与颈内动脉直径相匹配，过度扩张或扩张不足会导致术后早期再狭窄发生。扩张完成后依据病变性质、颈内/颈总动脉直径选择自膨胀式支架，支架长度应充分覆盖病变，颈总动脉处支架应充分贴壁，残余狭窄＜30%者不需要进行后扩张。

5）行血管造影明确狭窄解除并无对比剂滞留后，回收远端保护装置。之后再次行血管造影,颅内血管无缺失后可撤出长鞘/导引导管。

6)穿刺点常规压迫或闭合装置缝合后压迫。

(2)上肢动脉入路:大多数颈动脉狭窄可以通过股动脉入路来完成介入操作,对于存在髂股动脉闭塞、胸腹主动脉重度迂曲、颈动脉共干、Ⅲ型主动脉弓的患者可以选择上肢动脉入路:桡动脉或肱动脉穿刺。

桡动脉入路需行超声了解血管直径,需要7F以上血管鞘者可穿刺肱动脉。干预对侧颈动脉病变者时可选用C2/SIM1超选靶血管,长鞘/导引导管到位后治疗同股动脉入路。

3. 术后处理及随访

(1)常规监测心电、血压直至循环稳定,对于心率减慢、血压下降患者可行补液、血管活性药物静脉滴注治疗,顽固窦性心动过缓者可行起搏器植入。

(2)持续抗血小板药物治疗:双联抗血小板(阿司匹林100mg/d+波利维75mg/d)×6个月,阿司匹林(100mg/d)终身服药。

(3)术后1、3、6个月行血管超声检测,内容为收缩期流速(peak systolic velocity,PSV)和(end systolic velocity,EDV),PSV>230cm/s,EDV>100cm/s为有意义的支架内再狭窄(>70%)。1年后可每半年复查超声。

4. 操作难点及技巧

(1)入路困难:髂股动脉至颈总动脉近段迂曲者,选用超滑加硬导丝或超硬导丝引导通过长鞘/导引导管;同轴技术可以解决多数困难入路问题。

(2)病变通过困难:重度狭窄、狭窄伴溃疡形成、钙化斑块等会出现介入器材(保护伞/支架)通过困难,首先选择合适的保护装置,如伞丝分离滤网装置,也可应用微导管辅助通过病变,少数患者可应用小直径球囊(2mm)预先扩张后再通过保护伞。支架通过困难者与血管迂曲、钙化斑块、重度残余狭窄以及支架性能有关,预先扩张充分、双导丝支撑以及适宜的支架选择可以帮助完成复杂病例的介入治疗。

5. 操作中可能的意外或并发症以及对策

(1)对比剂过敏:局部麻醉患者通常有不适主诉,轻者给予地塞米松5~10mg静脉滴注,影响呼吸时准备糖皮质激素/肾上腺素,严重者行气管插管。

(2)颈动脉窦反射:在行球囊扩张或支架植入术后如果心率<40次/分,收缩压<90mmHg,给予阿托品1mg,若收缩压持续降低,可静脉补液或应用多巴胺治疗,心率持续低于40次/分,需植入临时/永久起搏器。

（3）颈内动脉慢血流：部分患者颈动脉支架术后造影发现血流减慢，原因为远端保护装置堵塞、颈内动脉痉挛。对于没有明确栓塞证据的患者可尽快回收保护伞，颈动脉痉挛者多数通过观察可逐渐缓解，严重者给予硝酸甘油100 ~ 200μg缓解。

（4）保护伞回收困难：在颈内动脉近段重度迂曲患者中常见，保护伞回收导管通过支架困难者可通过导管头端塑形、嘱患者扭转颈部/局部压迫的方式回收，一些学者有应用球囊或VER/MP导管成功回收报道。如保护伞与支架远端缠绕无法回收者应及时行手术切开取出。

（5）入路并发症：穿刺点血肿、假性动脉瘤形成者首选局部压迫治疗，对于肥胖或穿刺点不明确者在超声引导下压迫，仍无效者可手术切开清除血栓、缝合穿刺点。

（来志超　陈跃鑫）

第九章 颅外椎动脉狭窄

颅外椎动脉狭窄（extracranial vertebral arteries stenosis，ECVAS），常见于椎动脉V1段，多由动脉粥样硬化引起。

一、病因和临床表现

颅外椎动脉狭窄的病因主要由动脉粥样硬化引起，其他少见的病因包括多发性大动脉炎等自身免疫病等。

单侧ECVAS多以无症状为主。但如果狭窄侧椎动脉为优势椎动脉或双侧椎动脉狭窄且大脑动脉环不完整者，发生后循环缺血症状的风险明显提升。ECVAS可导致突发性卒中或短暂性脑缺血发作（transient ischemic attack，TIA）。TIA最常见的症状是头晕。椎动脉相关TIA不会由手臂用力诱发，以此可与锁骨下动脉窃血患者描述的症状相区分。头晕也可能伴有后脑缺血的其他征象，如复视、振动幻视、双下肢无力、轻偏瘫及麻木等。

二、专科查体和辅助检查（椎动脉狭窄入院收治自查清单，表9-1）

表9-1　椎动脉狭窄入院收治自查清单

类别	项目	描述	完成情况
专科查体	神经系统查体	视觉、眼球运动、面部感觉、听觉、前庭功能和共济运动	☐
实验室检查	参见颈动脉狭窄相关实验室检查		☐
影像学检查	超声检查	椎动脉超声、锁骨下动脉超声，颈动脉超声和肾动脉超声（筛查可能合并狭窄或闭塞的动脉）	☐
	头颈CTA或磁共振血管成像（MRA）	最常用的无创诊断方式，判断动脉病变部位和程度，指导诊断、治疗与随访	☐
	动脉数字减影血管造影（DSA）	作为一种有创检查，是诊断椎动脉狭窄的金标准，可以提供直观的血管腔内的影像，多与介入治疗同步进行	☐

三、诊断及鉴别诊断

1. 诊断：结合患者相关的危险因素如高血压、高脂血症、性别、年龄、吸烟史、糖尿病等，同时伴有相关的后循环缺血症状，且影像学提示椎动脉重度狭窄/闭塞可以明确诊断。

2. 鉴别诊断：主要包括锁骨下动脉狭窄、颅内椎动脉狭窄、基底动脉狭窄等疾病。如患者出现了明显的神经系统症状，需请神经内科会诊与 TIA、延髓疾病、小脑梗死等相鉴别。

四、治疗

1. 椎动脉狭窄患者应接受规范的动脉硬化二级预防。具体参见颈动脉狭窄药物治疗部分。

2. 药物治疗：抗血小板治疗，是治疗的基础，阿司匹林和氯吡格雷是常用抗血小板药物；常用剂量，阿司匹林 100mg qd。

3. 必要的外科干预和血运重建

（1）与 CEA 相比，椎动脉闭塞疾病外科手术对近端椎动脉重建，围手术期病死率小于 4%。远端椎动脉重建的围手术期病死率范围为 2% ~ 8%。手术方法包括经锁骨下动脉椎动脉内膜剥脱术、椎动脉–颈总动脉转位等。

（2）血管腔内介入治疗：虽然球囊扩张和椎动脉支架植入在技术上可行，但随机试验的证据不足以证明其优于药物治疗。

五、椎动脉腔内介入手术及围手术期管理要点

详情见表9-2。

表9-2　围手术期管理要点自查清单（以椎动脉支架术为例）

类别	项目	描述	完成情况
手术指征	适应证	椎动脉重度狭窄闭塞性疾病同时合并后循环神经症状，且经神经内科会诊证明确症状由椎动脉狭窄引起	□
	禁忌证	全身情况不能耐受手术，活动性出血等抗凝、抗血小板禁忌等	□
术前准备		参见锁骨下动脉盗血综合征章节中表10-2相关内容	□

类别	项目	描述	完成情况
并发症告知、预防及处理	动脉夹层	由于导丝开通动脉时进入假腔，致使椎动脉出现夹层，需注意真腔开通，避免暴力操作	☐
	再狭窄	远期并发症，需定期随访，规律二级预防用药	☐
	脑血管意外	患者可能同时合并脑血管和冠状动脉病变，围手术期有一定心脑血管意外风险，围手术期注意合理应用抗血小板药物，避免血压过低，维持出入量平衡并适当镇痛	☐
	抗血小板治疗	长期应用抗血小板治疗，有助于维持支架通畅并降低围手术期及术后心脑血管意外发生率	☐
	随访	一般建议术后3个月、半年、每年进行门诊随访，评估靶血管血运情况	☐

（来志超　陈跃鑫）

第十章　锁骨下动脉盗血综合征

锁骨下动脉盗血综合征（subclavian steal syndrome，SSS）指椎前锁骨下动脉存在血流动力学意义的狭窄或闭塞时，同侧椎动脉血流逆行，造成脑部供血不足（椎基底动脉供血不足）或上肢供血不足，导致有临床意义的症状。

一、病因和临床表现

1. 病因：主要由动脉硬化引起，其他少见的病因包括多发性大动脉炎、胸廓出口综合征、继发于主动脉缩窄修复手术、右位主动脉弓伴孤立性左锁骨下动脉和头臂动脉异常等。

2. 临床表现：锁骨下动脉/无名动脉狭窄伴锁骨下动脉盗血现象的发生率远高于有症状的临床综合征。如无症状，则单纯诊断为锁骨下/无名动脉狭窄，不应诊断为锁骨下盗血综合征。

（1）无症状：大多数锁骨下动脉狭窄患者无症状。对于许多患者而言，锁骨下动脉闭塞性疾病是观察到双臂血压之间的差异，或是在对颈动脉或冠状动脉疾病患者进行超声检查时偶然发现的。

（2）有症状：部分患者常表现为手臂缺血及椎基底动脉缺血。约1/3的患者有运动诱发的手臂疼痛、疲劳、发凉、感觉异常或麻木，但慢性缺血性和营养性改变罕见。双上肢压差较大（＞40mmHg）的患者更常出现症状。椎基底系统出现症状时表现为头晕、眩晕、共济失调、平衡失调等后循环缺血表现。

二、专科查体和辅助检查（SSS入院收治自查清单，表10–1）

表10-1　SSS入院收治自查清单

类别	项目	描述	完成情况
专科查体	外观	偶尔出现肢体远端皮肤苍白、皮温降低、皮肤变薄、肌肉萎缩、指甲改变	☐
	动脉搏动情况	受累病变以远肱动脉、桡动脉搏动减弱或消失	☐
	神经系统查体	视觉、眼球运动、面部感觉、听觉、前庭功能和共济运动	☐
	双上肢血压	受累手臂与正常手臂之间的肱动脉收缩压差通常至少为15mmHg	☐

类别	项目	描述	完成情况
实验室检查	参见颈动脉狭窄表8-1相关内容		☐
影像学检查	超声检查	锁骨下动脉超声（判断动脉狭窄或闭塞的部位和程度及盗血情况），颈动脉超声和肾动脉超声（筛查可能合并狭窄或闭塞的动脉）	☐
	头颈CTA或磁共振血管成像（MRA）	最常用的无创诊断方式，判断动脉病变部位和程度，指导SSS诊断、治疗与随访	☐
	动脉数字减影血管造影（DSA）	作为一种有创检查，是诊断SSS的金标准，可以提供直观的血管腔内的影像，多与下肢动脉介入治疗同步进行	☐

三、诊断及鉴别诊断

1. 诊断：结合患者相关的危险因素如高血压、高脂血症、性别、年龄、吸烟史、糖尿病等，根据典型的双上肢血压差、桡动脉搏动减弱或消失、影像学提示锁骨下动脉重度狭窄/闭塞、超声提示锁骨下动脉盗血可以明确诊断。需注意单纯锁骨下动脉狭窄/闭塞与SSS的诊断差异。如患者同时出现后循环缺血症状，则需诊断为SSS。

2. 鉴别诊断：主要包括也可导致锁骨下动脉近心端闭塞的血管病变（不一定有上肢缺血症状），以及其他可导致基底动脉供血不足症状且主要涉及神经系统的疾病。如患者出现了明显的神经系统症状，需请神经内科会诊与短暂性脑缺血发作、延髓疾病、小脑梗死等相鉴别。

四、治疗

1. SSS患者应接受规范的动脉硬化二级预防。具体参见颈动脉狭窄内科保守治疗部分。

2. 药物治疗

（1）抗血小板治疗：是SSS治疗的基础，阿司匹林和氯吡格雷是常用抗血小板药物；常用剂量：阿司匹林100mg qd或氯吡格雷75mg qd。

（2）扩血管治疗：包括前列地尔（常用剂量为前列地尔注射液10μg qd静脉注射）、西洛他唑、沙格雷酯或己酮可可碱等；但需要注意的是，如果上肢缺血症状不明显，无需常规给予扩血管改善循环的药物治疗。

（3）抗凝治疗：对于因斑块脱落导致远端栓塞出现急性上肢缺血的患者可给予抗凝治疗，常用方案：肝素持续静脉泵入、低分子量肝素100U/kg q12h皮下注射，或利伐沙班2.5mg bid与阿司匹林联用。

3．必要的外科干预和血运重建

（1）血管腔内介入治疗：锁骨下动脉近心端狭窄/闭塞的腔内介入治疗适用于近心端狭窄或闭塞长度较短、支架不会覆盖椎动脉的患者，通常以球囊扩张＋支架植入术为首选治疗方案。

（2）开放性旁路移植手术：解剖外血运重建术（如颈动脉-锁骨下动脉旁路或颈动脉转位）是治疗症状性锁骨下动脉狭窄最为常见的开放手术方式。与使用对侧锁骨下动脉或腋动脉的患者相比，使用颈总动脉作为供体血管的手术5年时的通畅率通常更高。腋-腋动脉旁路移植术可作为解剖外血运重建的替代方案，用于手术风险较高的患者。

五、锁骨下动脉腔内介入手术及围手术期管理要点

详情见表10-2。

表10-2　围手术期管理要点自查清单
（以锁骨下动脉腔内介入治疗为例）

类别	项目	描述	完成情况
手术指征	适应证	锁骨下动脉重度狭窄闭塞性疾病同时合并上肢或后循环神经症状	□
	禁忌证	全身情况不能耐受手术，活动性出血等抗凝、抗血小板禁忌等	□
术前准备	抗血小板治疗	单抗如血小板如阿司匹林100mg qd口服至少1周，双抗血小板增加出血风险需谨慎选择	□
	心肺评估	评估心肺功能，鼓励患者戒烟和术前呼吸功能锻炼	□
	术前影像	彩超、CTA、MRA或DSA	□
	备皮	术前腹股沟备皮	□

第十章　锁骨下动脉盗血综合征

类别	项目	描述	完成情况
术前准备	手术体位准备	患者仰卧位	☐
	麻醉方式	局部麻醉	☐
并发症告知、预防及处理	动脉夹层	由于导丝开通动脉时进入假腔，致使主动脉或锁骨下动脉或主动脉出现夹层，需注意真腔开通，避免暴力操作	☐
	远端动脉栓塞	在球囊预先扩张或支架植入时，斑块碎片脱落至椎动脉或远端上肢动脉，造成急性栓塞，可能出现后循环脑梗死或上肢缺血。需注意小球囊逐级扩张，必要时需使用脑保护装置	☐
	支架覆盖椎动脉	如病变紧邻椎动脉开口，放置支架有可能覆盖椎动脉或斑块受挤压挡住椎动脉，导致部分患者出现缺血，建议紧邻开口病变预留导丝，如锁骨下动脉及椎动脉直径适合，可使用平行支架技术	☐
术后随访及用药	再狭窄	远期并发症，需定期随访，规律二级预防用药	☐
	心脑血管意外	SSS患者可能同时合并脑血管和冠状动脉病变，围手术期有一定心脑血管意外风险，围手术期注意合理应用抗血小板药物，避免血压过低，维持出入量平衡并适当镇痛	☐
	抗血小板治疗	长期应用抗血小板治疗，有助于维持支架通畅并降低围手术期及术后心脑血管意外发生率	☐
	随访	一般建议术后3个月、半年、每年进行门诊随访，评估靶血管血运情况	☐

（来志超　陈跃鑫）

第十一章 颈动脉瘤

颅外段颈动脉瘤较少见，占周围动脉瘤的2%。其中颈总动脉分叉处的动脉瘤最常见，其次为颈内动脉颅外段，颈外动脉瘤极少见。由于颈动脉瘤发病部位的特殊性，动脉瘤一旦破裂或动脉瘤内血栓脱落，将导致严重的神经系统并发症，甚至危及生命。

一、临床表现

颈动脉瘤的临床表现主要为：①颈部搏动性肿物。②压迫症状：随着瘤体增大，可压迫迷走神经和喉返神经、臂丛神经、交感神经、气道、食管等。③脑缺血症状：影响颅内血供时可出现头晕、头痛、视物模糊、复视、耳鸣、晕厥、偏瘫等。④破裂出血：颈动脉瘤破裂出血较少见，瘤体破向咽部可能造成快速窒息及猝死。

二、专科查体和辅助检查（颈动脉瘤入院收治自查清单，表11-1）

表11-1　颈动脉瘤入院收治自查清单

类别	项目	描述	完成情况
专科查体	外观	颈部有无抵抗，颈部有无包块，双侧颈静脉有无怒张，气管是否居中；是否存在霍纳征	□
	动脉搏动情况	双侧颈动脉搏动是否良好，患侧颈动脉是否有搏动性包块，双侧肱动脉、桡动脉、股动脉、胫后动脉、足背动脉搏动是否良好，四肢皮温情况	□
	听诊	听诊双侧颈动脉、锁骨下动脉区有无明显杂音，腹主动脉、股动脉有无明显杂音；听诊区域在双侧颈三角及锁骨上方区，部分患者可闻及收缩期杂音	□
实验室检查	一般实验室检查	血常规、肝肾功能、凝血功能、C反应蛋白	□
影像学检查	超声检查	最常用的无创检查方式，颈动脉超声可清晰地显示动脉瘤的大小、瘤壁结构、瘤腔内有无血栓等	□

类别	项目	描述	完成情况
影像学检查	头颈动脉CTA或磁共振血管成像（MRA）	判断动脉病变部位和累及范围，三维重建图像能明确动脉瘤与周围组织的毗邻关系，对手术方案制定有指导意义	□
	颈动脉数字减影血管造影（DSA）	作为一种有创检查，是诊断颈动脉瘤的金标准，可以提供直观的血管腔内的影像，多与颈动脉介入治疗同步进行	□

三、诊断及鉴别诊断

1. 诊断：颈部触及搏动性肿块，结合超声、CTA、MRA或颈动脉造影，可以很容易明确诊断。

2. 鉴别诊断：颈动脉瘤需与颈动脉体瘤、颈部神经鞘瘤、鳃裂囊肿、颈动脉迂曲相鉴别。颈动脉体瘤位于颈动脉分叉处，动脉造影可见颈内、颈外动脉呈杯口样分离，肿物血运丰富。颈部神经源性肿瘤包括神经鞘瘤和交感神经纤维瘤，动脉造影与颈动脉体瘤相似，但血供较颈动脉体瘤少。鳃裂囊肿来自第二鳃弓，位于动脉的浅表，一般不影响动脉形态及血供。颈动脉迂曲动脉造影可以明确。

四、治疗

颈动脉瘤如果不行手术治疗，70%可因瘤腔内血栓形成、栓塞造成脑供血不足，甚至脑梗死或者动脉瘤破裂导致大出血、窒息、死亡。因此颈动脉瘤非手术治疗预后不良。

颈动脉瘤的手术方式多种多样，主要包括以下几种：

（1）单纯颈动脉结扎术：仅适用于颈外动脉动脉瘤。

（2）动脉瘤缩缝术：仅适用于延伸入颅底的较大的梭形动脉瘤。

（3）动脉瘤外包裹术：适用于较小的动脉瘤。有助于防止瘤体的扩大。

（4）单纯瘤体切除术：适用于颈外动脉瘤，无需行血管重建。

（5）瘤体切除＋颈动脉端端吻合术：常见术式，用于颈动脉长度可行端端吻合的病例。

（6）瘤体切除＋颈动脉重建术：适用于瘤体切除后，颈动脉长度不足，难以施行端端吻合者。

（7）腔内介入治疗：栓塞技术处理假性动脉瘤效果良好，如果近远端锚定区充足，直径合适，可考虑覆膜支架技术。

（来志超　陈跃鑫）

第十二章　颈动脉体瘤

颈动脉体瘤（carotid body tumor，CBT）起源于颈动脉分叉的颈动脉体，是最常见的一种头颈部副神经节瘤（60%～70%），又称为化学感受器瘤。CBT是一种罕见病，确切的发病率尚不清楚，一项系统性回顾报道了2006—2016年中国治疗的CBT病例为1810例。男女皆可发病，但女性略高于男性（女：男比例约为1.5：1），发病年龄多集中在30～50岁，具有家族史的患者发病年龄更低，且30%患者可表现为双侧CBT。

一、病因和临床表现

1. 病因

（1）CBT具体病因和发病机制尚不清楚，慢性阻塞性肺疾病患者以及高原地区人群发病率较高，提示肿瘤发病可能与机体缺氧状态相关。

（2）部分患者具有家族遗传倾向（约10%），家族史阳性患者双侧患病率更高，发病年龄更低。

（3）大约40%的头颈部副神经节瘤患者存在基因突变，最常见的突变基因为琥珀酸脱氢酶家族（SDH-x），包括$SDHA$、$SDHB$、$SDHC$和$SDHD$。其中$SDHD$突变最常见，其与双侧发病、家族倾向和发病年龄低相关；$SDHB$突变少见，但可能与肿瘤恶变相关。散发病例也可能存在上述基因突变。

（4）多数CBT无儿茶酚胺分泌功能，极少数可能分泌儿茶酚胺，导致阵发性高血压、心悸、出汗、头晕等症状，若出现相应症状，应筛查血和尿儿茶酚胺。

（5）CBT多数为良性，4%～10%为恶性，肿瘤病理无法明确诊断恶性，恶性需明确有淋巴结或远处转移。值得注意的是，肿瘤转移可发生在术后长达十余年，因此有必要长期随访。

2. 临床表现：多数患者为无意中或查体时发现颈部无痛性肿块，通常生长缓慢，短时间内快速生长者，需怀疑恶变或瘤内变性。

（1）肿瘤较小时通常无明显症状，肿块增大可压迫或侵犯脑神经，导致相应症状，如压迫喉上神经或喉返神经可能出现声音嘶哑；压迫舌下神经可致伸舌偏斜；压迫舌咽神经和迷走神经可出现吞咽困难，饮水呛咳等；压迫交感链可出现同侧面部无汗、瞳孔缩小、眼球凹陷等霍纳综合征表现。压迫气管出现呼吸困难等。

（2）体积较大的肿瘤侵犯和包绕颈内动脉，可能出现脑缺血症状，包括头痛、头晕、晕厥和短暂性脑缺血发作等。

（3）其他非特异临床表现包括局部肿胀、局部疼痛、耳鸣等。

二、专科查体和辅助检查（CBT入院收治自查清单，表12-1）

表12-1 CBT入院收治自查清单

类别	项目	描述	完成情况
专科查体	肿块性质	肿块位置、大小、质地、上极高度、是否有压痛，肿块活动度（纵向不可活动，水平活动度一般，即Fontaine征），可触及颈动脉传导性搏动，30%~40%可闻及血管杂音	☐
	血管搏动	是否可触及血管传导性搏动，是否可闻及血管杂音	☐
	神经并发症	舌下神经压迫：伸舌偏向患侧；面神经压迫：患侧鼻唇沟变浅、口角低、额纹消失、鼓腮漏风；交感神经压迫：患侧面部无汗、瞳孔缩小、眼球凹陷、眼裂缩小、眼睑下垂（霍纳综合征）；副神经压迫：患侧耸肩不能，不能向病变对侧转头等	☐
实验室检查	一般实验室检查	血常规、尿常规、肝肾功能、凝血功能、血型、感染四项或输血八项、同型半胱氨酸	☐
	共病检查	血糖、血脂（总胆固醇、高密度脂蛋白胆固醇、低密度脂蛋白胆固醇、甘油三酯）、尿酸等	☐
	内分泌功能筛查	虽然多数CBT无功能，但仍有部分可能分泌儿茶酚胺，并且未必所有该类患者术前都有症状表现，因此筛查血儿茶酚胺［血浆3甲氧肾上腺素（NMN）、3甲氧去甲肾上腺素（NMN）］、24小时尿儿茶酚胺（肾上腺素、去甲肾上腺素、多巴胺）具有临床意义。对于功能性CBT，术前应充分药物准备，完善内分泌科会诊，以降低手术风险	☐

类别	项目	描述	完成情况
影像学检查	多普勒超声检查	多普勒超声是一种重要的无创检查手段，CBT在彩超上表现为：位于颈动脉分叉的椭圆形、类圆形或分叶状肿块，边界清晰，内部可见不规则无回声区域；颈动脉可被包绕，颈动脉分叉夹角增大；多普勒彩超可见丰富血流信号，血流信号可表现为簇状、杆状、分枝状或网状。颈动脉、椎动脉多普勒彩超可同时观察肿物性质和血管形态	□
	计算机体层血管成像（CTA）	头颈CTA是CBT术前评估的重要手段，分辨率高，检查速度快，可清晰显示肿瘤的形态、大小、位置及其与血管、骨质的关系。CT平扫表现为位于颈动脉分叉的软组织密度影，增强扫描动脉期明显强化，强化不均匀，肿瘤内部可见片状或块状低密度区；静脉期强化有所减低，但更均匀，与对比剂扩散更充分有关。特征性CT表现：肿瘤明显强化，位于颈动脉分叉，颈内、颈外动脉夹角增大（"金杯征"），颈动脉可被包绕	□
	磁共振（MRI）	MRI可清晰显示肿瘤形态和其与血管的关系，肿瘤在T1WI上为等信号或稍低信号，T2WI序列上表现为混合高信号。T2WI序列上，肿瘤内部血流流空信号和肿瘤实质高信号混合在一起，形成典型的"盐和胡椒征"表现	□
	数字减影血管造影（DSA）	DSA是CBT诊断的金标准，可见肿瘤位于颈动脉分叉，对比剂填充迅速且静脉回流速度快，提示肿瘤血管丰富、粗大。术前行DSA检查联合颈动脉球囊压迫试验，可有效评估颅内侧支循环的开放情况（大脑动脉环代偿），评估患者是否可耐受手术中阻断颈动脉，尤其对肿瘤体积大，术中可能需行动脉重建的患者意义重大	□

类别	项目	描述	完成情况
影像学检查	生长抑素受体显像和肾上腺素髓质显像（MIBG）	生长抑素受体显像对头颈部副神经节瘤定位灵敏度为89%～100%，优于MIBG，推荐用于多发性副神经节瘤、转移性副神经节瘤定位检查；MIBG推荐用于转移性副神经节瘤，^{123}I-MIBG显像敏感性优于^{131}I-MIBG，若^{123}I-MIBG显像阳性，则可尝试应用^{131}I-MIBG进行治疗	☐
	PET-CT	^{18}F-FDG-PET可用于转移性、多发性副神经节瘤的定位，研究显示对转移性副神经节瘤的诊治敏感性达到88%。对于体积巨大，或合并 *SDHB* 突变的肿瘤，建议全身影像学，包括FDG-PET检查，以除外转移	☐
	经颅多普勒超声（TCD）	TCD可有效评估颅内血流和侧支循环的开放情况，且无创、方便。对于肿瘤较大，术中存在阻断颈动脉可能的患者，该检查有重要意义	☐
	颞骨薄层扫描CT	部分CBT体积巨大，位置高，侵犯侧颅底，手术前需行颞骨薄层扫描CT评估肿瘤与颅底骨质的关系	☐
	听力学检查	部分CBT体积巨大，位置高，侵犯侧颅底，手术可能需磨除乳突，封闭外耳道，甚至破坏中耳结构，可能造成听力下降或丧失，术前需行纯音测听和鼓室图等检查充分评估听力状态	☐
	耳鼻咽喉镜检查	对于双侧CBT患者，或术前有声音嘶哑等症状的患者，有必要完善耳鼻咽喉镜检查，评估声带情况	☐

三、诊断、分型及鉴别诊断

1. 诊断与临床分型：CBT的诊断主要依赖于临床表现和影像学检查，颈部偶然发现的肿物，位于颈动脉分叉，查体提示典型的Fontaine征，影像学检查发现肿瘤位于颈动脉分叉，颈内、颈外动脉夹角增大，肿瘤血供丰富，包绕或不包绕颈动脉，据此

第十二章 颈动脉体瘤

可做出CBT临床诊断。确诊需根据手术病理，由于肿瘤血供丰富，应该避免穿刺活检。

目前临床上常采用梅奥诊所的Shamblin等于1971年提出的分型，根据肿瘤与颈动脉的关系将肿瘤分为三型（图12-1）：

Ⅰ型：肿瘤体积小，局限于颈动脉分叉，不包绕颈动脉，容易与血管剥离。

Ⅱ型：肿瘤体积较大，部分包绕颈动脉，与颈动脉粘连较多但尚可分开，术中可能用到临时性颈动脉转流。

Ⅲ型：肿瘤完全包绕颈动脉，体积大，侵犯血管壁，难以与动脉剥离，术中经常需将受累的颈内动脉或颈动脉分叉一并切除，并重建颈内动脉以保证大脑血供。

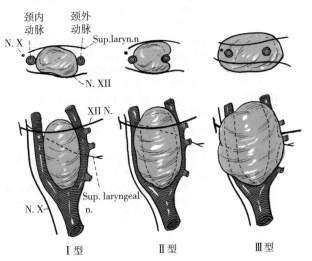

图12-1 颈动脉体瘤Shamblin分型

[引自Power AH, et al. J Vasc Surg, 2012, 56（4）: 979-989.]

2. 鉴别诊断: CBT需与以下颈部肿物进行鉴别诊断（表12-2）。

表12-2 需与CBT鉴别的颈部肿物

疾病	鉴别要点
其他头颈部副神经节瘤（paraganglioma，PGL）	主要包括迷走神经PGL、颈静脉球瘤、鼓膜旁PGL，其与CBT在组织病理和影像学强化程度相似，鉴别要点依据其解剖位置。迷走神经PGL可沿迷走神经分布，向上可至颅底，其通常位于颈动脉分叉后方，可将颈外动脉和颈内动脉整体向前推移，而不会出现颈动脉分叉夹角增大（"金杯征"）。颈静脉球瘤以颈静脉孔为中心生长，可压迫经颈静脉孔出颅的脑神经（Ⅸ～Ⅺ），造成相应症状（颈静脉孔综合征），同时可侵蚀颅底骨质，CT可见虫蚀征。鼓膜旁PGL在CT上表现为鼓室岬的小肿物，可导致搏动性耳鸣，部分可出现传导性聋
颈动脉瘤	包括真性动脉瘤和假性动脉瘤，均可表现为搏动性肿物，且CT增强扫描强化明显。鉴别要点：瘤体强化均匀，强化程度与颈动脉一致，且无典型颈动脉分叉夹角增大表现
神经源性肿瘤	神经鞘瘤最常见，影像学表现为沿神经长轴生长的梭形肿块，强化程度不及CBT，通常位于颈动脉分叉后方，通常不会引起颈内、颈外动脉夹角增大
肿大淋巴结	淋巴结肿大通常包括转移癌、炎症反应性增生、淋巴瘤等，结合患者肿瘤患病史、感染发热史及其他体表淋巴结检查有助于鉴别。多普勒彩超见淋巴结结构，也有助于鉴别。此外，肿大淋巴结多不包绕颈动脉，且不会增大颈动脉分叉夹角

四、治疗

1. **手术治疗**：手术切除是CBT主要治疗方法，由于肿瘤富于血供、位置特殊、解剖关系复杂，手术难度较大，部分患者需进行颈动脉的切除和重建，以及切除乳突等，进一步增加了手术风险和难度。

2. **放射治疗**：肿瘤对放射治疗敏感性不佳。对术后残留、局部淋巴结转移或无法切除的患者，放射治疗可控制肿瘤生长。对于骨转移疼痛明显的患者，局部放射治疗可有效缓解症状。不推荐术前放射治疗，可能增加手术难度。

3. 化学治疗：肿瘤对化学治疗敏感性差，通常应用于全身转移的患者，常用的方案包括多柔比星＋环磷酰胺＋达卡巴嗪＋长春新碱联合方案，但治疗反应性差，多达67%的患者疾病进展。

4. 其他治疗：^{123}I-MIBG显影阳性的患者，若出现多发转移，可能从^{131}I-MIBG治疗中获益；对于功能性CBT，奥曲肽可能对于缓解儿茶酚胺相关症状有帮助。

五、CBT手术及围手术期管理要点

1. CBT手术切除围手术期管理要点
见表12-3。

表12-3　CBT开放手术围手术期管理自查清单

类别	项目	描述	完成情况
手术指征	适应证	早期手术可降低手术风险和并发症，建议诊断CBT的患者尽早接受手术。存在压迫症状，或肿瘤体积大、包绕血管等情况，应尽早切除。对于无症状、肿瘤体积小、高度不超过下颌角、无血管包裹粘连的患者，也可选择密切观察随访，若肿瘤继续增大，或出现症状，则应手术切除	☐
	禁忌证	严重心肺疾病，全身情况不能耐受手术；肿瘤已发生多发转移；肿瘤解剖复杂，合并对侧颈动脉严重狭窄，或颅内侧支循环未开放等，术后卒中风险高，应视为相对禁忌	☐
术前准备	术前化验	血常规、尿常规、肝肾功能、凝血功能、血型、感染四项或输血八项、同型半胱氨酸等	☐
	心肺评估	评估心肺功能，鼓励患者戒烟和术前呼吸功能锻炼	☐
	术前影像	彩超、CTA、MRI、DSA、颞骨薄层扫描CT（必要时）、耳鼻咽喉镜、听力学检查（必要时）	☐
	桥血管评估	如使用大隐静脉作为搭桥材料，术前大隐静脉彩超评估大隐静脉直径以及通畅情况	☐

类别	项目	描述	完成情况
术前准备	颅内循环评估	如肿瘤较大，解剖较复杂，术中可能需阻断颈动脉，甚至行颈动脉切除＋重建，则术前需充分评估颅内侧支循环开放情况，评估方法包括颈动脉球囊阻断试验、Matas压颈试验和经颅多普勒超声（TCD）等	□
	预防感染	术前0.5～2小时使用抗生素预防性抗感染，若手术时间长，术中可追加抗生素预防性抗感染	□
	手术备血	预计出血较多，可选择性备红细胞或血浆	□
	手术体位	患者仰卧位，头偏向健侧	□
	麻醉方式	全身麻醉	□
手术并发症告知	心脑血管意外	颈动脉体瘤与颈动脉窦关系密切，手术可能造成严重血压、心率波动，出现心律失常、心肌梗死、脑梗死等；术中可能阻断颈动脉、动脉痉挛、吻合口血栓等，均可造成脑梗死	□
	出血风险	CBT血供丰富，与颈动脉关系密切，手术出血风险大，出血量较大时，可能需要输血。围手术期也存在脑出血、消化道出血等风险	□
	血管损伤	CBT若严重包绕颈动脉，可能损伤颈内动脉，颈内动脉损伤后需行动脉修补术、成形术，应用自体静脉（多用大隐静脉）或人工血管进行动脉重建。若术中探查发现远端无流出道，或血管质量差，可能无法重建颈内动脉，而不得不结扎，结扎颈内动脉出现脑梗死、偏瘫风险很高。术中可能需结扎颈外动脉，可能造成面部皮肤或外耳缺血，甚至坏死。术中可能结扎颈内静脉，造成术后面部水肿，颅内血液回流障碍，造成颅内高压、脑疝等	□
	神经损伤	CBT周围神经丰富，损伤神经难以避免，可累及的神经包括面神经、迷走神经、舌咽神经、舌下神经、交感神经等，少数可累及副神经，出现相应的神经功能缺陷。多数神经损伤与术中牵拉和术后水肿压迫有关，可逐渐恢复。但部分肿瘤严重侵犯包裹神经，难以分离保护，可能需切断神经，造成神经功能的永久缺失	□

第十二章　颈动脉体瘤

类别	项目	描述	完成情况
手术并发症告知	高位肿瘤手术风险	位置较高，延伸到颅底的CBT，手术可能需打开外耳道、磨除乳突等，可能造成听力丧失、脑脊液漏等	☐
	桥血管并发症	桥血管堵塞、血栓形成、再狭窄等，吻合口假性动脉瘤形成、吻合口血栓形成等，可造成脑缺血；若行颈内动脉重建，术后需抗血小板治疗，可能存在消化道出血、脑出血等风险；人工血管移植物可能出现感染。以上，均可能需二次手术	☐
	颈部血肿	颈部软组织疏松，术后应用抗凝和抗血小板等药物，可能造成颈部血肿，压迫气道造成窒息，需紧急手术切开气管等	☐
术后用药与随访	神经症状治疗	多数患者术后可能出现暂时性神经功能缺陷，可予以营养神经药物进行治疗。注意评估和观察神经症状的表现，监测症状的变化	☐
	抗凝和抗血小板治疗	颈动脉重建患者术后应给抗血小板治疗，有助于维持桥血管通畅。人工血管搭桥的患者围手术期可能需静脉泵入肝素抗凝	☐
	脱水治疗	由于术中存在颈动脉的阻断和开放，部分患者术中结扎颈内静脉等，部分患者术后可能出现颅内高压、头痛、恶心等症状，可予甘露醇或甘油果糖脱水降颅压治疗	☐
	其他治疗	术后血压和心率波动较大者，需口服药物控制，必要时需要静脉泵入药物维持血流动力学稳定	☐
	伤口拆线	手术切口2～3天换药，颈部切口多于术后1周拆线	☐
	术后随访	一般建议术后1个月、3个月、半年、每年进行门诊随访，复查颈部彩超、CT等关注是否复发；血管重建患者，应行颈部CTA观察桥血管通畅度。功能性CBT患者，术后应监测血压、心率、血和尿儿茶酚胺指标变化	☐

第十二章　颈动脉体瘤

2. CBT手术要点

（1）麻醉方式和手术体位：手术通常在全身麻醉下进行，患者取平卧位，颈部过伸，头偏向健侧。

（2）手术切口：胸锁乳突肌前缘切口，以颈动脉分叉为中心，切口向下可延伸至胸锁关节，向上可延长至乳突。对于侵犯侧颅底的肿瘤，切口需进一步延长至耳后，可能需切除二腹肌、茎突或部分磨除乳突。切开下颌骨或下颌关节脱位法亦有助于暴露部分位置较高的肿瘤。

（3）手术步骤要点

- 暴露肿瘤：沿胸锁乳突肌前缘切口切开皮肤，分离皮下组织和颈阔肌，显露颈动脉鞘和瘤体。剪开颈动脉鞘，小心分离颈内静脉和后外侧的迷走神经。仔细游离位于肿瘤浅表上方的舌下神经。分离周围组织后，可见到位于颈动脉分叉处的瘤体，瘤体可不同程度包绕颈动脉，表面覆盖丰富的薄壁血管。

- 肿瘤切除：颈总动脉、颈内动脉套管控制，沿颈动脉外膜下逐步分离和结扎肿瘤滋养血管，将肿瘤与动脉分离，最后处理颈动脉分叉处。术中若出血较多，肿瘤与颈外动脉粘连紧密，则可结扎颈外动脉，可减少肿瘤体积和出血量。术中若难以将肿瘤与颈内动脉分离，不得不将颈内动脉或颈动脉分叉一并切除，切除后需重建颈内动脉以保证脑供血。

- 颈内动脉重建：若颈内动脉损伤破口较小，可采取缝补或补片成形术，若颈内动脉缺失较大，则需行动脉重建。重建方式主要包括血管移植、颈内-颈外动脉吻合以及颈内-颈总动脉吻合术。血管移植的材料多选择自体大隐静脉，术中先阻断颈总动脉，将大隐静脉远心端与颈总动脉行端侧吻合，开放阻断恢复血流，再将颈内动脉远心端切断，大隐静脉近心端与颈内动脉行端端吻合，最后将肿瘤以及受累的颈动脉一并切除。若大隐静脉不可取，可应用其他自体静脉或口径吻合的人工血管材料。颈内-颈总动脉吻合术适用于切除分叉后，颈内动脉远端有足够长度进行吻合，需保证吻合口无张力。颈内-颈外动脉吻合术适用于颈外动脉能完整保留的患者，颈内动脉远心端与颈外动脉近心端行端端吻合，颈外动脉远心端结扎。术中阻断血管需全身肝素化，以预防血栓形成。

- 颈内动脉结扎：对于高位CBT，若缺乏远端流出道，或远端颈内动脉无法暴露，则可能行颈内动脉结扎，但具有较高脑缺血卒中风险，需谨慎应用。

● 转流管的使用可保证术中颅脑的灌注，同时可使术中操作更加从容。

（4）腔内技术应用：术前栓塞可能缩小肿瘤体积，减少出血量，但文献报道其减少术后并发症的效果存在争议。颈外动脉覆膜支架可隔绝肿瘤血供，与术前栓塞具有异曲同工之处，但目前应用较少。颈内动脉覆膜支架可加强血管壁，降低术中颈内动脉损伤概率，若颈内动脉损伤，覆膜支架可充当桥血管，无需再单独搭桥，具有潜在应用价值，但需进一步研究。

（顾光超　郑月宏）

第十三章　胸主动脉瘤及胸腹主动脉瘤

胸主动脉瘤（thoracic aortic aneurysm，TAA）指胸主动脉段（包括主动脉根部、升主动脉、主动脉弓和降主动脉）扩张或膨大的一种疾病。当动脉瘤同时累及胸主动脉及腹主动脉时，被称为胸腹主动脉瘤（thoracoabdominal aortic aneurysm，TAAA）。

一、病因和临床表现

TAA的病因包括动脉粥样硬化、感染、创伤等。研究表明，遗传因素在TAA的发病中占据重要地位，约20%的TAA患者具有阳性家族史（包括结缔组织病如马方综合征、勒斯-迪茨综合征、埃勒斯-当洛综合征等）。目前已发现 *ACTA2*、*COL3A1*、*FBN1* 等近30种遗传性TAA风险基因。

TAAA的病因与腹主动脉瘤（abdominal aortic aneurysm，AAA）类似，以动脉粥样硬化为主。常见的动脉粥样硬化危险因素包括高龄、高血压、高脂血症、吸烟、高同型半胱氨酸血症、慢性阻塞性肺疾病等。

大部分TAA、TAAA早期无明显临床表现，直到破裂或夹层等主动脉事件发生，此时可有极高的致死致残率。症状性TAA、TAAA的临床表现一般不典型，可包括胸背痛、腹痛、肋部痛等。当瘤体增大出现压迫时，可表现为吞咽困难（压迫食管）、气喘咳嗽（压迫气道）、声音嘶哑（压迫喉返神经）等。

二、专科查体和辅助检查（TAA/TAAA入院收治自查清单，表13-1）

表 13-1　TAA/TAAA入院收治自查清单

类别	项目	描述	完成情况
病史询问	临床表现	胸背痛、腹痛、吞咽困难、气喘咳嗽、声音嘶哑等	□
	危险因素	高血压、高脂血症、吸烟、慢性阻塞性肺疾病、梅毒等	□
	既往史	主动脉修复史、胸部外伤史、免疫相关疾病（如大动脉炎、贝赫切特综合征）等	□
	家族史	马方综合征、勒斯-迪茨综合征、埃勒斯-当洛综合征、主动脉瘤/夹层等	□

类别	项目	描述	完成情况
专科查体	视诊	颈部、胸部、腹部及其他部位有无包块，有无颈静脉怒张等；患者躯干、四肢、关节、皮肤等是否有结缔组织病表现	☐
	触诊	颈部、胸部、腹部包块是否为搏动性，有无触痛；双侧股动脉和足背、胫后动脉搏动（判断腔内介入治疗入路情况）	☐
	听诊	心脏听诊，明确是否有心脏瓣膜等病变	☐
实验室检查	一般实验室检查	血常规、肝肾功能、凝血功能、C反应蛋白、红细胞沉降率、降钙素原、同型半胱氨酸等	☐
	共病检查	血糖、血脂（总胆固醇、高密度脂蛋白胆固醇、低密度脂蛋白胆固醇、甘油三酯）	☐
	血培养	对于发热的患者，有助于明确病原体类型	☐
影像学检查	胸片	对主动脉瘤进行初筛，可同时初步判断是否存在主动脉钙化、纵隔增宽等病变	☐
	主动脉CT血管成像（CTA）	最常用的无创诊断方式，判断动脉病变部位和程度，指导TAA/TAAA的诊断、治疗与随访	☐
	磁共振血管成像（MRA）或经食管超声心动图（TEE）	可用于判断病变部位，但存在一定局限性	☐
	血管内超声（IVUS）	是腔内介入治疗的重要辅助工具，可用于明确血栓、钙化等，可减少对比剂用量及放射线剂量	☐
	数字减影血管造影（DSA）	作为一种有创检查，是诊断TAA/TAAA的金标准，可以提供直观的血管腔内的影像，多与腔内介入治疗同步进行	☐
其他检查	基因检测	明确是否携带疾病易感基因	☐

三、诊断及鉴别诊断

1. 诊断和分型：结合患者相关的危险因素如高血压、高脂血症、性别、年龄、吸烟史等，通过体格检查和影像学检查可以明确诊断。TAA根据是否具有遗传因素可分为遗传性TAA和散发性TAA；根据动脉瘤受累节段，可划分为主动脉根部动脉瘤、升主动脉瘤、主动脉弓动脉瘤和胸降主动脉瘤。针对TAAA，目前临床上普遍采用Crawford分型（表13-2）。

表13-2　TAAA Crawford分型

分型	受累范围
Ⅰ型	累及锁骨下动脉至腹主动脉上段
Ⅱ型	由左锁骨下动脉至主动脉分叉部（累及范围最广）
Ⅲ型	累及远端胸主动脉（第6肋以下）并延伸至主动脉分叉
Ⅳ型	上至膈水平的胸主动脉，下至腹主动脉分叉
Ⅴ型	由远端胸主动脉（第6肋以下）延伸至肾动脉上方

2. 鉴别诊断：包括临床症状的鉴别诊断和病因的鉴别诊断（表13-3、表13-4）。

表13-3　TAA/TAAA临床症状的鉴别诊断

疾病类型	临床表现	鉴别手段
心绞痛	由于冠状动脉供血不足，可引起心肌暂时缺血、缺氧，产生与TAA/TAAA类似的胸痛症状	冠脉CT或造影等有助于鉴别
急性心肌梗死	由于冠状动脉出现急性阻塞，导致心肌缺血而出现坏死。当TAA/TAAA出现破裂等急性主动脉事件时，可与之相混淆	主动脉CTA、心肌标志物、心电图等有助于鉴别

表13-4　TAA/TAAA的病因鉴别诊断

疾病类型	临床特点	病因与发病机制
动脉粥样硬化性TAA/TAAA	为TAA/TAAA发病的主要类型，患者多合并动脉粥样硬化的危险因素，如高龄、高血压、高脂血症等	动脉粥样硬化导致主动脉中膜囊性退行性变，弹性纤维断裂，主动脉壁薄弱

疾病类型	临床特点	病因与发病机制
马方综合征	主要表现为心脏主动脉根部瘤样扩张，同时可合并四肢细长、脊柱畸形、胸骨畸形等	马方综合征是一种常染色体显性遗传性结缔组织病，主要是人体内编码原纤蛋白-1的 *FBN-1* 基因突变，导致细胞外基质降解
勒斯-迪茨综合征	临床表现与马方综合征类似，主要表现为"主动脉瘤-眼距增宽-悬雍垂裂"三联征	勒斯-迪茨综合征患者存在TGF-β受体1、2突变，可用于疾病确诊和分型
埃勒斯-当洛综合征	又称皮肤弹性过度综合征，表现为血管脆性增加、皮肤及关节过度伸展、组织易损伤等	患者体内编码Ⅲ型胶原的 *COL3A1* 基因存在缺陷
大动脉炎	一种T细胞介导的血管炎，具有头臂动脉、主-肾动脉等多种分型，可引起不同部位的动脉狭窄、闭塞，也可导致动脉瘤	T细胞介导的炎症反应，可影响外膜及其内侧的滋养血管，导致动脉壁破坏，形成动脉瘤
贝赫切特综合征	一种系统性血管炎，其所致TAA/TAAA多为假性动脉瘤，且反复多发，患者多合并口腔、外阴溃疡等表现	血管炎引起血管中层弹性纤维破裂，同时合并动脉滋养血管损伤，导致血管营养供应障碍，加剧假性动脉瘤形成

四、治疗

TAA/TAAA患者应该接受基于指南理念的全面治疗方案。要点如下：

1. 危险因素控制

（1）降压治疗、控制心率：尽量保持血压≤120/80mmHg，成人静息心率＜60次/分。

（2）他汀类药物控制血脂：尽量控制低密度脂蛋白胆固醇＜1.82mmol/L。

（3）戒烟。

（4）对于马方综合征患者，可服用β受体阻滞剂和/或血管紧张素Ⅱ受体拮抗剂。对于勒斯-迪茨综合征患者，早期给予单药或联合用药治疗，有助于改善预后。

2. 外科干预

（1）手术方式分为介入手术、开放手术以及杂交手术。

（2）手术适应证（参考2022 ACC/AHA主动脉疾病诊断和管理指南）

1）主动脉根部和升主动脉瘤：①对于症状性主动脉根部和升主动脉动脉瘤患者，外科手术是必要的。②对于最大直径≥5.5cm的无症状主动脉根部或升主动脉动脉瘤患者，外科手术是必要的。③若主动脉根部或升主动脉动脉瘤直径＜5.5cm，但连续2年扩张速率≥0.3cm/年或1年内扩张≥0.5cm的患者，外科手术是必要的。

2）主动脉弓动脉瘤：①对于中低手术风险的症状性主动脉弓动脉瘤患者，推荐外科开放置换手术。②对于低手术风险的症状性主动脉弓动脉瘤患者，在主动脉弓直径≥5.5cm时，实施开放置换手术是合理的。③对于开放手术风险高，无症状但符合干预标准的主动脉弓动脉瘤患者，可考虑杂交或腔内手术。

3）胸降主动脉瘤：①对于完整胸降主动脉瘤，直径≥5.5cm，推荐手术修复。②对于有破裂风险的完整胸降主动脉瘤，直径＜5.5cm，也可考虑手术修复。③对于没有马方综合征、勒斯-迪茨综合征或埃勒斯-当洛综合征的胸降主动脉瘤患者，若符合干预标准且解剖结构适宜腔内修复，推荐TEVAR优于开放手术。

4）胸腹主动脉瘤：①对于完整退行性TAAA患者，直径≥6.0cm，推荐进行修复。②对于完整退行性TAAA患者，若有破裂风险增加等相关特征，当直径＜5.5cm时，也可考虑进行修复。③对于需要干预的破裂TAAA患者，推荐行开放手术。④对于需要干预的破裂TAAA患者，若血流动力学稳定，且血管中心具有丰富腔内诊治经验及合适的内移植物，可考虑腔内修复术。⑤对于合并马方综合征、勒斯-迪茨综合征或埃勒斯-当洛综合征的完整TAAA患者，若需要干预，推荐开放手术优于腔内修复。⑥对于解剖结构适宜的完整退行性TAAA患者，若血管中心具有丰富的腔内诊治经验及合适的内移植物，可考虑采用开窗和/或分支腔内修复术。

3. TAA/TAAA综合治疗流程

见图13-1及图13-2。

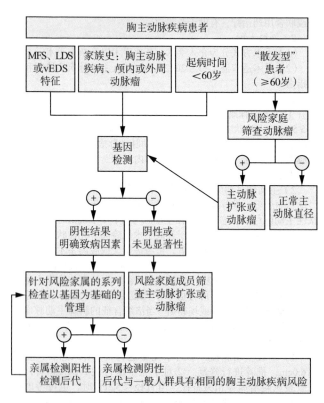

图 13-1　胸主动脉疾病患者评估及基因检测流程

注：MFS.马方综合征；LDS.洛伊迪茨综合征；vEDS.血管型埃勒斯－当洛综合征。

（引自 2022 ACC/AHA Guideline for the Diagnosis and Management of Aortic Disease.）

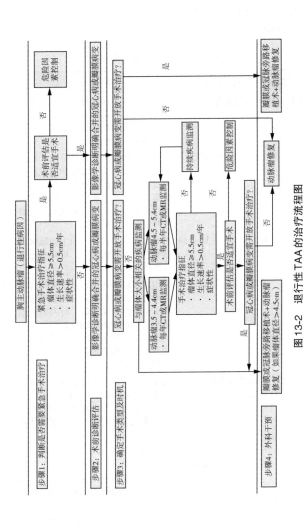

图 13-2 退行性 TAA 的治疗流程图

（引自 2010 ACCF/AHA/AATS/ACR/ASA/SCA/SCAI/SIR/STS/SVM Guidelines for the Diagnosis and Management of Patients With Thoracic Aortic Disease.）

五、常用 TAA/TAAA 手术及围手术期管理要点

1. 常用 TAA/TAAA 术式

见表 13-5。

表 13-5　常见 TAA/TAAA 修复术式

手术类型	术式名称	术式特点
开放手术	Debakey 术式	近端采用人工血管进行降主动脉端侧的吻合，不阻断主动脉，并可在不阻断内脏动脉供血的情况下直接进行内脏动脉吻合术
	Crawford 改良术式	采用补片吻合内脏动脉分支，单次阻断，依次完成主动脉和内脏动脉分支补片吻合后恢复主动脉及内脏血运。简化手术操作，缩短手术及术中内脏缺血时间，降低术中出血等并发症的发生
	片状吻合修复肋间动脉	将带有肋间动脉开口的主动脉壁片状吻合至人工血管上，可减少吻合口数量
	胸腹主动脉置换术	采用胸腹联合切口，依次显露胸主动脉、腹主动脉、左侧股动脉，人工血管准备完毕后，行左侧髂动脉吻合，再行降主动脉近端与四分支血管主血管端端吻合，依次重建肋间动脉、腹腔脏器血管，最后行右侧髂动脉吻合
介入手术	定制/成品支架腔内修复术	利用目前市场上现有的或公司定制支架，进行动脉瘤腔内修复。缺陷在于目前符合国人血管解剖结构的多分支成品支架较少，定制支架周期较长
	开窗支架主动脉瘤腔内修复术（FEVAR）	包括原位开窗和体外开窗两种技术。通过在主动脉覆膜支架上开孔来达到重建内脏血管和增加支架近端锚定区域的目的，目前国内仍以医师自制支架为主
	分支支架主动脉瘤腔内修复术（BEVAR）	包括外分支支架和内分支支架。通过在主体支架上附加额外覆膜小支架，可起到重建内脏动脉分支的作用

手术类型	术式名称	术式特点
介入手术	平行支架技术（PG）	包括烟囱支架技术、潜望镜技术和八爪鱼技术等。通过将主体支架覆盖重要内脏动脉后，在主动脉及支架主体之间植入与主体支架平行的覆膜支架，并使其远端定位在内脏动脉内
杂交手术	全弓置换联合支架冰冻象鼻手术	在胸骨正中切口下将血管内象鼻支架通过主动脉弓顺行置入降主动脉中完成一期修复，是传统象鼻手术的替代性治疗
	去分支技术	应用外科开放手术方法重建腹腔内脏动脉血运，并联合主动脉瘤腔内修复，可用于治疗弓部主动脉瘤及胸腹主动脉瘤

2. 开放手术围手术期管理要点（以改良 Crawford 术式为例）

见表 13-6。

表 13-6　围手术期管理要点自查清单

类别	项目	描述	完成情况
手术指征	适应证	诊断明确的 TAA/TAAA，解剖结构不适宜进行腔内介入治疗	□
	禁忌证	全身情况不能耐受手术，活动性出血等抗凝、抗血小板禁忌等	□
术前准备	抗血小板治疗	单抗如血小板如阿司匹林100mg qd口服至少一周，双抗血小板增加出血风险需谨慎选择	□
	心肺评估	评估心肺功能，鼓励患者戒烟和术前呼吸功能锻炼	□
	术前影像	彩超、CTA、MRA或DSA	□
	人工血管准备	提前准备术中所需人工血管	□
	预防感染	术前0.5～2小时单次抗生素预防性抗感染	□
	备血	预计出血较多，可选择性备红细胞或血浆	□

续 表

类别	项目	描述	完成情况
术前准备	手术体位准备	右侧45°侧卧位	□
	麻醉方式	全身麻醉	□
	其他准备	常规放置胃管、尿管、心电监护装置、桡动脉置管、中心静脉置管、血氧饱和度监测、动脉血气分析	
并发症告知、预防及处理	脊髓缺血/截瘫	可通过脑脊液引流、全身低温、避免围手术期低血压等来减低并发症发生风险	□
	肾缺血/肾衰竭	与术中阻断肾血流所致缺血再灌注以及阻断时间长短相关	□
	吻合口相关并发症	多为远期发生，与吻合技术相关。术中需注意吻合角度与吻合口张力	□
	出血并发症	包括脑出血、消化道出血等。应充分评估出血风险，注意控制血压、加用抗酸药	□
	心脑血管意外	患者可能同时合并脑血管和冠状动脉病变，围手术期发生心脑血管意外风险较高，围手术期注意合理应用抗血小板药物，避免血压过低，维持出入量平衡并适当镇痛	□
术后随访与用药	抗凝治疗	术后及时应用抗凝治疗对维持桥血管通畅有重要意义。多选择持续静脉肝素泵入，维持APTT基础值的1.5～2.5倍。也可选择低分子量肝素皮下注射或直接口服抗凝药物等其他抗凝方法	□
	抗血小板治疗	长期应用抗血小板治疗，有助于维持人工血管通畅并降低围手术期及术后心脑血管意外发生率	□
	伤口拆线	视伤口恢复情况拆线	□
	随访	一般建议术后3个月、半年、每年进行门诊随访，评估血运情况	□

3. 开放手术要点（以改良 Crawford 术式为例）

（1）显露胸腹主动脉：联合胸腹部切口并切断肋弓，去除左侧第5、6肋开胸，将脾、胰腺、肠管、左肾推至一侧，充分暴露胸降主动脉、腹主动脉及双侧髂动脉。

（2）全身肝素化。

（3）血管吻合：①人工血管与股动脉行端侧吻合，然后再将其上端与胸主动脉行端端吻合；②部分侧壁阻断人工血管并剪出椭圆形开口以备与诸血管开口处吻合；③完全阻断动脉下方髂内外动脉或股动脉，电刀切开动脉瘤，去除附壁血栓并行内膜剥脱术，肝素盐水冲洗管腔；④将人工血管侧壁与各内脏分支血管开口吻合。

4. 介入手术围手术期管理要点

见表13-7。

表13-7 介入手术围手术期管理要点

类别	项目	描述	完成情况
手术指征	适应证	诊断明确的TAA/TAAA，解剖结构适宜进行腔内介入治疗	□
	禁忌证	活动性出血等抗凝、抗血小板禁忌，对比剂过敏	□
术前准备	抗血小板治疗	单药抗血小板治疗如阿司匹林100mg qd 口服至少1周，部分情况下如考虑应用载药器械应考虑术前应用双联抗血小板治疗	□
	心肺评估	评估心肺功能，鼓励患者戒烟和术前呼吸功能锻炼	□
	术前影像	彩超、CTA、MRA或DSA	□
	备皮	术前腹股沟备皮	□
	手术体位准备	患者仰卧位	□
	麻醉方式	大部分为局部麻醉，不耐受长时间平卧患者可考虑区域神经阻滞麻醉或全身麻醉	□
并发症告知、预防及处理	内漏	内漏是腔内介入治疗的一大并发症，以Ⅱ型内漏最常见，发生率取决于医师操作水平、器材选择和直径大小	
	脊髓缺血/截瘫	脊髓缺血的危险因素包括动脉瘤范围、是否存在围手术期低血压、既往开放手术修复等，肋间动脉和侧支血管的缺失、手术时长也是潜在影响因素	□
	肾缺血/肾衰竭	肾对缺血的耐受时间较短，阻断肾血流的时间长短及缺血再灌注损伤，与术中、术后肾功能损伤关系密切	□

类别	项目	描述	完成情况
并发症告知、预防及处理	术后靶血管再狭窄	术后靶血管通畅率与病变性质、长度、部位、动脉硬化程度、手术方案等相关，需提前告知患者	□
	穿刺点并发症	穿刺点出血、血肿、动静脉瘘、假性动脉瘤、闭塞、夹层等风险。应正确选择穿刺部位，选择适合方法封闭穿刺点，术后严密观察穿刺点情况	□
	出血并发症	包括脑出血、消化道出血等。应充分评估出血风险，注意控制血压、加用抗酸药	□
	心脑血管意外	患者可能同时合并脑血管和冠状动脉病变，围手术期发生心脑血管意外风险较高，围手术期注意合理应用抗血小板药物，避免血压过低，维持出入量平衡并适当镇痛	□
术后随访与用药	抗血小板治疗	长期应用抗血小板治疗，有助于维持桥血管通畅并降低围手术期及术后心脑血管意外发生率	□
	危险因素控制用药	戒烟，控制血压、血糖及血脂对改善患者预后，以及提高靶血管通畅率有着重要意义	□
	随访	一般建议术后3个月、半年、每年进行门诊随访，评估靶血管血运情况	□

5. 介入手术要点（以开窗支架主动脉瘤腔内修复术为例）

（1）穿刺股总动脉，预置缝合器。

（2）全身肝素化。

（3）造影评估病变情况。

（4）开窗：依据术前测量数据可行原位开窗或体外开窗。

（5）处理病变：导丝、导管配合分别选入对应内脏分支动脉，依次释放支架。结束造影时应多角度评估是否存在内漏、夹层等。

（6）封闭穿刺点：根据操作中应用的最大的外鞘直径选用合适的穿刺点止血方式。目前方式有直接压迫、血管闭合器、血管封堵器、血管缝合器等。外加压包扎。

（吴亮霖　陈跃鑫）

第十四章　腹主动脉瘤

腹主动脉瘤（abdominal aortic aneurysm，AAA）指腹主动脉管壁全层局限性扩张≥正常血管直径的50%。腹主动脉瘤常会累及一侧或双侧髂总动脉，累及髂外动脉相对少见。超过90%的腹主动脉瘤为肾动脉水平以下病变，本章主要介绍肾下腹主动脉瘤。

一、病因和临床表现

1. 病因：主动脉中层发生退行性变后扩张形成动脉瘤，其发病机制较为复杂，与动脉粥样硬化、遗传易感性、各种蛋白酶的相互作用、先天性病变、炎症及感染性因素等诸多方面相关。

2. 临床表现：早期AAA大多发病隐匿，无明显症状与体征，为无症状性腹主动脉瘤，多在体检时偶然发现或查体时发现腹部搏动性包块。

腹部无痛搏动性包块是腹主动脉瘤患者查体最常见的体征，通常可在脐周或上、中腹部触及与心跳节律一致的搏动性包块，瘤体较大时可扪及细震颤或闻及收缩期杂音。

AAA引起的一系列的临床表现中，疼痛最为常见，主要为腹部、腰背部疼痛，性质不一，多为钝痛，可持续数小时甚至数日，一般不随体位或运动而改变。腹、背部突发的剧烈疼痛或疼痛突然加剧时常提示腹主动脉瘤即将破裂或发生瘤内夹层可能。炎性或感染性腹主动脉瘤常有慢性腰腹部隐痛或钝痛症状，感染性腹主动脉瘤还可合并有发热表现。如突发下肢疼痛凉麻等急性肢体缺血症状，应排查腹主动脉瘤瘤腔内附壁血栓或硬化斑块碎片脱落可能。

AAA瘤体较大者可引起腹腔内脏器压迫症状，其中胃肠道压迫症状最为常见，轻者表现为腹胀、呕吐或排便不适等消化道症状，重者引起肠梗阻，严重时可局部侵蚀形成如十二指肠瘘等导致消化道大出血；下腔静脉受压者可表现为下肢肿胀等下肢静脉高压症状，严重者破入下腔静脉形成内瘘，出现腹主动脉-下腔静脉瘘导致急性心力衰竭；偶有压迫尿道的情况，可导致输尿管梗阻、肾积水等症状。

AAA破裂是其最严重的并发症，突发剧烈腹、背部疼痛和严重的低血压高度提示AAA破裂，破裂后血液常局限于后腹膜形成腹膜后血肿，继而破向腹腔，患者常迅速发生失血性休克而死亡。慢性破裂者血压下降不会太快，双侧腹壁可以出现皮下瘀斑（Grey-Turner征），并向会阴部蔓延，出血局限者还可出现低热、心率加快等继发感染症状。

二、专科查体和辅助检查（AAA入院收治自查清单，表14-1）

表14-1　腹主动脉瘤收治自查清单

类别	项目	描述	完成情况
专科查体	触诊	脐周及左上腹可触及膨胀性搏动性肿物，搏动与心跳节律一致，瘤体较大时可扪及细震颤。检查双侧股动脉和足背胫后动脉搏动（判断腔内介入治疗入路情况）	☐
实验室检查	一般实验室检查	血常规、肝肾功能、凝血功能、输血八项、尿常规、便常规＋隐血等	☐
	共病检查	血糖、血脂（总胆固醇、高密度脂蛋白胆固醇、低密度脂蛋白胆固醇、甘油三酯）、C反应蛋白、红细胞沉降率、血培养	☐
	心肺功能评估	动脉血气分析、心肌酶谱	☐
影像学检查	十二导联心电图/超声心动图	术前心功能评估	☐
	胸部正侧位X线片	术前肺功能评估	☐
	彩色多普勒超声	腹主动脉彩超可显示瘤体大小、有无附壁斑块及瘤体内血栓，还可提供血流动力学参数，已广泛应用于AAA筛查、术前评估及术后随访。但依赖于操作者的技巧，且易受肠道气体影响	☐
	CT或磁共振血管成像（CTA/MRA）	最常用的无创诊断方式，判断动脉瘤瘤颈、瘤体直径、范围、形态、附壁血栓、与分支血管关系和周围组织器官情况，指导AAA的诊断、治疗与随访。对于肾功能不佳，无法完成CTA的患者可考虑行MRA	☐
	数字减影血管造影（DSA）	作为一种有创检查，是诊断AAA的金标准，可以提供直观的瘤体内的影像，多与腹主动脉介入治疗同步进行	☐

三、诊断及鉴别诊断

1. 诊断：根据病史和体格检查，结合CTA等辅助检查可明确诊断。大多数腹主动脉瘤无明显症状，多为患者无意中或在查体及体检时发现腹部搏动性包块。一般直径＞4cm的腹主动脉瘤多可通过细致的查体发现，但肥胖等因素会影响查体的灵敏度。CTA可作为腹主动脉瘤初次明确诊断的手段。

2. 鉴别诊断：见表14-2及表14-3。

表14-2　腹部或胸背部疼痛的鉴别诊断（非腹主动脉瘤相关）

疾病类型	部位	特征	其他特征
慢性胃炎/胃、十二指肠溃疡	中上腹	慢性周期性节律性上腹痛，可为钝痛、灼痛、胀痛、剧痛、饥饿样不适等	长期不规律饮食、饱食或饥饿后出现
胃、十二指肠溃疡穿孔	中上腹	突发持续性剧烈刀割样痛、烧灼样痛，迅速波及全腹	腹部压痛、反跳痛，板状腹，X线可见膈下游离气体
急性胰腺炎	左上腹	持续性剧痛，阵发加剧，可向左肩及腰背部放射	饱餐或酒后发作，呕吐后腹痛不缓解
胆石症	右上腹	上腹、腰部钝痛或阵发性绞痛，放射至右背与肩胛	常有黄疸、发热、墨菲征阳性
泌尿系结石	腰部	阵发性绞痛，可向下放射至腹股沟和大腿内侧	常有肋脊角叩痛，B超可见结石影
肠梗阻	上腹部、脐周	阵发性绞痛，或持续性腹胀不适	腹痛、腹胀、呕吐、停止排气排便
肠系膜上动脉栓塞	全腹或局限性	突发剧烈腹部绞痛，一般难以用药物缓解	严重的症状与轻微的体征不符，患者年龄较大，多伴有心房颤动
椎间盘突出	腰背部	阵发性疼痛，活动时加重，休息后缓解	与活动相关，站立或伸展腰肢时加重
腰肌劳损	腰骶部	酸痛、钝痛，劳累后加重，休息后缓解	弯腰时疼痛明显

表14-3　腹主动脉瘤的病因鉴别诊断

疾病	临床特点	病因与发病机制
先天性动脉瘤	以马方综合征最常见，多见于年轻患者，且存在身材瘦高、四肢细长、高度近视等相应体征，病变多位于胸主动脉，累及腹主动脉者相对少见	发病机制复杂，多与动脉中层囊性变相关，常染色体显性遗传病
炎性腹主动脉瘤	主要以动脉壁增厚，以及周围组织的纤维化粘连为特征，更易出现腰腹部疼痛等症状。慢性腹痛、体重减轻、红细胞沉降率增快是诊断炎性腹主动脉瘤的三联征	主要与腹主动脉壁及周围组织的炎细胞浸润相关，和吸烟史、家族史以及自身免疫性疾病等具有一定的相关性
感染性腹主动脉瘤	部分患者有发热、寒战等合并感染或菌血症的表现。大多数为原有的真性动脉瘤继发感染引起，多见于有较多附壁血栓的病例，原发性感染导致的动脉瘤较少见	由细菌感染引起，沙门菌和大肠埃希菌是常见致病菌，结核分枝杆菌与梅毒也可导致腹主动脉瘤
夹层动脉瘤	多为急性发病，以撕裂样疼痛为特征性症状，伴有急性血压上升，慢性发病者症状较轻，CTA可见管腔内血管内膜片	与高血压、马方综合征、特纳综合征、外伤等因素导致的血管内膜局部撕裂、剥离有关。由主动脉夹层发展而来，血流进入动脉壁中层引起血管壁的分离和血管直径扩张
主动脉穿透性溃疡及主动脉壁间血肿	老年患者多见，伴有高血压及弥漫性动脉粥样硬化，约90%集中于降主动脉中远端，可单发或多发	动脉粥样硬化性溃疡以及动脉粥样硬化斑块穿透弹力膜进入中膜，和动脉中层血管滋养血管的出血与动脉内膜微小撕裂有关
主动脉-下腔静脉瘘	主要表现为腹部搏动性肿物伴杂音与震颤，可以存在心力衰竭、下腔静脉高压等相关症状	腹主动脉瘤破入下腔静脉形成内瘘，腹主动脉内血液在压力差下进入下腔静脉
主动脉-消化道瘘	主要表现为消化道出血、腹部搏动性肿物、感染等，多以中小量呕血或便血为首发症状，即"先兆出血"。症状可因血块堵塞瘘口而暂时缓解，最终可突发喷射性大呕血而死亡	腹主动脉瘤破入十二指肠等消化道器官形成内瘘，大量血液进入消化道

四、治疗

腹主动脉瘤不可能自愈，一旦破裂病死率高达90%，而择期手术死亡率大大降低，应做到早发现、早诊断、早治疗。外科手术仍是主要的治疗方法，对于未达到手术指征的患者，在监测期间也应遵循严格的风险因素控制，并配合适当的药物治疗控制基础疾病。

1. 严密监测：对于直径＜4cm的无症状性腹主动脉瘤，应使用彩超作为进一步随访手段，2～3年复查1次；直径4～5cm的腹主动脉瘤，使用CTA作为主要随访手段，每年复查，如果患者肾功能无法耐受CTA且瘤体直径较稳定，可选择普通CT作为随访检查手段；直径＞5cm的腹主动脉瘤或监测期间瘤体进展过快应增加复查频率，3～6个月复查，并考虑尽早外科干预。

随访时，除了关注瘤体直径改变，还应观察动脉壁有无偏心性变薄等提示先兆破裂的可能。

2. 危险因素控制与药物治疗

（1）戒烟是重要且可纠正的危险因素。

（2）控制血压：建议腹主动脉瘤患者血压控制＜140/90mmHg，对于合并有糖尿病或肾功能不全患者，建议控制血压在130/80mmHg，若血压无法控制在满意水平，则应尽量避免血压大幅波动。口服β受体阻滞剂可以降低动脉硬化引起的腹主动脉瘤扩张速度，是目前唯一有效的保守治疗药物，但大多数指南仍不推荐单纯为降低腹主动脉瘤增长和破裂风险而应用。

（3）控制血脂：应控制低密度脂蛋白（LDL）水平＜2.6mmol/L，对于具有缺血高风险的建议控制LDL水平＜1.82mmol/L。

（4）控制血糖：目标是空腹4.44～6.70mmol/L（80～120mg/dl），餐后6.70～8.90mmol/L（120～160mg/dl），糖化血红蛋白（HbA1c）＜7%。

（5）目前暂无高级别证据支持使用他汀类药物、血管紧张素转换酶抑制剂（ACEI）或血管紧张素受体阻滞剂（ARB）以及多西环素和罗红霉素等药物有效降低腹主动脉瘤增长速度，降低破裂风险。但根据相关指南建议，所有有症状的周围血管病患者均应适当控制心血管相关危险因素。

3. 外科干预：包括①腹主动脉瘤开放手术修复（open surgery repair，OSR），腹主动脉瘤切除和人造血管移植术；②腹主动脉瘤腔内修复（endovascular abdominal aortic repair，EVAR）；③杂交手术，腔内治疗需要中转开放手术或合并有髂动脉瘤、髂动脉闭塞等情况。

手术适应证：腹主动脉瘤是否应接受外科干预需要综合考虑瘤体情况、患者自身条件、预期寿命、手术风险等因素。

（1）瘤体直径：是决定是否外科干预的首要因素，国外指南一般推荐对于瘤体直径＞5.5cm的男性或＞5cm的女性患者考虑择期手术，但我国人群腹主动脉直径相对较小，因此推荐手术适应证为男性腹主动脉瘤直径＞5cm，女性腹主动脉瘤直径＞4.5cm。

（2）瘤体生长速度：无论瘤体直径大小，若在密切监测期内瘤体直径增长速度过快（＞10mm/年），也应考虑尽早外科干预。

（3）症状：无论瘤体大小，若在密切监测期内出现因腹主动脉瘤引起的疼痛，且不除外瘤体破裂可能者，此外腹主动脉瘤压迫胃肠道、泌尿系引起梗阻或其他症状者，以及并发感染者，也应考虑及时外科干预治疗。

（4）附壁血栓脱落：无论瘤体直径大小，若在密切监测期内出现因腹主动脉瘤附壁血栓脱落引起栓塞也是决定是否考虑外科干预的因素之一。

4. 腹主动脉瘤诊治流程：见图14-1。

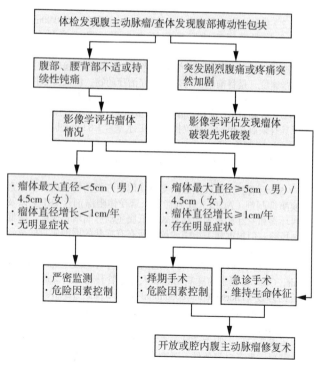

图14-1　腹主动脉瘤诊治流程

五、常用腹主动脉血运重建手术及围手术期管理要点

1. 常用腹主动脉瘤修复方式：见表14-4。

表14-4　腹主动脉瘤修复常见术式

手术类型	术式内容	常见处理病变部位
开放手术	经腹腔腹主动脉瘤置换术	腹主动脉
	经腹膜后腹主动脉瘤置换术	腹主动脉
	腹主动脉＋髂动脉人工血管置换	腹主动脉、髂动脉
介入手术	腹主动脉腔内修复术	腹主动脉
	腹主动脉瘤腔内覆膜支架植入术	腹主动脉
	腹主动脉瘤腔内开窗支架植入术	腹主动脉
	腹主动脉瘤腔内分支支架植入术	腹主动脉
	腹主动脉合并髂动脉腔内修复术	腹主动脉、髂动脉
杂交手术	腹主动脉腔内修复术＋髂动脉人工血管置换	腹主动脉、髂动脉
	腹主动脉腔内修复术＋股-股人工血管转流	腹主动脉、髂动脉

2. 开放手术围手术期管理要点（以经腹腔腹主动脉瘤置换术式为例）：见表14-5。

表14-5　围手术期管理要点自查清单

类别	项目	描述	完成情况
手术指征	适应证	诊断明确的AAA，解剖结构不适宜进行腔内介入治疗	□
	禁忌证	全身情况不能耐受手术，活动性出血等抗凝、抗血小板禁忌等	□
术前准备	实验室检查	血常规、血气分析、凝血功能、肝肾功能和传染病相关检查	□
	心肺评估	推荐行心电图、胸部X线或CT和超声心动图检查，评估心肺功能，鼓励患者戒烟和术前呼吸功能锻炼；对于高风险患者可依情况决定是否行24小时心电监测、冠脉CTA、心肌核素显像等进一步心脏评估	□

类别	项目	描述	完成情况
术前准备	术前影像	彩超、CTA、MRA或DSA	☐
	人工血管准备	提前准备术中所需人工血管	☐
	预防感染	术前0.5~2小时单次抗生素预防性抗感染	☐
	备血	预计出血较多,可选择性备红细胞或血浆	☐
	手术体位准备	平卧位	☐
	麻醉方式	全身麻醉	☐
	其他准备	常规放置胃管、尿管、心电监护装置、桡动脉置管、中心静脉置管、血氧饱和度监测、动脉血气分析	☐
并发症告知、预防及处理	术后心血管并发症	包括急性心肌梗死、心力衰竭、严重心律失常等,术前应完善心功能检查,及时改善心功能,术中和术后心电监护有助于及时发现和处理心血管并发症	☐
	脊髓缺血/截瘫	可通过脑脊液引流、全身低温、避免围手术期低血压等来减低并发症发生风险	☐
	肾缺血/肾衰竭	与术中阻断肾血流所致缺血再灌注以及阻断时间长短相关	☐
	吻合口相关并发症	多为远期发生,与吻合技术相关,术中需注意吻合角度与吻合口张力	☐
	出血并发症	包括腹腔内出血、脑出血、消化道出血等,应充分评估出血风险,注意控制血压、加用抗酸药	☐
	人工血管相关并发症	包括人工血管血栓栓塞、人工血管感染等,应在围手术期合理应用抗生素预防感染,术后规律抗凝维持人工血管通畅	☐
	心脑血管意外	患者可能同时合并脑血管和冠状动脉病变,围手术期发生心脑血管意外风险较高,围手术期注意合理应用抗血小板药物,避免血压过低,维持出入量平衡并适当镇痛	☐

类别	项目	描述	完成情况
术后随访与用药	抗凝治疗	术后及时应用抗凝治疗对维持桥血管通畅有重要意义。多选择持续静脉肝素泵入，维持APTT基础值的1.5～2.5倍。也可选择低分子量肝素皮下注射或直接口服抗凝药物等其他抗凝方法	☐
	抗血小板治疗	长期应用抗血小板治疗，有助于维持人工血管通畅并降低围手术期及术后心脑血管意外发生率	☐
	伤口拆线	视伤口恢复情况拆线	☐
	随访	一般建议术后3个月、半年、每年进行门诊随访，评估人工血管内血运情况	☐

3. 开放手术要点（以经腹腔腹主动脉瘤置换术式为例）

（1）显露瘤体：麻醉满意后，做自剑突至耻骨联合的腹正中切口，显露瘤体，并探查腹主动脉瘤形态、范围及双侧髂总动脉和髂内、外动脉。

（2）远端阻断：游离瘤体和双侧髂总动脉，全身肝素化后，如双侧髂总动脉无病变应加以阻断；若动脉瘤累及髂总动脉，则应游离双侧髂内、外动脉，并于髂总动脉分叉以远进行阻断。避免瘤体内血栓、斑块脱落引起远端肢体动脉栓塞。

（3）近端阻断：将左肾静脉牵向头端以暴露近端肾下腹主动脉并阻断瘤颈，若瘤颈位置较高可选择切断左肾静脉。

（4）剪开瘤体并植入人造血管：于瘤颈前壁偏右侧做T字形切口，清除瘤腔内血栓与粥样斑块后8字缝扎腰动脉。选择合适的人工血管，从主动脉后壁开始全层严密缝合。远端吻合时在最后一针缝合前短暂缓慢开放远端及近端阻断钳，排除残存气体、血块等。完成后缓慢松钳，避免低血压。

（5）缝合瘤壁：用残留的腹主动脉瘤壁包裹人工血管后缝合，避免腹主动脉-肠瘘。缝闭后腹膜，逐层关腹。

4. 介入手术围手术期管理要点（以腹主动脉瘤腔内覆膜支架植入术式为例）：见表14-6。

表 14-6　围手术期管理要点自查清单

类别	项目	描述	完成情况
手术指征	适应证	存在开放手术禁忌证，存在腹腔复杂情况（二次手术、腹腔粘连、腹腔炎症等），存在高手术风险的术前共病	☐
	禁忌证	活动性出血等抗凝、抗血小板禁忌，对比剂过敏	☐
术前准备	抗血小板治疗	单抗血小板如阿司匹林100mg.qd口服至少1周	☐
	实验室检查	血常规、血气分析、凝血功能、肝肾功能和传染病相关检查	☐
	心肺评估	推荐行心电图、胸部X线或CT和超声心动图检查，评估心肺功能，鼓励患者戒烟和术前呼吸功能锻炼；对于高风险患者可依情况决定是否行24小时心电监测、冠脉CTA等进一步心脏评估	☐
	术前影像	彩超、CTA、MRA或DSA	☐
	备皮	术前腹股沟备皮	☐
	手术体位准备	患者仰卧位	☐
	麻醉方式	大部分为局部麻醉，不耐受长时间平卧患者可考虑区域神经阻滞麻醉或全身麻醉	☐
并发症告知、预防及处理	手术不成功	瘤颈过短、瘤角过大、髂动脉严重扭曲等瘤体复杂解剖形态，可采取开窗技术、烟囱支架、主体延长支架及球囊扩张裸支架等技术提高手术成功率	☐
	术后支架内漏	腹主动脉瘤瘤体直径越大，术后内漏的风险越高，对于出现术后支架内漏的患者，可根据内漏分型考虑术中立即球囊扩张、额外覆膜支架植入或术中转开放手术进行修复，以及二期修复或者长期观察	☐
	术后支架位移	术后近端锚定区的腹主动脉可能随时间延长而进一步扩张，从而导致支架向远端位移，可以选择主体直径比近端瘤颈直径超出10%～20%的支架	☐

类别	项目	描述	完成情况
并发症告知、预防及处理	远端动脉栓塞	在处理病变时，瘤腔内附壁血栓或动脉粥样硬化斑块脱落，引起远端栓塞造成远端肢体缺血坏死风险。对附壁血栓或硬化斑块严重的患者术中操作时应避免幅度过大，术中造影可及时发现动脉栓塞	☐
	穿刺点并发症	穿刺点出血、血肿、动静脉瘘、假性动脉瘤、闭塞、夹层等风险。应正确选择穿刺部位，选择适合方法封闭穿刺点，术后严密观察穿刺点情况	☐
	出血并发症	包括脑出血、消化道出血等。应充分评估出血风险，注意控制血压、加用抗酸药	☐
	心脑血管意外	患者可能同时合并脑血管和冠状动脉病变，围手术期发生心脑血管意外风险较高，围手术期注意合理应用抗血小板药物，避免血压过低，维持出入量平衡并适当镇痛	☐
术后随访与用药	抗血小板治疗	长期应用抗血小板治疗，有助于维持支架通畅并降低围手术期及术后心脑血管意外发生率	☐
	危险因素控制用药	戒烟，控制血压、血糖及血脂对控制患者动脉硬化进展及提高靶血管通畅率有着重要意义	☐
	随访	一般建议术后3个月、半年、每年进行门诊随访，评估支架内血运情况	☐

5. 介入手术要点（以腹主动脉瘤腔内覆膜支架植入术式为例）

（1）穿刺股总动脉：显露双侧股总动脉，于股总动脉前壁穿刺后预置血管缝合器。

（2）全身肝素化后造影显示瘤体及其周围动脉和分支动脉血流情况，选择合适支架主体和延长支架。

（3）选择锚定区后释放支架主体和延长支架，并于近、远端锚定区及支架组件结合部位进行支架内扩张使其严密贴合。

（4）造影检查支架位置、形态、支架内和周围动脉血流通畅情况，判断有无内漏等。

（5）封闭穿刺点：根据操作中应用的最大的外鞘直径选用合适的穿刺点止血方式。目前方式有直接压迫、血管闭合器、血管封堵器、血管缝合器等。外加压包扎。

（汪　鹏　陈跃鑫）

第十五章　髂动脉瘤

髂动脉瘤（iliac artery aneurysm，IAA）指髂动脉全层、永久、不可逆性扩张，且扩张直径＞1.5cm或超过正常直径的50%。髂动脉瘤可分为两类，一是腹主动脉瘤合并髂动脉瘤，二是孤立性髂动脉瘤，后者发病率约为0.03%，多累及髂总动脉（70%）或髂内动脉（20%），髂外动脉瘤较为少见。

一、病因和临床表现

1. 病因：与腹主动脉瘤（AAA）相似，主要包括以动脉粥样硬化、大动脉炎、纤维肌发育不良等为基础的动脉退行性变、感染、外伤及医源性损伤等。

2. 临床表现：主要可概括为以下几点。

（1）无症状：多数患者无明显症状或症状不典型，为体检或其他疾病检查时意外发现。

（2）搏动性肿块：70%左右的患者可触及搏动性肿块，部分患者可闻及血管杂音。

（3）远端栓塞：瘤腔内的附壁血栓、斑块脱落，堵塞远端动脉，导致下肢急性或慢性缺血症状、蓝趾综合征等。

（4）周围组织压迫：50%的患者存在压迫症状。压迫腰骶神经，导致臀肌跛行、局部疼痛、下肢麻木、乏力等；压迫输尿管，导致血尿、肾盂积水、肾盂肾炎等；压迫直肠，导致便秘、排便疼痛等；压迫髂静脉，导致下肢水肿、髂静脉血栓形成等。

（5）动静脉瘘：特殊情况下，髂动脉与下腔、髂、股静脉形成动静脉瘘，继发髂动静脉瘘，一般可伴下肢水肿，局部可扪及震颤、闻及杂音，瘘口较大时可导致右侧心力衰竭。

（6）破裂：动脉瘤破裂或先兆破裂时，出现急性下腹部、腰骶部及腹股沟区疼痛，可引起血压下降、心率加快等出血性休克表现，严重时危及生命。

二、专科查体和辅助检查（IAA入院收治自查清单，表15-1）

表15-1　IAA入院收治自查清单

类别	项目	描述	完成情况
专科查体	下肢缺血筛查	肢体远端皮肤苍白、皮温降低、皮肤变薄、肌肉萎缩、指甲改变、蓝趾综合征	□

类别	项目	描述	完成情况
专科查体	动脉搏动情况	下腹部触及搏动性肿块；股动脉触诊位置为耻骨结节到髂前上棘连线的终点；腘动脉触诊位置为腘窝内侧与外侧腓肠肌支点的连线中点；足背动脉触诊位置一般在足背第一与第二跖骨间；胫后动脉在内踝后方触诊	☐
	血管杂音	听诊下腹部是否闻及血管杂音，触诊是否伴震颤感	☐
实验室检查	一般实验室检查	血常规、肝肾功能、凝血功能、红细胞沉降率、C反应蛋白	☐
	共病检查	血糖、血脂（总胆固醇、高密度脂蛋白胆固醇、低密度脂蛋白胆固醇、甘油三酯）、尿酸等	☐
影像学检查	超声检查	髂动脉超声（判断瘤体位置、大小、血流情况），肾盂、输尿管超声（判断是否存在同侧肾盂积水及输尿管压迫）	☐
	腹主动脉CT或磁共振血管成像（CTA/MRA）	最常用的无创诊断方式，判断动脉瘤的形态、范围、毗邻关系及髂动脉分支受累情况，评估下肢动脉是否存在狭窄或闭塞，同时筛查是否合并其他动脉瘤或动静脉瘘	☐
	腹主动脉数字减影血管造影（DSA）	作为一种有创检查，是诊断IAA的金标准，可以提供直观的瘤体情况，一般与动脉瘤腔内支架植入等治疗方案同时进行	☐

三、诊断及治疗

1. 诊断及分型：根据下腹部搏动性肿块、不明原因的下肢缺血、腰骶部疼痛、下腹部疼痛、肾盂积水、便秘等，应考虑IAA的可能性，结合超声、CT等影像学检查，一般不难诊断。IAA的分型见表15-2。

表 15-2　IAA 的解剖分型

Reber分型	解剖特点
Ⅰ型	局限于髂总动脉的IAA
Ⅱ型	局限于髂内动脉的IAA
Ⅲ型	髂总、髂内动脉同时受累的IAA
Ⅳ型	髂外动脉受累的IAA

Fahrni分型	解剖特点
A型	局限于髂总动脉，远近端均有合适的瘤颈并超过1cm
B型	髂总动脉有足够的近端瘤颈，远端累及髂动脉分叉
C型	髂总动脉有足够的近端瘤颈，远端越过髂动脉分叉，累及髂内、外动脉
D型	孤立性髂内动脉瘤
E型	髂总动脉瘤累计起始端或腹主动脉分叉、双侧髂总动脉瘤或髂总动脉瘤合并AAA

2. 手术指征：手术治疗IAA的目标是恢复正常髂动脉形态及血流，防止动脉瘤进一步扩张，甚至破裂。由于大样本、多中心研究等直接证据的缺乏，IAA的手术治疗尚无标准指征。研究表明，对于直径＜3.5cm的IAA，保守治疗相对安全。因此，欧洲血管外科协会（European Society for Vascular Surgery，ESVS）2019年指南推荐动脉瘤最大直径≥3.5cm作为IAA的手术干预指征（证据等级Ⅱb，推荐级别C）。

在20世纪90年代早期血管腔内修复术（endovascular repair，EVR）出现之前，开放修复（open surgical repair，OSR）是IAA的主要治疗方法。2000年以来，血管腔内技术的快速发展显著降低了围手术期并发症发生率和死亡率，大大缩短了住院时间。虽然这一趋势最初部分归因于病例本身的差异——OSR组急诊病例较多，但最近的经验表明，无论在择期还是急诊情况下，EVR都具有显著的优势。2019年ESVS临床实践指南推荐EVR作为IAA的一线治疗方案（证据等级Ⅱb，推荐级别B）。然而，由于不同患者的病理、解剖、疾病程度和健康状况差异很大，如压迫症状较严重时，应首选OSR。外科医师对这两种手术方案都应熟练掌握并严格把握适应证。

3. 手术方式

（1）根据动脉瘤的分型，选择合适的手术方式

A型：因瘤体位于髂总动脉，且远近端均有合适的瘤颈，腔内治疗和传统手术都可实现去除瘤体、重建血流的目的。

B型：因动脉瘤累及髂内外动脉分叉，腔内治疗时覆膜支架

远端需延伸至髂外动脉，同时行髂内动脉栓塞，如对侧髂内动脉闭塞或代偿不佳，则此方式应慎用。手术时人工血管远端搭至髂动脉分叉或髂外动脉，同时重建髂内动脉。

C型：因动脉瘤累及内外动脉，因此腔内治疗时覆膜支架远端延伸至髂外动脉，结合髂内动脉栓塞。手术时人工血管远端搭至髂外动脉，重建或结扎髂内动脉，也可以先行髂内动脉栓塞后旁路手术。

D型：栓塞髂内动脉后覆膜支架跨过髂内动脉开口。

E型：髂总动脉近段瘤颈不足，手术需行分叉型人工血管置换。腔内治疗也需行分叉型支架隔绝瘤腔，或植入单侧覆膜支架后，以封堵器封闭对侧髂动脉，同时行股－股人工血管旁路术。

（2）2019年ESVS临床试验指南推荐

1）无论OSR还是EVR，建议至少保留一侧髂内动脉血流（证据等级Ⅰ，推荐级别B）。

2）对于需要髂内动脉栓塞或结扎的IAA，如果技术上可行，建议栓塞或结扎近端血管主干，以保留远端供应盆腔的侧支循环，从而降低盆腔缺血的发生率（证据等级Ⅰ，推荐级别B）。

四、随访及预后

1. 对所有IAA修复术后的患者，建议积极的心血管风险管理，包括血压（血管紧张素转换酶抑制剂、β受体阻滞剂）和血脂（他汀类）控制以及抗血小板治疗。

2. 对所有IAA修复术后的患者，建议术后1、3、6、12个月及以后每年行髂动脉超声或腹主动脉CTA检查。

五、手术要点

1. 开放手术示例

（1）平卧位，取腹正中切口，逐层切开入腹。

（2）探查双髂窝可触及搏动性包块。打开后腹膜，解剖显露肾下腹主动脉，套vessel loop备控。

（3）分别显露双侧髂总、髂外及髂内动脉，套血管带备控，其间注意保护双侧输尿管及髂静脉，避免损伤。

（4）探查见双髂总动脉瘤，左髂内动脉起始段瘤样扩张。

（5）静脉肝素化。

（6）分别阻断肾下腹主动脉，以及双髂内及髂外动脉。尖刀、Potts剪刀纵行剖开腹主动脉及双髂总动脉，见髂动脉瘤腔内较多附壁血栓。

（7）取16～80mm分叉型人工血管，近端修剪后，于腹主动脉行端－端吻合术。

（8）右侧分叉腿修剪后，与右髂总动脉末端行端－端吻合。

（9）血管缝线缝扎左髂内动脉，左侧分叉腿修剪后与左髂外动脉行端－端吻合术。

（10）解除阻断，双髂动脉搏动良好，彻底止血后，关闭后腹膜覆盖人工血管，逐层关腹。

2．介入手术示例

（1）穿刺双侧股总动脉，置入6F及8F鞘。

（2）静脉肝素化。

（3）左侧入路导入导丝及PIG导管，将PIG导管置于腹主动脉下段，造影提示左髂总、髂内动脉瘤。

（4）右侧入路导入导丝及Cobra导管，导丝导管配合翻山至左侧，置换硬导丝及长鞘。同轴导入导丝、VER导管及微导管，导丝导管配合分别进入髂内动脉主要分支并使用弹簧栓栓塞分支及髂内动脉主干。

（5）取髂支覆膜支架（18-100），支架倒装后导入14F血管鞘内，精确定位后，近端平左髂总动脉开口释放支架，支架跨越左髂内动脉。

（6）使用大球囊扩张式支架近远端锚定区。

（7）再次造影提示左髂总动脉瘤完全隔绝，左髂内动脉瘤腔未见明显显影。

（8）撤出导丝及鞘管，血管缝合器缝合穿刺点。加压包扎。

（吉　磊　刘　暴）

第十六章　主髂动脉闭塞

主髂动脉闭塞（aorto-iliac artery occlusion，AIAO）最初由Leriche于1923年首先报道。他观察到一组主髂动脉闭塞的男性患者，表现为臀部和下肢间歇性跛行，股动脉搏动减弱或消失，阴茎勃起功能障碍，上述三联症状群被称为Leriche综合征，也是主髂动脉闭塞的主要临床表现。

一、病因和临床表现

1. 病因：常见的动脉硬化危险因素包括高龄、高血压、糖尿病、高脂血症、慢性肾功能不全、吸烟、高同型半胱氨酸血症等。

2. 临床表现

（1）间歇性跛行：是单纯主髂动脉闭塞的最常见症状，主要表现为下腰部、臀肌及大腿间歇性跛行。

（2）静息痛及肢体溃疡、坏疽：单纯主髂动脉闭塞较少出现，如合并股腘以及膝下动脉病变，可表现为肢体静息痛及肢端坏疽。

（3）性功能障碍：主髂动脉闭塞常累及髂内动脉，造成髂内动脉供血不良，主要涉及盆底及会阴区供血不足，男性患者常可出现阴茎勃起功能障碍。

（4）远端动脉栓塞：动脉硬化斑块及附壁血栓可随血流堵塞至远端肢体微小动脉，出现足趾末梢点片状发绀，伴有疼痛，临床上又称蓝趾综合征。

二、专科查体和辅助检查（AIAO入院收治自查清单，表16-1）

表16-1 AIAO入院收治自查清单

类别	项目	描述	完成情况
专科查体	外观	肢体远端皮肤苍白、皮温降低、皮肤变薄、肌肉萎缩、指甲改变	☐
	动脉搏动情况	股动脉以下动脉搏动明显减弱或消失，可触及震颤，注意因主髂动脉侧支循环丰富，有时股动脉搏动可正常	☐

类别	项目	描述	完成情况
专科查体	Buerger试验	平卧抬高下肢45°，持续60秒，肢体呈苍白或蜡纸样色，提示肢体供血不足；再将下肢下垂于床旁，正常人皮色可以在10秒内恢复，如果恢复时间超过45秒，进一步提示下肢供血不足	□
	足趾毛细血管充盈时间	患者平卧，下肢与心脏处于同一水平。用手指压迫患者趾甲片刻后去除压力，观察按压局部皮肤颜色变化。局部皮肤颜色2秒内由白转红，试验结果为阴性，时间大于2秒试验结果为阳性，提示供血不足	□
	肢体溃疡坏疽	面积、干性坏疽/湿性坏疽、分泌物有无和性状、有无脓肿、有无组织缺失等	□
实验室检查	一般实验室检查	血常规、肝肾功能、凝血功能、C反应蛋白（动脉硬化严重程度的指标，也是心脑血管疾病危险度的预测因子）	□
	共病检查	血糖、血脂（总胆固醇、高密度脂蛋白胆固醇、低密度脂蛋白胆固醇、甘油三酯）、尿酸等	□
	易栓因素筛查	尤其针对较年轻的下肢缺血患者，应行易栓症相关检查，如蛋白C、蛋白S、抗凝血酶原Ⅲ、狼疮抗凝物、抗磷脂抗体、同型半胱氨酸等	□
	抗血小板药物疗效检测	血栓弹力图、血小板聚集功能等	□
影像学检查	超声检查	腹主动脉和髂动脉超声（判断动脉狭窄或闭塞的部位和程度和血流动力学情况），颈动脉超声和肾动脉超声（筛查可能合并狭窄或闭塞的动脉）	□
	下肢动脉CT或磁共振血管成像（CTA/MRA）	最常用的无创诊断方式，判断动脉病变部位和程度，指导AIAO的诊断、治疗与随访	□

类别	项目	描述	完成情况
影像学检查	下肢动脉数字减影血管造影（DSA）	作为一种有创检查，是诊断金标准，可以提供直观的血管腔内的影像，多与下肢动脉介入治疗同步进行	□
血流动力学检查	踝肱指数（ABI）	是最简单易行的下肢动脉供血状态的无创评估方法，是踝部动脉（胫后动脉或足背动脉）收缩压与上臂收缩压（取左右手臂数值高的一侧）的比值。ABI正常值为1.00～1.40，0.91～0.99为临界值。ABI≤0.90可判断为下肢缺血	□
	下肢动脉节段测压	测定肢体不同平面的血压，可以初步判断动脉狭窄闭塞部位和程度	□
	平板车运动试验	下肢血压正常的患者，行平板车运动试验后患肢血压明显降低，且需要较长时间恢复，由此检出潜在下肢缺血患者	□
	其他血流动力学检测	脉搏容积记录、趾压和趾肱指数（TBI）、经皮氧分压等	□

三、诊断及鉴别诊断

1. 诊断、分期和分级：如患者有典型下肢间歇性跛行，尤其臀肌间跛行，股动脉搏动明显减弱或性功能障碍的临床表现，结合患者合并动脉硬化相关危险因素如高血压、高脂血症、吸烟史、糖尿病等，再结合彩超、CTA、ABI测定等辅助检查多数可以明确诊断。主髂动脉闭塞的严重程度分期同动脉硬化闭塞症的Fontaine分期和Rutherford分级法（表16-2）。

表16-2　Fontaine分期及Rutherford分级

Fontaine分期		Rutherford分级		
分期	临床症状	分级	类型	临床症状
I	无症状期	0	0	无症状期
Ⅱa	轻度间歇性跛行	I	1	轻度间歇性跛行
Ⅱb	中-重度间歇性跛行	I	2	中度间歇性跛行

Fontaine分期		Rutherford分级		
分期	临床症状	分级	类型	临床症状
		Ⅰ	3	重度间歇性跛行
Ⅲ	缺血性静息痛	Ⅱ	4	缺血性静息痛
Ⅳ	溃疡坏疽期	Ⅲ	5	轻度组织损伤
		Ⅳ	6	溃疡坏疽期

主髂动脉闭塞分型，较为常用的是2007年第2版泛大西洋协作组（TASC Ⅱ）分型标准（表16-3）。

表16-3 主髂动脉病变TASC Ⅱ分型

TASC 分型	特征
A型	髂总或髂外动脉（单侧或双侧）的单发狭窄，长度≤3cm
B型	肾下主动脉短段狭窄，长度≤3cm 髂总或髂外动脉的单发狭窄，长度3~10cm，没有延伸到股总动脉 单侧髂外动脉闭塞，未累及髂内动脉开口或股总动脉 单侧髂总动脉闭塞
C型	双侧髂外动脉的狭窄，长度均为3~10cm，没有延伸到股总动脉 单侧髂外动脉闭塞累及髂内动脉开口或股总动脉 单侧髂外动脉狭窄延伸到股总动脉 双侧髂总动脉闭塞
D型	累及主动脉及双侧髂动脉的弥散、多发病变 多发弥漫性狭窄性病变累及单侧髂总、髂外及股总动脉 双侧髂外动脉闭塞 单侧髂总和髂外动脉闭塞 肾下主动脉闭塞 髂动脉狭窄伴有腹主动脉瘤及其他病变需要行主动脉或髂动脉手术

2. 鉴别诊断：主髂动脉闭塞主要应和腰椎间盘脱出或椎管狭窄所导致的神经受压引起的神经性疼痛相鉴别，此外，臀肌间跛行还应和髋关节炎等鉴别（表16-4）。

表 16-4 下肢疼痛或跛行的鉴别诊断（非缺血相关）

疾病类型	部位	特征	运动影响	休息影响	体位影响	其他特征
椎管狭窄	常为双侧臀部、小腿后侧	疼痛、乏力	可类似跛行表现	改善情况不一，但长时间休息可能恢复	腰椎屈曲位可缓解	站立或伸展腰肢时加重
神经根压迫	下肢放射痛	尖锐的刀割样痛	坐位、站立或行走均可诱发	常在休息时出现	改变体位可缓解	腰背部病史，坐下时加重，仰卧位或坐位缓解
髋关节炎	臀部外侧，大腿	疼痛不适	不同程度的运动后出现	不会立即缓解	非承重体位时改善	表现多样性，有退行性关节炎病史

四、治疗

1. 危险因素控制：包括戒烟，控制高血压、糖尿病，降脂治疗等。此外，可进行结构化运动锻炼，坚持每次步行30～45分钟，每周至少3次，持续至少3个月，可有利于患肢侧支循环的建立。

2. 药物治疗：主要包括抗血小板、扩血管及抗凝治疗，如患者合并静息痛可加用镇痛药。其中，抗血小板治疗是动脉硬化闭塞症治疗的基础，阿司匹林和氯吡格雷是常用的抗血小板药物。主髂动脉闭塞介入或手术重建血管后，通常需要给予单一抗血小板治疗。此外，可根据情况使用扩血管治疗，包括前列地尔、西洛他唑、沙格雷酯或己酮可可碱等。单纯主髂动脉闭塞通常不需要抗凝治疗，但如合并股总动脉或股腘动脉病变，同期行股腘动脉旁路术可适当加用抗凝治疗。

3. 外科干预和血运重建：对于影响生活质量和具有显著血流动力学异常的慢性主髂动脉闭塞性病变，外科手术或腔内治疗是血运重建的有效方式。目前，腔内介入治疗已成为治疗主髂动脉闭塞的首选治疗方式。腔内手术失败或肾下腹主动脉闭塞考虑远期通畅率的年轻患者可考虑开放手术治疗，经典术式为解剖途径的主动脉－髂/股动脉人工血管旁路术。如患者一般情况较差，无法耐受开腹手术时，也可行解剖外旁路术，如股动脉－股动脉或腋动脉－髂/股动脉人工血管旁路术。

五、主髂动脉闭塞常用血运重建手术及围手术期管理要点

1. 常用血运重建方式：见表16-5。

表16-5　主髂动脉闭塞血运重建常见术式

手术类型	术式内容	适用病变
开放手术	主-双髂动脉人工血管旁路术	肾下腹主动脉及双髂动脉闭塞
	腋-单/双股动脉旁路术	主髂动脉闭塞，或累及单侧或双侧髂动脉闭塞，或患者一般情况较差，无法耐受主-双股动脉旁路术的患者
	股-股动脉旁路术	单侧髂动脉病变
	主髂动脉取栓术	可用于主髂动脉狭窄基础上的血栓形成
介入手术	主髂动脉球囊扩张、对吻支架植入术（CERAB）	主-双髂动脉闭塞
	髂动脉球囊扩张、支架植入术	单纯髂动脉闭塞
	减容技术（机械性血栓抽吸、置管溶栓等）结合球囊扩张/支架植入	适用于狭窄基础上合并血栓的主髂动脉闭塞性病变
杂交手术	股动脉内膜剥脱＋同侧髂动脉球囊扩张、支架植入	髂动脉病变累及股总动脉
	股-腘动脉旁路＋同侧髂动脉球囊扩张、支架植入	髂动脉病变累及股浅动脉闭塞
	股-股动脉旁路＋髂动脉球囊扩张、支架植入	双侧髂动脉病变，开通一侧后

2. 主髂动脉腔内手术围手术期管理要点（以单侧髂动脉腔内手术为例）

见表16-6。

表16-6　围手术期管理要点自查清单

类别	项目	描述	完成情况
术前准备	抗血小板治疗	一般口服阿司匹林100mg qd或氯吡格雷75mg qd至少1周	□

类别	项目	描述	完成情况
术前准备	心肺评估	评估心肺功能，鼓励患者戒烟和术前呼吸功能锻炼	☐
	术前影像	彩超、CTA、MRA或DSA	☐
	备皮	术前腹股沟备皮	☐
	备血	预计出血较多，可选择性备红细胞或血浆	☐
	手术体位准备	患者仰卧位，显露双侧腹股沟，左上肢外展备用	☐
	麻醉方式	复合麻醉	☐
并发症告知、预防及处理	心脑血管意外	髂动脉行球囊扩张时（尤其钙化较重的髂动脉）可能会出现迷走反射，导致心率、血压降低，严重时出现休克	☐
	髂动脉破裂出血	髂动脉行球囊扩张或支架植入时（尤其钙化较重的髂动脉），可能会出现髂动脉破裂出血，需要紧急行覆膜支架植入术	☐
	远端栓塞	导丝导管通过病变时，可能导致硬化斑块或陈旧性血栓脱落，导致远端动脉栓塞，术中术后出现急性肢体缺血需急诊取栓	☐
	穿刺点并发症	穿刺点出血、动静脉瘘形成、穿刺点动脉血栓等	☐
	出血并发症	因患者术后需长期服用抗血小板或抗凝药物，导致术后系统性出血	☐
术后随访与用药	抗血小板及降脂治疗	通常髂动脉狭窄长期应用抗血小板治疗，有助于维持髂动脉支架通畅及降低术后心脑血管意外发生率	☐
	抗凝治疗	如植入覆膜支架或合并股腘动脉病变时，可选择性应用	☐
	随访	一般建议术后3个月、半年、每年进行门诊随访，评估靶血管血运情况	☐

3. 髂动脉闭塞腔内手术要点

（1）体位：平卧位，左上肢外展。

（2）入路：左肱动脉、对侧股动脉或同侧股动脉。髂动脉狭窄行病变首选同侧股动脉逆行入路，髂动脉齐头闭塞性病变多选择左侧肱动脉入路，髂动脉非齐头性闭塞可选择对侧股动脉或左侧肱动脉入路，主-双髂动脉闭塞病变开通时通常要选择两个或以上的穿刺入路。

（3）术前全身肝素化（肝素100mg/kg）（注意手术中要根据手术时间和情况或凝血指标的监测结果定时补充肝素）。

（4）选择合适的导丝和造影导管通过病变部位：尽量争取导丝经真腔通过病变，内膜下成形可能增加动脉破裂的风险，导致严重后果。当某种方向的导丝通过困难时，往往需要双向会师技术，甚至是双球囊撕裂技术建立导丝通路。在股动脉无法返回真腔时，可以切开股总动脉，破膜，确保导丝回到真腔。

（5）病变部位的定位及预处理：导丝通路建立后，可以先选择小口径球囊（3～5mm）逐级扩展的方式，扩张的时候需要注意患者的主诉，避免扩张过程中动脉破裂。存在严重钙化的病变行主动脉和髂动脉球囊扩张时，压力不应过大，过度扩张往往造成主髂动脉破裂的危险。

（6）支架植入：通常选择自膨胀式支架，对于短段的非弯曲部位的病变，可以考虑选用球囊扩张式支架。髂动脉开口部位病变选用球囊扩张式支架更能实现精准定位。鉴于主髂动脉一旦破裂，其后果的严重性，如动脉钙化较重或内膜下通过病变时，优先选择植入覆膜支架。另外，血栓负荷较多的患者也可以考虑采用覆膜支架防止远端动脉栓塞事件发生。对于髂动脉开口部位的病变以及累及腹主动脉分叉部位的病变应考虑采用"对吻"技术以获得充分的病变覆盖范围。近年来，国内外学者多使用CERAB（covered endovascular reconstruction of aortic bifurcation）技术处理主-双髂动脉闭塞，即先在腹主动脉段放置一个直筒型覆膜支架，再在其内使用"对吻"技术植入两枚球囊扩张覆膜支架重建双髂动脉血供，这种方法由于支架内血流更接近生理状况，可获得更好的远期通畅率。

（7）球囊后扩张：对于自膨胀式裸支架和覆膜支架，释放后，通常需要应用相适宜口径的球囊进行后扩张和塑形，需要强调的是，裸支架应选用的后扩张球囊管径≤支架管径的1mm，球囊的长度应≤植入支架的长度。切忌过度后扩张造成髂动脉破裂；覆膜支架植入后应选用相同管径的球囊，但球囊长度不应长于覆膜支架。

（8）主髂动脉病变至肾动脉水平的腔内术中，手术操作时应关注肾动脉的保护，可采用双侧肾动脉预置球囊以防主动脉血栓或斑块造成肾动脉栓塞。

（倪　冷　刘　暴）

第十七章　主动脉夹层

主动脉夹层是一种比较危急的主动脉急症，有学者通过大样本病例分析，主动脉夹层发病后如未接受紧急救治，6小时内病死率超过22.7%，24小时内超过50%，第一周内超过68%。如果主动脉壁完全撕裂，可导致患者快速大出血死亡，病死率可高达80%，其中约50%的患者甚至来不及送到医院即发生死亡。本章节主要围绕与血管外科关系密切的Stanford B型主动脉夹层进行阐述。

一、病因和临床表现

1. 病因：绝大多数主动脉夹层由高血压引起，但有部分是由于合并结缔组织病导致。常见的原因包括：
（1）高血压。
（2）二叶式主动脉瓣（一种累及主动脉瓣的先天性心脏病）。
（3）马方综合征。
（4）特纳综合征。
（5）外伤，常见为车祸减速伤和医源性主动脉损伤（常见于血管腔内介入治疗）。
（6）心脏外科手术后，尤其是主动脉瓣置换术。
（7）梅毒。

2. 临床表现：主动脉夹层通常发病突然，约90%的患者以胸背部疼痛为首发症状就诊，疼痛多为撕裂样、针刺样或锐性痛，疼痛时往往伴有血压急剧升高。由于主动脉夹层具有较高病死率，出现胸背部撕裂样疼痛及伴有难以控制的高血压患者应该首先考虑此病。此外，根据主动脉夹层累及部位不同，可能具有不同的临床表现，如晕厥、卒中、截瘫、腹痛、腰痛、急性下肢缺血、突发少尿或无尿以及心搏骤停甚至猝死。大多数主动脉夹层患者合并有高血压，尤其在发病时可能会表现为血压异常增高，但如夹层累及主动脉瓣、冠状动脉，甚至合并有心脏压塞，则有可能表现为严重低血压。主动脉夹层出现破裂出血，也可以表现为低血压及失血性休克。

累及腹主动脉的主动脉夹层患者，因动脉撕裂导致腹主动脉重要脏器分支（如肾动脉、肠系膜上动脉、腹腔干动脉）缺血情况也很常见，尤其是肾动脉缺血导致的肾功能障碍和肠系膜上动脉受累导致的肠缺血均提示预后不良。前者表现为突发少尿或无尿，急性肾衰竭，同时存在腰部疼痛。后者以急性突发腹部疼痛，伴或不伴腹膜炎体征，但病情发展非常快速，如治疗不及时，预后不佳。

二、专科查体和辅助检查（主动脉夹层入院收治自查清单，表17-1）

表 17-1　主动脉夹层入院收治自查清单

类别	项目	描述	完成情况
症状及体征	基本生命体征	如夹层累及主动脉瓣膜、冠状动脉以及继发心脏压塞，可能出现血流动力学不稳定，如休克、心力衰竭、晕厥甚至心搏骤停	□
	胸背部疼痛	多描述为撕裂样、针刺样或锐性疼痛，有时甚至会因为夹层撕裂范围在主动脉的延伸而感到疼痛的移位。疼痛程度往往与血压高低呈正比	□
	动脉搏动情况	如夹层累及腹主动脉或双髂动脉，可出现双侧股动脉搏动减弱或消失，或双侧股动脉搏动强度不对称。如夹层累及主动脉弓上分支动脉，可以触及双上肢动脉或颈动脉搏动不对称	□
	腹部情况	如夹层累及肠系膜上动脉导致肠系膜动脉供血不足，患者可出现腹痛、腹胀，听诊及肠鸣音减弱或消失，伴有或不伴有腹膜炎表现	□
	尿量情况	如夹层累及肾动脉导致肾供血不足，患者可出现少尿、无尿，急性肾衰竭以及腰痛	□
	神经系统症状	包括肢体感觉、运动情况及病理征等。如出现肢体无力、感觉异常等神经系统症状应警惕主动脉夹层累及颈动脉、椎动脉导致卒中可能。如出现双下肢截瘫应警惕夹层导致的脊髓动脉供血不足	□
实验室检查	实验室检查	血常规、肝肾功能、凝血功能、D-二聚体、肌酶谱、肌红蛋白、C反应蛋白、尿常规等	□
影像学检查	胸部X线平片	为非特异性检查，可表现为纵隔增宽，有时也可以发现主动脉钙化线外移的表现	□

类别	项目	描述	完成情况
影像学检查	心电图检查	主要为排除急性心肌梗死、肺栓塞等	□
	超声检查	包括经食管超声检查，腹主动脉、髂动脉及双下肢动脉彩超、颈动脉、椎动脉、肠系膜上动脉及肾动脉超声，可初步判断夹层破口部位、累及范围及内脏动脉、主动脉弓上动脉受累情况等	□
	主动脉增强CT或磁共振血管成像（CTA/MRA）	最常用的无创诊断方式，判断主动脉夹层破口位置及累及范围，真腔受压情况、主动脉弓上分支以及内脏动脉受累情况，指导后续的诊断、治疗	□
	动脉数字减影血管造影（DSA）及血管内超声（IVUS）	作为一种有创检查，可以提供直观的血管腔内的影像，多与主动脉介入治疗同步进行。通过IVUS可进一步明确主动脉夹层破口位置以及内脏动脉血供情况	□

三、诊断及鉴别诊断

1. 诊断：凡出现急性胸背部疼痛合并血压急剧升高，都应考虑主动脉夹层可能。结合主动脉增强CT、经食管超声等影像学检查排除急性心肌梗死、肺栓塞等急症后，基本可明确急性主动脉夹层的诊断。对于用其他疾病较难解释的卒中、心脏压塞、截瘫和双下肢急性缺血，即便患者不合并典型的胸背痛，也应该考虑急性主动脉夹层的排除和诊断。慢性主动脉夹层可能没有任何症状，有时除有急性主动脉夹层的病史或其他结缔组织病外，无任何提示，其诊断多来源于常规检查或CTA复查。

2. 分期：按照主动脉夹层的发病时间分为4期：超急性期（≤1天）、急性期（2～7天）、亚急性期（8～30天）和慢性期（>30天）

3. 分型：经典的主动脉夹层分型有两种方法，即Debakey分型和Stanford分型。Debakey分型分为Ⅰ、Ⅱ、Ⅲ型，Stanford分型分为A、B两型（表17-2）

表17-2 主动脉夹层的临床分型

	分型	定义
Debakey分型	Ⅰ型	破口位于升主动脉，累及主动脉弓甚至更远
	Ⅱ型	破口和假腔均局限于升主动脉及主动脉弓，未累及降主动脉弓
	Ⅲ型	破口位于降主动脉，并向远端撕裂。根据夹层累及范围又分为Ⅲa及Ⅲb型。Ⅲa型，一般指假腔局限于降主动脉，未超过膈肌水平。Ⅲb型，指假腔进一步向远端撕裂，累及腹主动脉
Stanford分型	A型	累及升主动脉和/或主动脉弓，也可以累及降主动脉。破口位于升主动脉或主动脉弓
	B型	破口位于左侧锁骨下动脉开口以远，累及降主动脉，不累及升主动脉和主动脉弓
	非A非B型	近年来提出的分型。指破口位于左锁骨下动脉以远的降主动脉，逆向撕裂至主动脉弓但未累及升主动脉。或者夹层仅位于主动脉弓部，未累及升主动脉及降主动脉

此外，根据Stanford B型主动脉夹层的临床表现不同分为复杂性和非复杂性夹层，其中前者约占25%。当出现主动脉先兆破裂（血胸、纵隔血肿等）、重要脏器灌注不良、持续疼痛难以控制、难治性高血压、夹层早期瘤样扩张和病变持续进展时应考虑为复杂性Stanford B型主动脉夹层。相对而言，Stanford分型更贴近临床，因为A型大多需要心脏外科开放手术，而B型大多可以通过血管外科腔内治疗或药物治疗来处理。

4. 鉴别诊断：主动脉夹层主要需与引发急性胸背部、腹部及下肢疼痛的疾病相鉴别。包括急性心肌梗死、主动脉窦瘤破裂、急性肺栓塞、急性肠系膜动脉栓塞、急性胰腺炎、急性胆囊炎、消化性溃疡穿孔以及肠梗阻等急腹症，急性下肢动脉栓塞等（表17-3）。

表17-3 主动脉夹层的鉴别诊断

疾病	临床鉴别要点
急性心肌梗死	多有动脉硬化及冠心病心绞痛病史，突发胸骨后疼痛、胸闷、大汗等不适，心电图有明显改变、心肌酶谱多异常

疾病	临床鉴别要点
急性肺栓塞	多合并有下肢深静脉或下腔静脉血栓病史，突发胸闷、呼吸困难、喘憋，时有咳嗽、咯血等。血氧分压低于正常，通过CTPA可与之鉴别
主动脉窦瘤破裂	一种罕见的心血管先天性畸形，男性多于女性。常于剧烈活动时发生，可突发心前区疼痛，随即出现心悸、气急，可迅速恶化至心力衰竭
急腹症（如急性胰腺炎、急性胆囊炎、消化道穿孔、肠梗阻等）	也可表现为突发胸背部疼痛不适，多合并恶心、呕吐、发热、排气排便停止等，根据相应影像学（如腹部平片、腹部超声、CT等）及实验室检查常可鉴别
急性动脉栓塞相关疾病	如主动脉夹层累及内脏动脉（如肠系膜上动脉）及下肢动脉，可表现为相应脏器缺血症状，如腹痛、血便、腰痛、血尿、急性下肢动脉缺血。如栓塞患者无动脉栓塞的危险因素（如心房颤动、感染性心内膜炎等）应警惕有无主动脉夹层的存在

四、治疗

主动脉夹层的治疗原则首先是降压及降心率治疗，以控制夹层的进一步发展或逆向撕裂以及降低夹层破裂的风险。然后根据影像学上的夹层的分型及累及范围以确定进一步治疗方案。急性主动脉夹层的处理流程见图17-1。

1. 药物治疗：静脉用β受体阻滞剂应在给予降压药之前使用，控制心率的目标值在60～80次/分。降压药物首选静脉持续微量泵入硝普钠，其次包括钙通道阻滞剂、α受体阻滞剂，力争将收缩压控制在110～120mmHg，或平均动脉压控制在60～70mmHg。此外，可使用吗啡类药物镇痛及镇静，协同控制血压及心率。达到目标血压后，如果病情稳定，且没有急诊手术的计划，可以将上述的药物逐渐过渡至口服类药物。

2. 手术治疗：急性A型夹层一般都需要尽快完成手术治疗以降低围手术期死亡率。通常需要心脏外科进行开放式手术，行升主动脉置换、半主动脉弓或全主动脉弓置换。虽近期国内外已有经腔内治疗或手术联合腔内治疗的病例报道，但仍处于探索中。

主动脉夹层腔内修复术（TEVAR）已经逐渐成为急性B型主动脉夹层，尤其是复杂型B型主动脉夹层的首选治疗方式。急诊或限期行TEVER的指征包括有先兆风险或已破裂的急性夹

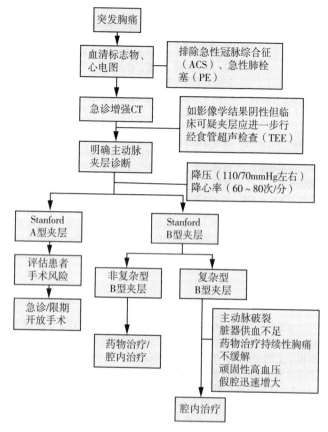

图 17-1　急性主动脉夹层处理

层、难以控制血压的急性夹层、合并内脏动脉供血不良，包括肠缺血、肾缺血、下肢缺血及脊髓缺血等表现或夹层在进行性发展。慢性主动脉夹层逐渐发展为主动脉夹层动脉瘤，主动脉管径＞5.5cm，也应积极考虑治疗。

腔内治疗的主要理念是使用覆膜支架型人工血管封闭近端第一破口，以降低假腔内压力，促进假腔内血栓化，并恢复真腔的血供，恢复相应分支动脉血供。其他的辅助措施还包括：

（1）如第一破口距离左锁骨下动脉过近，导致覆膜支架需覆盖左侧锁骨下动脉甚至左侧颈总动脉时，需要使用开窗/开槽/分支支架或烟囱技术重建相应主动脉弓分支动脉，或同期或分期行颈-颈或颈-锁骨下动脉旁路术。

（2）因远端破口过大，导致假腔内压力较高对血栓形成不利的患者，需要植入第二枚覆膜支架以覆盖远端破口，如远端破口位于内脏动脉区，则可能需使用开窗/开槽或烟囱技术重建重要内脏动脉。此外，如远端破口较小，可尝试使用血管封堵伞封堵破口。

（3）在第一破口覆盖后，对于一些重要脏器动脉，如肠系膜上动脉或肾动脉血供仍不满意时，为预防术后供血进一步恶化，需要行相应内脏动脉腔内重建。

对于急性非复杂性B型夹层，是否采取积极的外科干预仍存在争议。多数学者主张以药物保守治疗为主。但瘤体持续扩大是单纯药物治疗面临的困境，最终约有40%的患者仍然需要外科干预。INSTEAD试验结果表明，对于急性期非复杂性B型夹层，早期随访结果显示TEVAR相比单纯药物治疗有更好的主动脉重构。ADSORB对于急性期非复杂性B型夹层早期随访结果同样显示TEVAR相比单纯药物治疗有更好的主动脉重构，但对于亚急性期治疗效果未能涉及。INSTEAD XL 5年随访结果显示，腔内修复联合药物治疗组主动脉相关性病死率显著低于单纯药物治疗组。因此，近年来一些学者认为，对于非复杂性B型夹层，当瘤体直径>50mm、破口直径>10mm、假腔直径>22mm、假腔内部分血栓或瘤体持续扩张时，可考虑行TEVAR治疗。

五、腔内治疗手术及围手术期管理要点

1. 腔内治疗围手术期管理要点，见表17-4

表17-4　腔内治疗围手术期管理要点

类别	项目	描述	完成情况
术前准备	血压及心率控制	静脉应用降压及降心率药物，使术前血压维持在110/70mmHg左右，心率60~80次/分	☐
	心肺评估	评估心肺功能，有条件的单位可行经食管超声检查（TEE）	☐
	术前影像	彩超、CTA、MRA或DSA	☐
	备皮	术前腹股沟备皮	☐
	手术体位准备	患者仰卧位	☐
	麻醉方式	大部分为全身麻醉；如合并有夹层动脉瘤破裂，患者处于休克状态或血流动力学不稳定时，也可局部麻醉下进行急诊手术	☐

第十七章 主动脉夹层

类别	项目	描述	完成情况
并发症告知、预防及处理	术中夹层破裂大出血	术前及术中随时可能出现夹层破裂大出血，需提前告知患者。术前及术中维持血压及心率平稳，避免血压过度波动可降低夹层破裂出血风险	☐
	夹层逆向撕裂	围手术期存在出现夹层向主动脉弓近端逆向撕裂风险。围手术期控制血压平稳是避免夹层逆向撕裂的关键，其次在术前支架的选择上，避免胸主动脉oversize过大，根据术前CTA测量结果，oversize控制在10%以内	☐
	支架相关远端新发破口形成	术后因支架对主动脉持续刺激可造成术后支架远端主动脉新发破口形成。在胸主动脉近远端直径差距较大时，使用锥形胸主动脉支架或在远端预先植入限制性裸支架（Petticoat技术）可降低发生风险	☐
	内脏动脉供血不足	术前通过夹层假腔供血的分支动脉（腹腔干、肠系膜上动脉及双肾动脉）术后可能出现脏器供血不足（如肠缺血、肾功能不全、肝功能异常等）。必要时可同期或二期行腔内治疗恢复内脏动脉血流	☐
	穿刺点并发症	穿刺点出血、血肿、动静脉瘘、假性动脉瘤、闭塞、夹层等风险。应正确选择穿刺部位，选择适合方法封闭穿刺点，术后严密观察穿刺点情况	☐
	出血并发症	包括脑出血、消化道出血等。应充分评估出血风险，注意控制血压、加用抗酸药	☐
	心脑血管意外	患者可能同时合并心脑血管病变，围手术期发生心脑血管意外风险较高，围手术期注意合理应用抗血小板药物，维持血压及出入量平衡	☐
术后随访与用药	控制血压	术后控制血压平稳可预防夹层复发或新发破口形成	☐
	抗凝及抗血小板治疗	TEVAR术后通常无需抗凝或抗血小板，但如同时行头臂血管及内脏分支动脉重建或者患者同时合并心脑血管疾病，可根据具体情况加用抗血小板或抗凝药物	☐
	随访	一般建议术后1个月、6个月、每年进行门诊随访，评估主动脉真腔重塑、假腔血栓化及分支血管血运情况	☐

2. 介入手术要点（以常规TEVAR为例）

（1）腔内治疗入路建立：穿刺双股动脉，通常选择髂动脉较平直、血管口径较大且未被夹层累及的一侧作为胸主动脉主体支架导入侧，股动脉穿刺点预置两把血管缝合器；同时穿刺左锁骨下动脉置入5F或/6F血管鞘作为导入导管造影入路。

（2）全身肝素化：通常根据患者体重80～100U/kg。

（3）根据术前CTA影响，将X线投照角度定于工作位，使主动脉弓完全展开，通过左锁骨下动脉导入猪尾导管置于升主动脉，造影评估病变情况。

（4）通过股动脉入路导入工作导丝：通常使用0.035导丝配合猪尾导管，可边导入猪尾导管，边造影确认是否位于真腔内（通常可通过肋间动脉及主要内脏分支动脉是否显影确认），直至将猪尾导管置于升主动脉，置换Linderquist加硬导丝。

（5）导入并释放胸主动脉支架：通过加硬导丝导入胸主动脉主体支架，工作位下使支架近端标记点位于左锁骨下动脉开口，释放前快速降压，支架释放过程中维持收缩压在100～110mmHg水平，以免血压过高导致支架后移。支架释放前面两节覆膜区后可再次造影确认支架位置并进行微调，使支架近端覆膜区准确位于左锁骨下动脉开口，确认无误后快速释放主体支架，并打开近端后释放装置（适用于有后释放装置的胸主动脉支架）。支架释放完毕后造影评估支架位置、夹层假腔隔绝情况、主动脉弓上血管及内脏区主动脉分支血管显影情况。

（6）封闭穿刺点：完全撤出支架主体，收紧预置的血管缝合器缝线缝合穿刺点。左肱动脉穿刺点外加压包扎。

（倪　冷　刘　暴）

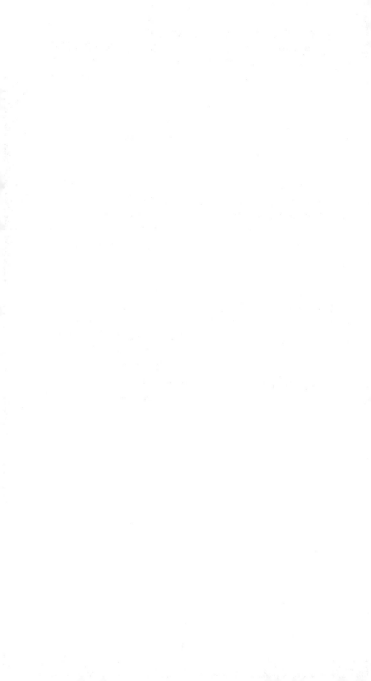

第十八章　主动脉骑跨栓

主动脉骑跨栓（aortic saddle embolism，ASE）是血管外科的少见急症之一，其起病急、进展快，威胁患者的肢体甚至生命，及时正确地诊断和治疗至关重要。主动脉骑跨栓是指主动脉下段及双侧髂总动脉急性动脉栓塞或血栓形成，引起血流灌注急剧减低或血流中断，导致相应供血区组织严重缺血、坏死的病理过程。

流行病学方面，近期研究显示，主动脉急性闭塞（主动脉骑跨栓）的发病率约3.6/百万人，平均年龄70岁，性别比约1∶1，术后30天全因死亡率20%，术后30天截肢率8.5%。

一、病因和临床表现

1. 病因
（1）动脉栓塞：造成动脉血流中断的常见原因是急性动脉栓塞，其栓子80%～90%来源于心脏，包括并不限于：心房颤动、心肌梗死、心肌炎、瓣膜病等，此外还可能来源于动脉瘤附壁血栓、动脉粥样硬化斑块等。

（2）动脉血栓形成：常继发于动脉粥样硬化所致的管腔狭窄、高凝状态、主动脉夹层等。

2. 临床表现：起病急骤，可有下腹部疼痛、伴腰痛；可合并恶心、呕吐；疼痛剧烈，主要位于双下肢，常合并大腿中段以下苍白、发凉、麻木。起病后病情进展迅速，常出现双下肢运动障碍。由于动脉阻塞的程度可能不完全等同，故双下肢症状可能不完全一致。

二、专科查体和辅助检查（主动脉骑跨栓入院收治自查清单，表18-1）

表18-1　急诊接诊可疑腹主动脉骑跨栓患者自查清单

类别	项目	描述	完成情况
专科查体	外观	大腿中段以下皮肤苍白、皮温降低、可能见到花斑	□
	动脉搏动情况	受累病变以远动脉搏动减弱或消失：双侧股动脉、腘动脉、足背动脉、胫后动脉均不能触及	□
	双下肢感觉	双下肢麻木，皮肤感觉减退，可能伴有感觉异常	□

类别	项目	描述	完成情况
专科查体	双下肢运动	双侧足背伸肌力减退，甚至双小腿肌力下降，疾病后期出现双下肢活动困难	□
实验室检查	一般实验室检查	血常规、肝肾功能、凝血功能、C反应蛋白、乳酸、肌红蛋白、肌酶谱	□
	共病检查	血糖、血脂、尿酸等	□
	易栓因素筛查	蛋白C、蛋白S、抗凝血酶原Ⅲ、狼疮抗凝物、抗心磷脂抗体、同型半胱氨酸等	□
影像学检查	超声检查	下肢动脉超声和髂动脉超声、腹主动脉超声（能快速简便地了解动脉血运情况，但对于下肢血循环整体情况的了解存在局限性，常作为首选检查）	□
	下肢动脉CT或磁共振血管成像（CTA/MRA）	在超声有异常发现或存在超声及实验室检查难以解释的症状时，应第一时间考虑急诊行CTA（或MRA）检查。放射血管造影对于主动脉骑跨栓的病情评估具有重要的不可替代的作用，其能够准确了解腹主动脉下段及双下肢动脉主干、分支、侧支血流情况。能够明确栓塞部位，闭塞程度。同时还能够了解动脉本身的病变情况，如是否合并动脉粥样硬化斑块，远端流出道情况等	□
	下肢动脉数字减影血管造影（DSA）	作为一种有创检查，可以提供直观的血管腔内的影像，多与下肢动脉介入治疗同步进行	□
	超声心动图（ECG）	超声心动图能够有效了解患者心脏内情况，明确病因诊断，了解栓子来源，也能够为后续发生再次栓塞风险提供依据	□

类别	项目	描述	完成情况
血流动力学检查	踝肱指数（ABI）	是最简单易行的下肢动脉供血状态的无创评估方法，ABI正常值为1.00～1.40，0.91～0.99为临界值。ABI≤0.90可诊断为下肢缺血	□
	其他血流动力学检测	脉搏容积记录、趾压和趾肱指数（TBI）、经皮氧分压等	□

三、诊断及鉴别诊断

1. 诊断：患者就诊时多数具有急性下肢缺血表现，诊断的困难之处常在于鉴别单纯下肢急性缺血与主动脉骑跨栓，以及鉴别急性动脉栓塞与血栓形成。相比单纯下肢急性缺血患者，主动脉骑跨栓患者一般病情较重，临床表现更多样，常出现双侧大腿中上段苍白、皮温低、剧痛、麻木、肌力下降等；一些患者出现腹痛等症状，还有患者出现"截瘫样"改变等。动脉血栓形成的患者常有血管基础疾病，询问患者发病前是否有间歇性跛行等症状具有鉴别意义。

2. 鉴别诊断

（1）股青肿：严重的下肢深静脉血栓形成可能导致下肢急剧肿胀、青紫，鉴别点：常为单侧，皮肤温暖，踝肱指数常不小于0.4，超声可以明确。

（2）主动脉夹层，严重的主动脉夹层可能累及单侧或双侧髂动脉，引起单/双侧急性下肢缺血，其症状可能与主动脉骑跨栓类似，此类患者常合并胸背痛，主动脉CTA可以明确。

（3）心排血量降低：急性心力衰竭、心肌梗死以及其他导致循环不稳定，心排血量降低的疾病，可能出现肢体冰冷、花斑、动脉搏动微弱甚至不可触及，在循环稳定，心脏疾病好转后，肢体症状往往会好转。

（4）腹主动脉血栓形成综合征（Leriche综合征）：又称主动脉分叉闭塞综合征或末端主动脉血栓形成综合征、慢性腹主动脉髂动脉阻塞等。此类患者病情进展较缓慢，常表现为间歇性跛行等症状。

四、治疗

1. 手术治疗

（1）手术指征：主动脉骑跨栓导致的主髂动脉急性闭塞患

者，其动脉栓塞不解除，缺血无法缓解，全身情况也难以通过保守治疗好转，原则上急性起病的主动脉骑跨栓，一经诊断，多具有急诊手术指征。

（2）手术方式

1）双侧股动脉切开取栓：双侧股动脉切开取栓是经典的手术方式，运用Fogarty导管经双侧股动脉同时取栓，条件允许下通过杂交手术方式，在造影的同时确定取栓的位置以及在取栓过程中监测血栓负荷，确定是否需要补救支架等。

2）腹主动脉切开取栓备人工血管重建：若经股动脉取栓后近端喷血不满意，必要时可采用腹主动脉切开取栓备人工血管重建。

3）截肢：对于重度缺血已合并广泛肢体坏疽的患者，评估血流再通无法逆转的患者，应予合适时机予以截肢，以保存生命。

4）置管溶栓：对于急性腹主动脉骑跨血栓，置管溶栓的效果常有限。

（3）手术风险及并发症：除常规手术风险外，主动脉骑跨栓的手术风险还包括术中恶性心律失常，如心室颤动、猝死等；术中及术后肌病、肾病、代谢综合征、肾衰竭等；取栓造成血管内膜损伤，夹层甚至血管破裂等。

2. 围手术期处理及支持治疗：主动脉骑跨栓患者常合并酸中毒、肌红蛋白升高、高钾血症、肾功能不全等，一些患者还合并意识障碍、心功能不全等，围手术期处理存在风险和困难。首先需要尽早手术解除栓塞，否则难以改善全身情况。在积极手术的同时应充分警惕血流恢复后，大量循环坏死物质入血后对循环的打击，必要时需要床旁血滤、术中血滤等维持内环境稳定。此外，围手术期还应给予适当的抗凝治疗、扩张血管等综合治疗。术后应根据情况给予持续的抗凝治疗，围手术期注意要点见表18-2。

表18-2　主动脉骑跨栓患者围手术期管理要点及自查清单

类别	项目	描述	完成情况
手术指征	适应证	原则上，所有主动脉骑跨栓导致的主髂动脉急性闭塞患者，明确诊断后均具有手术指征	□
	禁忌证	全身情况无法耐受麻醉诱导及手术的患者	□

类别	项目	描述	完成情况
术前准备	术前影像	超声，主动脉及下肢动脉CTA、MRA或DSA	☐
	心肺评估	条件许可下完善：超声心动图、ECG、心肌酶、血气分析等	☐
	抗凝治疗	除外抗凝禁忌后，可给予低分子量肝素皮下注射或肝素静脉泵入，防治血栓的蔓延以及远端动脉继发血栓	☐
	备皮	双侧腹股沟备皮	☐
	纠正酸中毒	急性主动脉骑跨栓患者多数合并一定程度的酸中毒，术前可依据血气结果给适当的NaHCO₃ 5% 静脉滴注纠正酸中毒	☐
	预防感染	术前0.5～2.0小时依据患者情况，必要时应用预防性抗感染	☐
	备血	急性主动脉骑跨栓患者围手术期显性、隐性失血较多，术前建议适当备血、血浆	☐
	体位准备	一般采取仰卧位	☐
	麻醉方式	常采用全身麻醉	☐
	ICU协助	此类患者术后建议返回ICU，需术前提前联系，协助患者术后病情管理和后续诊治	☐
并发症告知、预防及处理	肢体坏死	动脉急性闭塞6～8小时，骨骼肌细胞即出现缺血，相当比例急性主动脉骑跨栓患者术后可能出现不同范围的肢体坏死，术后应密切监测症状、体征、肌红蛋白等，必要时通过超声、CTA等评估肢体血运恢复情况	☐
	肌-肾综合征、骨筋膜室综合征、脏器功能衰竭	急性主动脉骑跨栓患者术后常出现明显的缺血再灌注问题，由此产生的肌红蛋白、氧自由基和其他酸性代谢产物，可导致肌-肾综合征、骨筋膜室综合征、脏器功能衰竭。术后患者于ICU期间，需密切监测全身酸碱、电解质平衡及脏器功能变化情况，积极纠正酸中毒，维持组织灌注，必要时给予床旁血滤等治疗，防治多脏器功能障碍综合征（MODS）的发生	☐

第十八章　主动脉骑跨栓

类别	项目	描述	完成情况
并发症告知、预防及处理	围手术期死亡	即使经过积极的救治，仍有30%～50%的患者围手术期发生死亡，应充分告知患者及家属	□
	出血并发症	包括脑出血、消化道出血、术区出血等	□
	心脑血管意外	血管疾病为全身性疾病，此类患者多合并心脑血管基础病变，围手术期当循环、灌注发生波动时，其心脑血管意外风险将明显升高，应充分告知患者及家属	□
术后随访与用药	抗凝治疗	此类患者因急性主髂动脉闭塞后多出现继发血栓形成，围手术期应给予适当的抗凝治疗。但具体抗凝方案及抗凝目标需结合患者全身情况及凝血状态决定	□
	抗血小板治疗	此类患者多合并动脉粥样硬化，可依据其基础疾病情况决定术后抗血小板用药方案	□
	伤口拆线	腹股沟切口多数可于1周后拆线，腹部切口术后7～10天拆线	□
	随访	一般建议术后1个月、3个月、半年、1年进行门诊随访	□

3. 预后：即使全力并及时地抢救、手术，主动脉骑跨栓仍然有较高的围手术期死亡风险，研究表明，合并高龄（>60岁，$OR = 5.68$）、乳酸升高（>1.7mmol/L，$OR = 13.33$）、肢体活动受限（$OR = 5.48$）、近期脑梗死（$OR = 4.80$）、双侧髂内动脉闭塞（$OR = 7.11$）的患者，围手术期具有较高的死亡风险。

（崔立强　刘　暴）

第十九章　肾动脉狭窄

肾动脉狭窄（renal artery stenosis，RAS）是指由于各种原因造成的肾动脉正常管腔变小，导致肾血供不足，进而继发血压升高、肾功能不全等临床表现的一类疾病。

一、病因和临床表现

RAS的常见病因包括动脉粥样硬化、纤维肌发育不良、多发性大动脉炎、外在解剖压迫以及神经纤维瘤病1型等。老年患者以动脉粥样硬化多见。青年患者常见纤维肌发育不良、多发性大动脉炎等，在我国青年女性患者以多发性大动脉炎更为常见。临床表现包括一般表现和原发病相关表现（表19-1）。

表19-1　RAS与肾血管性高血压的临床表现

类型	临床表现
高血压相关表现	头晕、头痛、心悸、乏力、记忆力减退等
肾功能不全表现	贫血、乏力、水肿、尿少等（主要见于双肾、孤立肾动脉重度狭窄）
肺水肿相关表现	胸闷、气短、咳嗽、咳白色和粉红色泡沫样痰（主要见于双肾、孤立肾动脉重度狭窄）
原发病相关表现	大动脉炎（低热、疲劳、食欲缺乏、恶心等）神经纤维瘤病1型（咖啡牛奶斑、多发神经纤维瘤、骨骼发育异常及神经系统异常等）

二、专科查体和辅助检查（RAS入院收治自查清单，表19-2）

表19-2　RAS入院收治自查清单

类别	项目	描述	完成情况
专科查体	血压测定	平静休息状态下，测四肢血压，有无明显异常	□
	整体情况	患者精神状态，有无面色苍白、水肿等相关表现。	□
	血管搏动	仔细触诊外周动脉搏动情况，并双侧对比	□
	听诊杂音	听诊肾动脉、颈动脉、锁骨下动脉等处杂音	□

类别	项目	描述	完成情况
实验室检查	一般实验室检查	血型，血常规，肝肾功能，凝血功能，尿常规，便常规+潜血	□
	共病检查	血脂，血糖、糖化血红蛋白（糖尿病患者），红细胞沉降率，C反应蛋白等	□
影像学检查	超声检查	肾动脉超声（初步判断动脉狭窄部位、程度），肾大小、肾皮质厚度	□
	肾动脉CT或磁共振血管成像（CTA/MRA）	最常用的无创诊断方式，判断动脉病变部位和程度，肾功能不全者，需警惕对比剂肾病、肾源性系统性纤维化，可选用无对比剂MRA	□
	肾动脉数字减影血管造影（DSA）	影像诊断金标准，多与肾动脉介入治疗同步进行	□
	核素肾血流功能显像	评估肾功能	□

三、诊断及鉴别诊断

1. 诊断：见表19-3。

表19-3　RAS肾动脉狭窄诊断思路

诊断项目	内容
临床表现	血压升高，伴或不伴肾功能不全表现，少见病例可有急性液体潴留、肺水肿等相关表现
既往史	常有病因相关表现，如有动脉粥样硬化危险因素；多发性大动脉炎等病史或相关临床表现；其他部位血管病变病史等
查体	肾动脉听诊区可闻及血管杂音，可合并颈动脉、锁骨下动脉、下肢动脉血管狭窄相关表现
辅助检查	肾动脉多普勒超声，收缩期峰值流速升高（PSV>200cm/s）；CTA或MRA提示存在肾动脉狭窄；肾血流功能显像提示患肾肾小球滤过率下降

2. 鉴别诊断：肾动脉狭窄的突出临床表现为血压升高，即肾性高血压，鉴别诊断主要包括高血压病方面及RAS病因方面（表19-4、表19-5）。

表 19-4　高血压相关鉴别诊断（举例）

疾病	临床特点
肾实质性高血压	各种原发或继发肾实质病变引起的高血压，如肾小球肾炎、间质性肾病、多囊肾等，在高血压以前多已有血尿、蛋白尿、肾功能异常等肾损害表现，影像学检查可见肾实质病变等表现
嗜铬细胞瘤	多表现为典型的发作性高血压，伴头痛、大汗、心悸等表现，实验室检查可见血、尿儿茶酚胺及代谢产物增高，影像学检查配合核素检查有助于定位病灶
原发性醛固酮增多症	为肾上腺皮质增生或肿瘤引起，多表现为血压升高合并低钾血症，可伴无力、周期性麻痹、口渴、多尿等。血浆醛固酮/肾素活性比值升高，影像学检查配合核素等检查有助于确定病变部位和性质
原发性高血压	为高血压最常见原因，按现有技术水平，除外继发性高血压因素后，则归类于原发性高血压

表 19-5　RAS病因鉴别诊断（举例）

疾病	临床特点
动脉粥样硬化	老年人居多，合并高血压、糖尿病、高脂血症、吸烟等危险因素，影像学检查提示多发动脉粥样硬化改变
多发性大动脉炎	青年女性多见，常伴低热、乏力、周身不适等症状，多血管受累，主动脉及其一级分支动脉、肺动脉、冠状动脉等均可累及；活动期多数患者血清炎症指标升高
纤维肌发育不良	青年人多见，除高血压相关症状外多无其他伴随症状，影像学检查可呈典型串珠样改变
神经纤维瘤病1型	常染色体显性遗传病，发病年龄早，特征性的咖啡牛奶斑，无痛性皮下结节，骨骼发育异常，神经系统异常等
解剖压迫	青少年起病，解剖异常引起，如异常肌纤维束等，除高血压外多无其他表现，常在影像学检查或手术探查中发现

四、治疗

RAS患者应该接受综合治疗。要点如下：

1. 病因控制

（1）动脉粥样硬化：同其他外周动脉疾病，严格戒烟，控制血糖、血脂等。

（2）免疫相关疾病的治疗：请风湿免疫内科会诊，评估是否处于活动期，需使用激素、免疫抑制剂等，使疾病处于稳定期后再行血管重建为宜。

2. 药物治疗

（1）肾性高血压相关用药：请心内科会诊，常用药物包括钙通道阻滞剂、β受体阻滞剂、利尿剂、α受体阻滞剂、血管紧张素转化酶抑制剂、血管紧张素受体拮抗剂等；其中后两者禁用于双侧重度肾动脉狭窄患者或孤立肾肾动脉狭窄患者。肾血管重建术后需根据血压变化情况，调整用药。

（2）抗血小板治疗：是RAS血管本身治疗的基础，阿司匹林和氯吡格雷是常用抗血小板药物，常用剂量：阿司匹林100mg qd或氯吡格雷75mg qd，一般患者单药治疗即可，如使用药物球囊或支架，建议围手术期至术后至少3个月给予双联抗血小板治疗，之后改为单药治疗。

（3）抗凝治疗：对于行肾动脉搭桥患者，术后短期内常给抗凝治疗，常用方案：肝素持续静脉泵入，之后改为阿司匹林抗血小板治疗。

3. 肾动脉血管重建：肾动脉狭窄重建的手术指征包括以下几类，临床可根据患者实际情况适当放宽。

（1）顽固性高血压难以控制。

（2）难以耐受高血压药物副作用。

（3）年轻患者难以耐受长期用药。

（4）短期内肾功能严重恶化。

（5）合并急性肺水肿、心力衰竭。

（6）纤维肌发育不良患者，因肾动脉狭窄腔内治疗效果相对较好，且多为青年人，血管干预指征可相对放宽。

五、常用肾动脉血运重建手术及围手术期管理要点

1. 常用肾动脉血运重建方式：见表19-6。

表19-6　肾动脉血运重建方式

手术类型	术式内容	常见处理病变部位
开放手术	肾动脉自体或人工血管搭桥术	肾动脉开口、主干病变
	肾动脉内膜剥脱术	肾动脉开口病变（动脉粥样硬化）
	自体肾移植术	肾门部肾动脉分支多发病变
	患肾切除术	肾脏严重萎缩、肾功能丧失，合并顽固性高血压难以控制者
	肾动脉松解术	肌纤维束带等结构压迫者

手术类型	术式内容	常见处理病变部位
介入手术	肾动脉球囊扩张术	肾动脉开口、主干、粗大分支病变，青年患者一般不考虑支架植入
	肾动脉支架植入术	球囊扩张后存在50%及以上弹性回缩，或限流性夹层者，考虑行支架植入。老年动脉粥样硬化患者一般直接考虑支架植入
	肾动脉药物洗脱球囊扩张、药物洗脱支架植入术	肾动脉再狭窄性病变，尤其是反复再狭窄者

2. 开放手术围手术期管理要点（以腹主动脉-右肾动脉自体大隐静脉搭桥术为例，见表19-7）。

表19-7　围手术期管理要点自查清单

类别	项目	描述	完成情况
手术指征	适应证	长段、多节段、多分支病变，不适宜介入治疗者	□
	禁忌证	全身情况不能耐受手术，活动性出血等抗凝、抗血小板禁忌等	□
术前准备	抗血小板治疗	阿司匹林100mg每天一次抗血小板治疗	□
	心肺评估	评估心、肺功能，鼓励患者戒烟和术前呼吸功能锻炼	□
	术前影像	肾动脉彩超、腹盆CTA、肾动脉MRA或肾动脉DSA	□
	备皮	术前腹部、会阴及大隐静脉取材区备皮	□
	桥血管评估	如使用大隐静脉作为搭桥材料，术前大隐静脉彩超评估大隐静脉条件	□
	预防感染	术前0.5～2小时单次抗生素预防性抗感染	□
	备血	术前备红细胞或血浆	□
	手术体位准备	患者仰卧位（经腹腔入路），侧卧"折刀位"（腹膜后入路）	□
	麻醉方式	全身麻醉	□

类别	项目	描述	完成情况
并发症告知、预防及处理	全身并发症	心脑血管意外、肺炎、肺不张等	□
	出血	吻合口出血，腹腔、腹膜后出血等	□
	血栓	桥血管血栓形成，急性闭塞	□
	副损伤	肾脏、输尿管、肝、胆、胰、脾及肠道等	□
	肾功能恶化	肾梗死、肾脏缺血再灌注损伤等	□
	远期并发症	吻合口狭窄、假性动脉瘤等	□
术后随访与用药	抗凝治疗	术后早期多选择持续静脉肝素泵入，维持APTT基础值的1.5~2.5倍	□
	抗血小板治疗	长期应用抗血小板治疗，一般单药抗血小板治疗（阿司匹林100mg每天一次）	□
	伤口拆线	腹部切口10~12天拆线	□
	随访	一般建议术后3个月、半年、每年进行门诊随访，评估血压、肾功能和桥血管情况	□

3. 开放手术要点（左侧腹膜后入路左肾动脉搭桥为例）

（1）体位：侧卧，"折刀"体位。

（2）切口层次：皮肤、浅筋膜、腹外斜肌、腹内斜肌、腹横肌、腹膜外脂肪，注意勿突破腹膜进入腹腔。

（3）肾、动静脉显露：自腹膜后间隙逐步向内游离推进，显露左肾、左肾门，左肾动脉、左肾静脉、左侧输尿管，套带标记、备控。

（4）腹主动脉显露：继续向内下方侧分离，显露肾下腹主动脉，套带备控，注意勿损伤输尿管等结构。

（5）桥血管选择：自体大隐静脉首选，条件不具备者可用人工血管。

（6）吻合选择：腹主动脉端采用端-侧吻合，肾动脉端采用端-端或端侧吻合，自体大隐静脉桥注意方向（瓣膜），并优先吻合腹主动脉侧（预防扭转、打折）。

（7）止血、关闭切口：注意吻合口、创面彻底止血，以保障术后抗凝。

4. 介入手术围手术期管理要点：见表19-8。

表 19-8 介入手术围手术期管理要点

类别	项目	描述	完成情况
手术指征	适应证	如前所述	☐
	禁忌证	整体情况难以耐受手术，外在解剖压迫，对比剂过敏，动脉炎活动期，妊娠期等	☐
术前准备	心、肺评估	心电图、心肌酶谱、超声心动图、胸片	☐
	术前影像	肾动脉彩超、腹盆CTA或肾动脉MRA	☐
	桥血管评估	大隐静脉超声，评估大隐静脉直径，有无曲张、血栓等	☐
	抗血小板治疗	术前阿司匹林100mg每天一次，抗血小板治疗；如行药物球囊、支架植入，则予双联抗血小板治疗	☐
	备皮	双腹股沟区、会阴区备皮	☐
	麻醉方式	局部麻醉，术中心电监护	☐
并发症告知、预防及处理	全身并发症	心脑血管不良事件（术前评估，术后监测）	☐
	出血	穿刺点出血、肾动脉破裂出血、肾皮质出血等（合理选择球囊、支架、严格控制导丝等）	☐
	血栓	肾动脉血栓形成（严格抗血小板治疗）	☐
	副损伤	穿刺点副损伤（加压包扎，观察穿刺点有无肿胀、瘀斑、包块等）	☐
	远期并发症	靶血管再狭窄（定期随访）	☐
术后随访与用药	抗血小板治疗	严格抗血小板治疗	☐
	随访	术后1、3、6、12个月，之后每年1次随访	☐

5. 介入手术要点（以肾动脉球囊扩张/支架植入为例）

（1）入路：一般采用股动脉入路，如肾动脉成角过大，可采用肱动脉入路。

（2）造影：参考术前CTA影像，多角度造影，避免造影误差和遗漏病变。

（3）肾动脉开口选择：一般选用肾动脉Guiding导管、Cobra导管，必要时选用Simmons导管等特殊导管。

（4）工作路径建立：工作到位后注意为维持操作系统稳定，避免导丝脱出或进入过深损伤肾皮质。

（5）球囊扩张/支架植入：合理选择球囊、支架尺寸，大小参考近、远端正常血管直径，必要时参考对侧肾动脉直径，年轻患者，尤其是大动脉炎患者注意尽量避免支架植入。

（6）复查造影：复查造影评估有无残余狭窄、限流性夹层、对比剂外溢，注意延迟显影，评估有无肾皮质出血、血肿等。

（宋希涛　陈跃鑫）

第二十章　中弓韧带压迫综合征

中弓韧带压迫综合征（median arcuate ligament syndrome, MALS）由Harjola于1963年首次报道，又称腹腔干压迫综合征、Dunbar综合征，指由于中弓韧带对腹腔动脉异常压迫引起的一系列临床症状群。多见于体态偏瘦人群，中青年女性好发，男女比例为1:4。

一、病因和临床表现

1. 病因：关于MALS的病因和发病机制尚无定论，一般认为有以下两种可能：

（1）中弓韧带是膈肌腱弓横穿腹主动脉表面、构成主动脉裂孔前缘的纤维韧带。正常情况下腹腔干开口多位于中弓韧带下方，如果膈肌腱弓止点过低或腹腔干发出位置过高，就有可能形成中弓韧带对腹腔干的压迫，引起局部狭窄、闭塞，造成相应脏器的血供减少，进而肠系膜动脉窃血致小肠缺血，产生腹痛、食欲缺乏、进行性消瘦的一系列表现。现有研究表明，膈肌腱弓附着点过低是产生MALS最主要的因素，部分病例甚至会累及肠系膜上动脉、肾动脉。在解剖变异的基础上，MALS还与呼吸运动密切相关，深呼气时膈肌腱弓收缩、紧张，影像学检查可以看到明显的腹腔动脉迹迹，伴随血流速度增快；反之亦然。

（2）腹腔干受压并不能解释MALS患者所有的症状。尸检文献报道，人群中有10%～24%腹腔干紧邻中弓韧带发出并可能被压迫，然而MALS的发病率只有1.7%～4.0%；某些无症状的患者也可检出典型的影像学表现，部分手术解除压迫后的患者并不能缓解所有症状；另外，肠道血供存在广泛的侧支循环，仅有腹腔干狭窄很难解释患者的腹痛表现。因此，有学者提出MALS也有可能是一种神经源性疾病。腹腔神经丛紧邻中弓韧带，可因内脏神经丛直接受压、刺激交感神经纤维丛、内脏血管收缩而引起腹痛等症状。

2. 临床表现：表现为典型的三联征，腹痛、体重下降、上腹部血管杂音；但不一定同时出现。

（1）近80%的患者可以出现腹痛，且多为餐后腹痛，平卧位可缓解。

（2）近一半的患者伴有体重下降。

（3）35%的患者可闻及上腹部收缩期血管杂音。

（4）其他临床表现还包括食欲缺乏、恶心、呕吐、腹泻、乏力等，对于长期慢性腹痛、营养状况不佳的患者还容易出现焦虑、情绪异常等精神症状，尤其是青少年患者。

（5）MALS可伴随侧支动脉瘤，其中以胰十二指肠动脉瘤最为多见，可能是因为长期大量的异常血流增加了侧支血管管壁的剪切力、逐渐形成动脉瘤。一旦破裂可造成腹膜后血肿，甚至出血性休克等严重后果。

二、专科查体和辅助检查

MALS患者多为中青年患者、体型偏瘦，BMI 18.2 ~ 23.9 kg/m²，查体常无明确腹膜定位体征，上腹部可以闻及收缩期血管杂音。

辅助检查除了常规的实验室生化检验、胸片、心电图等检查以外，还需进行以下几种常用的影像学检查，采集具有特征影像学表现的阳性结果以明确诊断。

1. 彩色多普勒超声：呼气时膈肌腱弓收紧、同时主动脉及腹腔干向头侧移位，如此时发现腹腔干近端血管扭曲变形和收缩期血流加速、而吸气末流速恢复正常，提示存在MALS的可能性（图20-1）。呼气末收缩期腹腔干PSV超过350cm/s和腹腔干扭曲角度超过50°诊断MALS的灵敏度和特异度分别为83%和100%。超声检查无创、经济、简便易行，是常用的筛查手段，还可以分别测定吸气相及呼气相、坐位及立位时的血管形态和流速，有助于确立诊断。

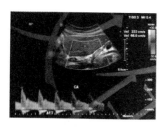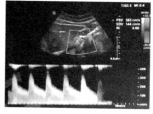

图20-1 MALS超声表现

注：吸气时腹腔干起始段呈直线，PSV: 222cm/s；呼气时走行呈 "C" 字形，PSV: 363cm/s。

2. CTA：优点是无创、费用低廉，矢状位可以观察到MALS腹腔干特征性的 "鱼钩" 样形态，三维重建能清晰地显示主动脉及其分支的空间结构、侧支建立情况、腹腔干病变的部位及程度、有无狭窄后扩张，是否合并分支动脉瘤等。缺点是对比剂过敏和肾毒性、不能动态显示腹腔干吸气相和呼气相形态的变化以及侧支的血流方向。

3. MRA：相比CTA检查，MRA的扫描时间更长、动脉病变的分辨率及准确性相对较低，同样也不能进行实时检查，但可以分辨增厚的中弓韧带，另外可适用于孕妇、儿童、碘过敏及肾功能不全的患者。

4. DSA：作为一项有创检查，可以动态观察腹腔干不同呼吸时相的形态变化，尤其是侧位相呼气末特征性的"鱼钩"征，如吸气相减轻或消失可以明确诊断。同时可以显示侧支循环动态的血流状态，时至今日仍然是诊断MALS的"金标准"。

5. 消化内镜：观察有无胃黏膜缺血、溃疡性结肠炎、肿瘤，用于鉴别症状和MALS相似的消化道疾病。

三、诊断及鉴别诊断

MALS由于缺乏特异性的症状，影像学结果与临床表现的相关性不高，甚至部分腹腔干重度狭窄或闭塞的患者仍无明显症状，因此诊断较困难，目前尚无统一的诊断标准。确诊需要结合典型的三联征表现和特征性的影像学检查，并除外其他可能导致类似症状的疾病，如胆囊疾病、慢性胃病、消化性溃疡、胃食管反流、肠易激综合征、缺血性肠病、炎性肠病等（表20-1）。

表20-1　MALS的鉴别诊断

疾病	好发人群	诱因	疼痛部位	伴随症状	鉴别方法
胆囊疾病	中年女性	进食油腻后	右上腹、可放射至背部	伴发热，黄疸，墨菲征（＋）	B超或内镜下逆行胆道造影可以协助作出诊断
慢性胃病	幽门螺杆菌感染，生活不规律、中老年	餐后明显	不规律上腹部隐痛	嗳气、反酸、呕吐	症状类似消化性溃疡，但发作的周期性与节律性不典型。胃镜检查是主要的鉴别方法
消化性溃疡	家族史，精神、工作紧张，嗜烟酒，慢性胃病	与饮食有明显的相关性和节律性	上腹疼痛长期反复发作	慢性胃病症状、体重减轻、全身神经症	胃镜检查
胃食管反流	随年龄增长增多、上消化道手术史	睡前进食、饮食不规律	上腹痛、胸痛	烧心、反流，食管外症状如咳嗽、鼻窦炎等	胃镜检查；质子泵抑制剂试验，24小时反流监测，食管测压

223

疾病	好发人群	诱因	疼痛部位	伴随症状	鉴别方法
肠易激综合征	中青年、女性多见	胃肠炎、食物不耐、手术、应激、药物	下腹痛	腹胀、排便习惯改变、腹泻、便秘、乏力	结肠镜等排除器质性病变
缺血性肠病	动脉硬化的老年患者	心力衰竭、休克、血压降低	突发左下腹痉挛性疼痛	伴有恶心、呕吐、明显便意	结肠镜
炎性肠病	青壮年	紧张、疲劳、饮食失调、继发感染	左下腹或下腹部阵发性痉挛性绞痛	腹泻、黏液血便、腹部肿块、里急后重、全身症状	ESR，消化内镜

四、治疗

　　MALS的治疗并无统一规定，更无指南或共识，鉴于该病的致病机制，中弓韧带松解是MALS不可或缺的治疗基础，但仍有近40%的患者症状不能得到有效缓解，提示了MALS的治疗原则应是针对发病机制，同时解决血管、神经丛外在压迫和血管内膜增生，在韧带松解后还需要进一步血管重建治疗。北京协和医院在国内外首次提出了个性化的联合治疗策略，旨在建立标准化的MALS治疗流程。

　　1. 开展多学科团队协作模式：以血管外科、基本外科（普通外科）、消化内科、放射科为核心，会同麻醉科、手术室、输血科团队，对中青年、女性、体态偏瘦、慢性腹痛的疑似患者进行相关影像学筛查，明确诊断；对于已确诊患者评估手术指征、围手术期的治疗计划及术后随访期间的注意事项逐项讨论；讨论术中腹腔镜下韧带松解和腔内血管成形术的手术细节。通过一次麻醉、手术同时解决外压因素和腔内病变，既可以恢复血管的正常形态和功能，又可以将血管再狭窄的风险降到最小，使患者得以从中获益。既往的治疗方式或是只考虑血管成形、直接行腹腔干支架植入为致支架断裂，或是仅松解中弓韧带，而忽略了腹腔干血流重建的重要性，二者均不能完全改善患者病情甚至加重原有病痛可能。多学科协作模式和杂交手术联合治疗良好的临床结果，预示这将成为MALS治疗的趋势。

　　2. 由于腹腔干狭窄或闭塞病变并非类似动脉硬化所致的血管内病变，而是长期外压导致的局部血管内膜增生，因此治疗的基础是解决腹腔干受压问题。韧带松解治疗方案的选择已经有了长足的进步，从开腹手术、腹腔镜下韧带松解，到达芬奇手术系统辅助下的机械臂操作，提高了治疗的效率和安全性。无论采用何种方法，术中完整显露并分离腹主动脉表面环绕腹腔干周围的韧带纤维结构以解除腹腔干的压迫、同时去除受压的腹腔神经丛是手术的关键，可同时兼顾腹腔干受压的缺血性机制和腹腔神经丛受压的神经源性机制。相对于传统的开腹中弓韧带松解术，腹腔镜下松解具有相似的症状缓解率，且创伤小、并发症更少，是目前的主流措施。

3. 由于腹腔干通过广泛的侧支循环与肠系膜上、下动脉相交通，往往认为是属于可以牺牲的动脉，因此血运重建的意义在很长一段时间内并未得到充分的认识。无论是基于MALS的病理基础，还是文献回顾的病例总结，单独经皮腹腔干血管腔内成形术的介入手段并不可行。由于中弓韧带压迫并未解除，持续存在的外在压迫可导致支架移位、断裂或支架内再狭窄；也不考虑单独球囊扩张术，只有在解除韧带压迫的基础上进行血管成形才能从根本上缓解症状。造成治疗失败的原因是由于动脉周围的纤维组织及韧带对腹腔干的持续压迫，乃至对支架植入物的持续压迫，只有外在压迫解除以后才可能得到良好的血管重建结果。

4. 因侧支动脉瘤破裂的风险较一般内脏动脉瘤更大，当瘤体直径与载瘤动脉内径比＞3时，就应积极治疗。韧带松解术中同时切除采用弹簧圈栓塞的方法均可达到满意的效果。

5. 腔内治疗是处理韧带松解后腹腔干残余病变的有效方法，分阶段联合治疗是先行腹腔镜下中弓韧带松解，随访期如有症状再采用腹腔干腔内治疗的方法重建血管。但分阶段治疗往往导致患者不必要的痛苦和两次手术所带来的额外风险，以及术后再狭窄加重导致腔内治疗不成功的可能性。因此，血管重建手术的时机有必要深入探讨和研究。北京协和医院在国内外首次创新性地提出了术前MDT会诊，术中腹腔镜下中弓韧带松解，同期术中血管造影、根据不同情况下选择是否继续腔内治疗，以及选择单纯球囊扩张或支架植入的联合治疗策略，从而建立MALS治疗的标准方案流程图（图20-2），为不同情况的患者提供个性化的治疗方案。

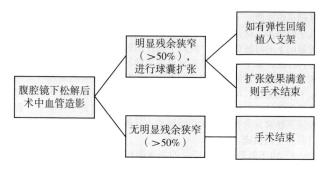

图20-2 MALS联合治疗的标准方案

五、个体化联合治疗流程及围手术期管理要点

1. 因呼吸机模式无法完全做到呼气干净,手术第一步在局部麻醉下进行操作。穿刺左肱动脉,依次放置导丝和血管鞘,因考虑接下来的腹腔镜手术,此步骤暂不需全身肝素化。导丝配合导管选择进入腹腔干动脉,进行血管造影再次评估腹腔动脉狭窄。如证实腹腔干狭窄或闭塞病变,特别是呼气末加重的特征影像,则保留导丝,改全身麻醉。

2. 建立气腹,腹腔镜探查。于胰腺上缘显露并裸化腹腔干周围及其3个分支血管的根部(肝总动脉、胃左动脉、脾动脉),完全切断中弓韧带对腹腔干、腹腔神经丛的压迫,彻底松解腹腔干动脉周围的束缚,留置引流,关闭切口。

3. 再次经左肱动脉入路建立工作通路,静脉肝素化。造影复查腹腔干松解后结果。如果腹腔干血流通畅,无残余狭窄,则手术终止。如果仍然存在明显狭窄(>50%),则进行球囊扩张:扩张过程中球囊出现明显束带或扩张后反弹,则进行支架植入术;如扩张效果良好,血流通畅,无明显残余狭窄,则手术终止(图20-3、图20-4)。鱼精蛋白中和肝素。

4. 患者术后每天服用100mg阿司匹林,3天后出院。术后3个月门诊复查,重新行CTA以评估腹腔干动脉的通畅程度。

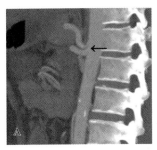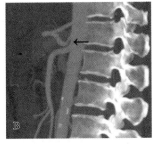

图20-3 典型病例1的CTA表现

注：A. CTA呼气相可见特征性的"鱼钩"征；B. 韧带松解＋球囊扩张术后复查CTA呼气相见腹腔干通畅，无"鱼钩"征表现。

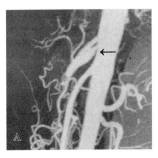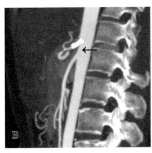

图20-4 典型病例2的CTA表现

注：A. CTA可见腹腔干狭窄及狭窄后扩张，侧支循环丰富；B. 韧带松解＋支架植入术后复查CTA见支架血流通畅，侧支循环消失。

（邵　江　刘　暴）

第二十一章　肠系膜上动脉夹层

肠系膜上动脉夹层（superior mesenteric artery dissection,
SMAD）指肠系膜上动脉（superior mesenteric artery, SMA）内
膜撕裂引起的内、中膜分离，可由器械操作引起，也可自发出
现，它可单独发生，也可与主动脉夹层一起发生。

一、病因和临床表现

1. 病因：肠系膜上动脉夹层主要源于动脉压力、血管形态、
血管壁强度等因素。高血压是高危因素，血管转弯处受到长时间
血流冲击处是夹层的好发部位。

2. 临床表现：表现为无症状夹层（该类患者较少发现），多
数患者因症状而发现，包括腹痛、恶心、呕吐等，若合并严重的
肠缺血、灌注不足可能出现便血、休克等。多数患者早期存在
"症状重，体征轻"的特点。

二、专科查体和辅助检查（SMAD入院收治自查清单，表21-1）

表21-1　SMAD入院收治自查清单

类别	项目	描述	完成情况
专科查体	视诊	观察腹部外观，与其他引起急性腹痛的疾病对照	□
	听诊	听诊肠鸣音，了解是否存在肠鸣音弱、肠鸣音消失等情况	□
	触诊	触诊了解是否存在压痛、反跳痛、肌紧张等	□
	血压测量	了解血压情况，注意控制血压平稳，避免过高或剧烈波动	□
实验室检查	一般实验室检查	包括全血细胞计数、肝肾功能检查、淀粉酶测定、脂肪酶测定、乳酸测定、Myo、Ck等	□
	共病检查	高血压、糖尿病、免疫病等	□
	筛易栓因素	P-C、P-S、AT-Ⅲ、APS抗体、狼疮抗凝物、CRP、ESR等	□
	凝血指标	PT、APTT、INR、Fbg、D-Dimer等	□

类别	项目	描述	完成情况
影像学检查	超声检查	肠系膜动、静脉超声	☐
	腹盆腔增强CT＋CTA	除需要影像诊断确认肠系膜夹层具体情况外，还需要了解肠道血运情况，有无肠坏死、肠梗阻及其他可能引起腹痛的病因	☐
	MRA	对部分肾功能不全，或CT对比剂过敏的患者可以尝试使用MRA	☐
	动脉数字减影血管造影（DSA）	对于SMA夹层本身的判断有效并且可能直接用于治疗，通常仅用于已发现SMA夹层且影像学特征不良，药物治疗无效的患者。需要指出的是DSA不是SMAD的必要检查，也不是金标准，当假腔或者真腔因闭塞无血流通过时，可能出现假阴性结果	☐

三、诊断及鉴别诊断

1. 诊断和分型

（1）SMAD的诊断标准：SMAD的临床诊断主要依靠影像学检查，如彩色多普勒血流图（color Doppler flow image，CDFI）、CTA、DSA；其中CTA对于临床怀疑SMAD的患者是最适合的检查，研究表明95%的SMAD患者经过CTA检查确诊。CTA的典型影像学征象包括如下。

1）直接征象：SMA呈双腔影，假腔呈"新月形"包绕真腔，假腔有血栓者为低密度影，假腔无血栓者，假腔真腔呈等密度，真假腔之间可见内膜片，真腔可不同程度地受压变细，甚至闭塞。

2）间接征象：肠壁增厚或变薄、肠壁不强化或强化减弱、肠管积气、肠管扩张、肠壁坏死等。

以上直接征象特异度强，可用于SMAD的诊断，间接征象不能单独用于SMAD的诊断。肠系膜动脉夹层依赖先进的血管检查手段，通常需要能够实施高质量肠系膜超声检查的操作者，或需要增强CT、MRA等检查。在剧烈腹痛原因不明的患者中推荐实施高分辨多层CTA。疼痛不严重的患者可能存在诊断延误。

（2）肠系膜上动脉夹层的分型：SMAD分型见图21-1。

肠系膜上动脉夹层的分型有多种，经过多年的演变，目前常用的主要是SMAD分型，分为 I ～ V型：I 型是假腔通畅，有

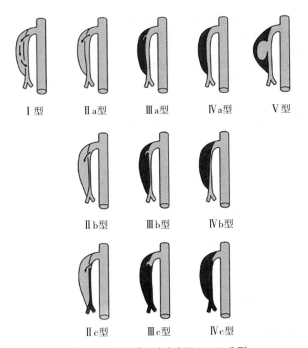

| Ⅰ型 | Ⅱa型 | Ⅲa型 | Ⅳa型 | Ⅴ型 |

| Ⅱb型 | Ⅲb型 | Ⅳb型 |

| Ⅱc型 | Ⅲc型 | Ⅳc型 |

图21-1　肠系膜上动脉夹层SMAD分型

引自Li DL, He YY, Alkalei AM, et al. Management strategy for spontaneous isolated dissection of the superior mesenteric artery based on morphologic classification［J］. J Vasc Surg, 2014, 59（1）: 165-172.

出口和入口；Ⅱ型是假腔囊状改变，有入口无出口，其中包括Ⅱa真腔通畅；Ⅱb真腔狭窄；Ⅱc真腔闭塞三个亚类；Ⅲ是假腔内血栓形成伴局部溃疡，也依据真腔的通畅、狭窄、闭塞分为a、b、c三个亚类；Ⅳ型是假腔内血栓形成无溃疡，同样依据真腔的形态分为a、b、c三个亚类；Ⅴ型，夹层动脉瘤形成。

2. 鉴别诊断：以腹痛起病的患者，在就诊时常需鉴别其他非血管原因发生的腹痛，肠系膜动脉夹层起病初期常有"症状重，体征轻"的特点，但不能以此为诊断依据，在怀疑该诊断时，必要时进行CTA检查，同时也需要排除其他腹痛原因。

（1）急性肠系膜上动脉闭塞：该类患者同样存在急性腹痛，呕吐等症状，也可能存在肠缺血，坏死等合并情况，CTA可能提示真腔狭窄、闭塞，部分病例需要与肠系膜上动脉夹层仔细鉴别。

（2）其他非血管源性腹痛：其他原因导致的急腹症在起病初期常需仔细与血管源性疾病鉴别，症状较轻的患者可能存在病情延误，常见的筛查手段包括病史鉴别、腹部超声、血管超声，必要时需通过腹部增强CT排查鉴别。

（3）病因鉴别：在明确了肠系膜上动脉夹层的患者中，还需结合既往病史，鉴别夹层形成的病因：如年龄，是否合并重度高血压，是否存在免疫病、血管炎等，是否存在感染性动脉性疾病等，若发现可能性较大的原因，需要进一步排查并尽早开始对因治疗。

四、治疗

1. 急诊手术指征及术式：对于剧烈腹痛，查体存在反跳痛、肌紧张、板状腹等急腹症患者，应及时请普通外科医师评估剖腹探查指征。尤其是已出现血便、肌红蛋白升高，影像学中已发现肠坏死、腹腔游离气体等征象的患者。出现上述情况时，原则上需考虑同期手术处理肠系膜上动脉夹层，恢复肠道血流，但仍需警惕再灌注现象。

急诊手术的术式选择，在明确存在腹腔游离气体、肠道胀气严重或者既往反复手术预期存在严重粘连等情况下，直接行开腹手术是合适的选择，开放的逆行血管入路仍有可能实现腔内血运重建。在紧急程度相对不高的情况下，若条件许可，也可选择先腹腔镜探查，若无肠坏死仍可同期腔内重建肠系膜动脉血运。腔内治疗通常用于无明显分支受累的近端局限性病变，但也可用于病变广泛且不适于手术的患者。腔内支架植入是最常用于恢复管腔通畅的技术。需警惕夹层合并血栓形成的情况，年轻患者还需要警惕血管痉挛。

2. 保守治疗、控制血压及病情观察：在排除急诊手术指征的患者中，应依据以下顺序开展早期保守治疗，对于急性腹痛患者在确诊SMAD后，推荐禁食水、肠外营养，维持电解质平衡，对于存在可能感染的患者需要进行必要的抗生素治疗。在上述治疗的同时应该进行必要的抗凝治疗、控制血压并动态观察病情变化。血压控制推荐多药联合，避免血压过低影响组织器官灌注。研究表明合并复杂夹层的患者更容易出现保守治疗失败，通常推荐在首次检查后48小时再次复查影像学，或在症状出现进展、加重时复查影像学。

3. 抗凝/抗血小板治疗：首选阿司匹林＋肝素/低分子量肝素，有研究表明抗凝的疗程推荐为1年或更长。对于疼痛缓解，恢复正常饮食的患者，可考虑复查影像学，若仍存在夹层，应更换口服抗凝药物，如维生素K拮抗剂。

4. 血运重建：部分患者经积极充分的保守治疗后仍存在持

续的腹痛，依据夹层的范围及类型，常需要腔内手术或开放手术重建血运，防止病情进展导致肠坏死，或者在部分形成夹层动脉瘤的患者中防止动脉瘤破裂。

（1）腔内手术：对于无明显分支受累的患者，病变节段较短的患者，可通过支架植入技术开放并支撑真腔，在保守治疗的患者中，大约1/4会进展为动脉瘤，严重时可能发生破裂，动脉瘤患者依据症状及进展速度、直径等评估手术时机，部分患者需在SMA开口处放置覆膜支架。

（2）开放手术：对于复杂、长段、累及分支的SMA病变，开放式手术重建SMA往往是必要的手段，少数患者需要静脉移植、补片或搭桥手术。经腹或腹膜后入路将腹腔脏器翻向内侧对于显露SMA起始部是合适的方式。但这种入路难以显露更远端的SMA，原因是受到胰腺和十二指肠的限制。若需要显露中远段SMA，最好使用前方入路，将大网膜和横结肠拉向头侧，将小肠拉至腹部右侧，于小肠系膜根部显露中远段SMA。

5. 适当镇痛：适当的镇痛是推荐的，疼痛可能导致血压升高，进而促进病变进展及疼痛加剧，首先推荐适量使用阿片类镇痛药物。

6. 肠系膜上动脉夹层的综合治疗流程（图21-2）

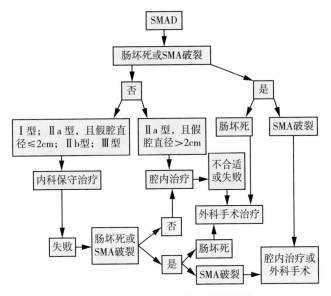

图21-2　肠系膜上动脉夹层的综合治疗

五、预后及随访

SMAD常见的事件及原因是肠坏死、动脉瘤形成；研究表明，SMAD患者中后期发生动脉扩张或者动脉瘤的比例可达1/4，自发性SMAD患者的病死率总体较低。但在内科保守治疗失败需要外科干预的患者中病死率较高。推荐在首次发作期间进行短期影像学随访。

（崔立强　刘　暴）

第二十二章　内脏动脉瘤

内脏动脉瘤（visceral arteries aneurysms，VAA）指腹主动脉内脏分支包括腹腔干、肠系膜上动脉、肠系膜下动脉及其分支出现瘤样扩张性病变的总称。内脏动脉瘤约占所有腹腔内动脉瘤的5%，包括真性动脉瘤和假性动脉瘤。大多数内脏动脉瘤本质原因是动脉壁变性或动脉粥样硬化，病理切片显示平滑肌减少，弹性纤维破裂和动脉介质不足。内脏动脉瘤治疗的临床意义主要与它们破裂的可能性相关，文献报道近1/4的内脏动脉瘤出现破裂，破裂内脏动脉瘤病死率至少为10%，孕妇脾动脉瘤及其他内脏动脉瘤破裂后的病死率接近100%。

一、病因和临床表现

1. 病因：主要是动脉粥样硬化，其次是中层变性或发育不良，其他病因包括结缔组织疾病（马方综合征、埃勒斯－当洛综合征、遗传性出血性毛细血管扩张症、纤维肌发育不良和川崎病）和高流量状态（门静脉高压症、妊娠）等。有学者提出抗磷脂综合征也与该病有关。当内脏动脉瘤累及同一血管床的不同部位或累及多个血管床的内脏血管时，应进行基因检测用于诊断和预后。

内脏动脉假性动脉瘤病因多为腹部创伤、感染、炎症性疾病或医源性损伤。

2. 临床表现：VAA一般在破裂前无典型临床症状，偶尔表现为动脉瘤体表投射位置不适感。一旦出现疼痛感，往往预示着内脏动脉瘤先兆破裂。

脾动脉瘤是破裂风险最高的内脏动脉瘤，常以破裂为首发症状，因其出血部位不同，症状亦有差别，出血位于游离腹腔，患者会很快因大量失血导致休克甚至死亡；出血位于小网膜囊，因血块填塞可暂时止血，一旦经小网膜孔破入腹腔，可表现为"二次出血"症状。极少数情况下脾动脉瘤还可与肝门静脉系统形成内瘘，引起门静脉高压表现。

肠系膜上动脉瘤可无特殊表现，或表现为慢性肠道缺血症状，术前诊断困难，一旦出现栓塞事件或破裂，往往会造成不可逆的肠管坏死、失血性休克甚至死亡。

肝动脉瘤多无特异性症状，部分可出现与饮食无关的右上腹痛，瘤体急性扩大时可导致腹部剧烈疼痛，并放射至背部。肝动脉瘤压迫胆道可导致梗阻性黄疸，压迫胰管可诱发胰腺炎。若肝动脉瘤以破裂为首发表现，其瘤体破裂后血液流向不同，临床症状也不同。

二、专科查体和辅助检查（VAA入院收治自查清单，表22-1）

表22-1　VAA入院收治自查清单

类别	项目	描述	完成情况
专科查体	腹部查体	直径较大的内脏动脉瘤可在腹部扪及搏动性包块，可伴有轻压痛，大多数非动脉瘤破裂出血就诊患者无腹部阳性体征	□
实验室检查	一般实验室检查	血常规，肝肾功能，凝血功能，血型，输血八项，尿、便常规	□
	共病检查	心肌酶谱（合并心脏基础疾病患者）、糖化血红蛋白（合并糖尿病患者）	□
	免疫因素筛查	尤其针对多发内脏动脉瘤患者	□
	感染因素筛查	合并全身炎症反应者应考虑筛查感染因素及来源，如心内膜炎、脓毒血症等	□
影像学检查	超声检查	腹部常规超声、腹主动脉及分支动脉超声，多用于体检筛查时发现内脏动脉瘤	□
	腹主动脉CTA	最常用的无创诊断方式，了解动脉瘤病变部位及大小形状，判断是否有手术指征及手术方式的选择	□
	动脉造影	是诊断内脏动脉瘤的"金标准"，可明确动脉瘤的确切位置、大小、判断是否合并存在累及多支腹腔内动脉的动脉瘤。因其为有创检查，主要用于同期介入治疗	□

三、诊断及鉴别诊断

一般临床检查不易发现内脏动脉瘤，且破裂前多无症状，因此该病的早期诊断主要依赖影像学检查，彩超、CTA和DSA检查有助于明确诊断。

四、治疗

内脏动脉瘤干预的基本方式为开放性手术和腔内治疗，传统开放手术常见的手术方式有以下几种：动脉瘤切除术和动脉端端吻合术或自体静脉移植术；动脉瘤缩缝术等；手术方式的选择应根据动脉瘤的部位、大小、局部解剖、侧支循环状况及有无感染而定。目前绝大多数内脏动脉瘤的治疗以介入手术为主，介入手术方式主要包括动脉瘤腔内隔绝修复术和动脉瘤栓塞术。

五、内脏动脉瘤介入手术及围手术期管理要点

1. 介入手术围手术期管理要点：见表22-2。

表22-2 围手术期管理要点自查清单

类别	项目	描述	完成情况
手术指征	适应证	脾动脉瘤： ● 瘤体直径≥3cm ● 患有该病的孕龄或育龄期妇女也应在产前或孕前择期手术 ● 所有假性动脉瘤 ● 部分直径＜3cm的无症状脾动脉瘤可以严密随访，如发现有增大趋势或有破裂风险，也应予以干预 ● 左上腹或左侧季肋区疼痛，则往往预示动脉瘤即将破裂 其他内脏动脉瘤（除SAA）： 建议在做出诊断后立即干预所有内脏动脉瘤和假性动脉瘤，无论其大小如何	☐
	禁忌证	全身情况不能耐受手术，活动性出血等抗凝、抗血小板禁忌等	☐
术前准备	抗血小板治疗	拟术中植入支架患者术前5～7天起口服阿司匹林100mg qd、氯吡格雷75mg qd至少3天	☐
	心肺评估	评估心肺功能，鼓励患者戒烟和术前呼吸功能锻炼	☐
	术前影像	脾动脉彩超、腹盆CTA、脾动脉MRA或脾动脉DSA	☐
	备皮	术前腹股沟备皮	☐

类别	项目	描述	完成情况
术前准备	手术体位	仰卧位	☐
	麻醉方式	通常为局部麻醉，但部分动脉瘤血管迂曲较重，局部麻醉手术中可能因无法耐受疼痛可考虑全身麻醉	☐
并发症告知、预防及处理	栓塞后遗症	患者动脉瘤选择栓塞方式或支架覆盖分支血管后，导致远端脏器缺血坏死风险	☐
	介入并发症	穿刺部位出血，术后出现皮下出血、血肿、假性动脉瘤等风险	☐
术后随访与用药	抗血小板治疗	支架辅助栓塞患者术后给予氯吡格雷75mg.qd及阿司匹林100mg.qd双联抗血小板治疗，3个月后门诊复查决定是否改为单一抗血小板药物	☐

2. 介入手术要点（以脾动脉瘤治疗为例）

（1）穿刺：腹股沟部常规消毒铺巾，Seldinger法穿刺股总动脉，置入短鞘。

（2）全身肝素化。

（3）造影：导管行腹主动脉造影，明确腹腔干、脾动脉、肠系膜动脉开口位置，扭曲程度，瘤体部位和大小，有无其他合并动脉瘤。

（4）超选至脾动脉，放大像，以瘤体为中心再次造影，明确瘤体直径，与开口和脾门的关系，入瘤及出瘤动脉位置和直径。明确方案：保留主干的瘤体致密填塞，或脾动脉主干栓塞或脾动脉瘤腔内隔绝。

（5）支架植入术前通路准备：将7F或8F导引导管放置在腹腔干或脾动脉开口处，便于定位病变和注射对比剂评价效果。超滑导丝配合柔韧度合适的导管选择进入出瘤动脉，并置换为工作导丝。释放支架。

（6）支架采用覆膜支架。Viahabn的柔韧度相对较好，可以较好地适应脾动脉的迂曲走行。超过入瘤动脉直径1～2mm，支架到位后应根据造影结果调整位置，支架植入时应充分覆盖病变，保证两端锚定区至少超过1cm，支架植入复查后造影显示支架位置形态良好，脾动脉血流速度满意，瘤腔内未见显影。一般不需要后扩张。

（7）弹簧圈栓塞：导管退至瘤腔内，选择接近瘤体直径的可解离弹簧圈或普通弹簧圈栓塞。

3．介入手术要点（以肠系膜上动脉瘤治疗为例）

（1）穿刺：腹股沟部常规消毒铺巾，Seldinger法穿刺股总动脉，置入导管鞘。

（2）全身肝素化。

（3）造影：导管于腹主动脉上段造影明确动脉瘤的形态、大小、位置，以及与邻近动脉分支的关系，并测量相关数据。

（4）建立工作轨道：调整C臂投照角度为侧位，导丝引导、将导管置入肠系膜上动脉主干的远端，置换硬导丝，固定导丝，取出导管，更换长鞘头端置于肠系膜上动脉起始部。必要时再次造影，进一步明确动脉瘤情况。

（5）针对动脉瘤的位置、形态选择适当方法：①分支动脉瘤或主干偏心性窄瘤颈动脉瘤，导丝引导置管于动脉瘤腔内，以弹簧圈致密填塞；②主干宽瘤颈动脉瘤，先于肠系膜上动脉主干植入自膨式金属裸支架（直径大于肠系膜上动脉1mm，长度充分覆盖动脉瘤颈），再经支架网眼进入动脉瘤腔，以弹簧圈致密填塞。

（6）造影确认动脉瘤腔不显影，以及肠系膜上动脉主干及分支血流通畅程度。缓慢、完整取出各导丝、导管、鞘后，以血管闭合装置处理穿刺点，无菌纱布覆盖、压迫。

4．介入手术治疗过程中的要点及技巧（以脾动脉瘤治疗为例）

（1）工作通路建立困难：当腹主动脉或脾动脉严重扭曲时，导管跟进困难，可采用同轴技术，增加支撑力和稳定性；当超选脾动脉困难时，需选择合适的导管选择开口，如SIMON导管或RH导管。

（2）选择合适的方案：SAA靠近脾门，考虑致密填塞瘤腔，如基底较宽或瘤体迂曲严重，可考虑栓塞入瘤动脉。SAA靠近开口，避免弹簧圈脱落，考虑支架辅助，或栓塞出瘤及瘤腔。如SAA位于主干，脾动脉迂曲不重，首选覆膜支架腔内隔绝。

（3）关注术后临床变化：血小板反弹，如升高明显，可以造成肝门静脉血栓事件，必要时需抗血小板治疗。

（李　康　刘　暴）

第二十三章　肾动脉瘤

肾动脉瘤（renal artery aneurysm，RAA）指肾动脉的局限性瘤样扩张，包括真性动脉瘤（囊性和梭状）、假性动脉瘤、夹层动脉瘤。其中真性动脉瘤为直径超过邻近正常动脉直径1.5倍的肾动脉局限性扩张，涉及动脉壁全层；肾动脉假性动脉瘤（renal artery pseudoaneurysm，RAPA）并不涉及动脉壁全层，通常与创伤性损伤相关；肾动脉夹层动脉瘤指在肾动脉壁出现夹层，并合并瘤样扩张。RAA发病相对罕见，尸检研究表明其发生率为0.01%～0.09%，血管造影和CTA中，RAA的发生率为0.3%～2.5%。RAA多见于50～60岁，且女性多见，可能与女性患者纤维肌发育不良（fibromuscular dysplasia，FMD）比例较高相关。在非发育异常病例中，RAA男女发病率相等。

一、病因和临床表现

1. 病因：真性RAA常见发病机制为动脉粥样硬化性退行性变，组织染色显示血管壁平滑肌细胞含量减少、弹性纤维断裂和细胞外基质不足。其他常见病因包括FMD、血管胶原病、Ⅰ型神经纤维瘤病和其他罕见的遗传性疾病（如埃勒斯-当洛综合征）。肾动脉假性动脉瘤常见病因包括创伤、医源性损伤、局部炎症反应、感染等。不到10%的RAA为肾实质内，该类动脉瘤通常呈多发性，病因包括先天性发育异常、血管胶原病、创伤等，也可能与动静脉瘘（arteriovenous fistulae，AVF）有关，可能是由于瘘管的自发闭合所致。结节性多动脉炎可发生肾内动脉瘤，通常发生在肾皮质。

2. 临床表现：大多数RAA无症状，多为在动脉造影、超声、CT等影像学检查中偶然发现。常见的临床症状包括高血压、疼痛、血尿或破裂。典型的破裂表现包括急性腹痛、腹胀和低血压。RAA可能与严重高血压有关，多见于梭形动脉瘤，囊状和肾内动脉瘤相对少见。无痛性血尿很少见，可能与RAA引起的血栓栓塞伴有肾梗死或肾静脉受压有关。其他，如发热、疲劳等全身性表现可能提示感染性动脉瘤。

二、专科查体和辅助检查（RAA入院收治自查清单，表23-1）

表23-1 RAA入院收治自查清单

类别	项目	描述	完成情况
专科查体	一般情况	血压、心率	☐
	触诊	是否存在搏动性腹部肿块，但对RAA并无特异性；是否存在压痛、反跳痛	☐
	叩诊	肾区有无叩痛	☐
实验室检查	一般实验室检查	血常规、肝肾功能、凝血功能	☐
	共病检查	合并高血压可行肾素-血管紧张素Ⅱ-醛固酮系统检测用于明确是否合并肾血管源性高血压	☐
	病因筛查	C反应蛋白、红细胞沉降率、抗核抗体谱、系统性血管炎筛查有无血管炎因素，必要时基因检测明确有无先天性发育异常、血管胶原等病因	☐
影像学检查	彩色多普勒超声	肾动脉超声明确有无肾动脉狭窄，肾大小及皮质厚度彩超了解肾功能	☐
	肾动脉CT或磁共振血管成像（CTA/MRA）	首选诊断工具，可辅助明确治疗方案。大多数RAA为单侧，双侧占10%～20%，平均直径为1.5cm。RAA可累及肾血管的任何部分，主要包括肾动脉、副肾动脉或实质内动脉。大约2/3的RAA涉及动脉分叉。RAA通常为囊状，而不是梭形的，其中合并钙化的比例为20%～56%	☐
	肾动脉数字减影血管造影（DSA）	作为一种有创检查，是诊断肾动脉病变金标准，可以提供直观的血管腔内的影像，多与RAA介入治疗同步进行。在累及分支动脉等解剖条件复杂的RAA中，应用Dyna CT技术可辅助制定最佳治疗方案	☐

三、诊断及鉴别诊断

1. 诊断：CTA对RAA诊断具有高度特异性，并且可评估其解剖条件（表23-2）。

表23-2　RAA诊断与评估建议

建议	推荐强度	证据质量
对于认为可能有RAA患者，建议选择CTA进行诊断，推荐层厚为1mm	1（强）	B（中等）
对于认为可能有RAA患者，但放射线暴露风险增加或合并肾衰竭，建议采用无对比剂MRA进行诊断（1C级） 无对比剂MRA最适合儿童和有生育能力的妇女，或对CTA或MRA对比剂有禁忌证（妊娠，肾衰竭或对比剂过敏）的妇女	1（强）	C（低）
如果常规CTA无法充分评估，影响对远端肾动脉分支情况的识别及治疗计划制订，建议使用血管造影	1（强）	C（低）
建议对女性RAA进行FMD患病可能性评估，包括全身外周血管的CTA或MRA筛查，以评估脑血管、肠系膜血管等受累情况	2（弱）	C（低）

译自2020: The Society for Vascular Surgery Clinical Practice Guidelines on the Management of Visceral Aneurysms.

2. 鉴别诊断：需鉴别肾动脉假性动脉瘤、肾动静脉畸形、肾囊肿、肾肿物或肾结石。

（1）肾动脉假性动脉瘤：RAA为动脉壁全层的扩张病变，而假性动脉瘤非动脉壁全层受累，并且血管周围可有炎症表现，可供鉴别。

（2）肾动脉夹层：孤立性肾动脉夹层或主动脉夹层累及肾动脉可表现为与夹层有关的影像学特征，同时伴有腰背痛、血尿等症状。

（3）肾动静脉畸形：彩色多普勒超声可发现明显的湍流，收缩峰值流速增加，伴随舒张末期流速增加、阻力指数降低。肾动脉造影是诊断肾动静脉畸形的重要手段，表现为肾静脉和下腔静脉快速显影。对于先天性肾动静脉畸形，多发段间动脉和叶间动脉与曲张的静脉相交通，而后天性肾动静脉畸形通常存在单个瘘口。

（4）肾结石：动脉瘤壁钙化需与肾结石相鉴别，B超、DSA可供鉴别。

四、治疗

RAA干预的主要适应证包括破裂、高血压、肾动脉分支栓塞、解剖位置影响肾功能等。预防破裂是无症状RAA的最常见干预指征。研究表明，RAA破裂率少于3%，一旦破裂需行急诊手术干预。在血流动力学稳定的患者中，可根据CT结果择期手术治疗。RAA的干预指征见表23-3，RAA的治疗方案见表23-4。

表23-3　RAA的干预指征

建议	推荐强度	证据质量
对于可以接受手术风险的非复杂性RAA的患者，建议对直径>3cm的动脉瘤进行治疗	2（弱）	C（低）
建议对有症状或破裂风险的任何大小RAA进行紧急干预	1（强）	B（中等）
对于育龄期非复杂型RAA患者，如手术风险可接受，无论大小，建议进行治疗	2（弱）	B（中等）
对于患有难治性高血压和合并影响脏器功能的肾动脉狭窄患者，无论动脉瘤大小，建议进行治疗	2（弱）	C（低）

译自2020：The Society for Vascular Surgery Clinical Practice Guidelines on the Management of Visceral Aneurysms.

表23-4　RAA的治疗方案

建议治疗方案	推荐强度	证据质量
建议对RAA患者进行每日抗血小板治疗（小剂量阿司匹林）	2（弱）	C（低）
建议可采用开放手术重建技术对手术风险可接受的大多数RAA进行选择性修复	2（弱）	B（中等）
当技术上可行时，建议对复杂远端分支动脉瘤进行离体修复和自体移植，而非选择肾切除术	2（弱）	B（中等）
建议采用腔内技术对符合解剖学要求的RAA进行选择性修复，包括对开放手术耐受性差的主干RAA进行支架植入隔绝瘤体或对远端、实质性动脉瘤进行栓塞	2（弱）	B（中等）
建议基于机构资源和外科医师的微创技术经验，可将腹腔镜和机器人辅助技术作为一种介入替代方法	2（弱）	C（低）

译自2020：The Society for Vascular Surgery Clinical Practice Guidelines on the Management of Visceral Aneurysms.

五、常用手术及围手术期管理要点

RAA的主要手术方式见表23-5。

表23-5　RAA的主要手术方式

手术类型	术式内容	常见处理病变类型
开放手术	单纯动脉瘤修补术	囊性病变
	血管旁路/间位移植术	累及主干，弥漫型＋局部狭窄，原发的肾动脉狭窄不影响远期通畅率，同期行主动脉旁路术
	离体修复和自体移植	复杂远端/分支病变
	肾切除术	弥漫性疾病，尤其是远端动脉发育异常、肾萎缩或无功能；破裂RAA解剖条件不佳
介入手术	动脉瘤栓塞术	远端和肾实质内动脉瘤
	动脉瘤腔内隔绝术	主干病变

1. 开放手术要点（以动脉瘤切除、原位肾动脉重建术为例）

（1）手术入路选择：可采用正中切口、旁正中切口、肋缘下切口，显露路径包括：正中显露（经肠系膜根部显露主动脉和左肾静脉、左肾门及右肾动脉近端）、侧腹显露（适用于肾动脉分支修复，尤其是应用腹膜外入路或行上腹部来源的主动脉肾动脉旁路术）。

（2）显露肾动脉：右肾动脉显露可于右结肠旁沟打开后腹膜，将腹腔肠管推向左侧，切开右肾脂肪囊；左肾动脉显露可将覆盖主动脉的后腹膜纵向切开，十二指肠被十二指肠悬韧带固定，将十二指肠反折到患者的右侧，以便显露左肾静脉，左肾动脉位于左肾静脉后方，向头侧牵拉静脉可以显露动脉。分别游离肾动脉、肾静脉、同侧输尿管及肾上、肾下下腔静脉及腹主动脉，分别置阻断带备控。注意轻柔操作，避免动脉瘤破裂、下腔静脉损伤、右肾静脉损伤、输尿管损伤。

（3）全身肝素化。

（4）自体大隐静脉作为桥血管：确定患者自体大隐静脉管径，应选择无静脉曲张及静脉炎的自体大隐静脉。隐筋膜间隙游离大隐静脉，近端在距离股隐瓣膜0.5cm处切断，小心结扎大隐静脉分支，取合适长度，远端结扎，标记方向后浸泡入肝素盐水作为桥血管。吻合前将大隐静脉桥血管倒置，注意避免桥血管的扭转。

RAA 开放手术的注意要点见表 23-6。

表 23-6 RAA 开放手术围手术期管理要点自查清单

类别	项目	描述	完成情况
手术指征	适应证	直径超过邻近肾动脉1.5倍以上的扩张性病变，无症状者常见直径大于3cm；合并以下因素，无论直径大小，尽早干预，包括合并高血压、妊娠期女性、肾动脉狭窄、肾功能损伤等；破裂RAA	□
	禁忌证	全身情况不能耐受手术，活动性出血等抗凝、抗血小板禁忌等	□
术前准备	心肺评估	评估心肺功能，鼓励患者戒烟和术前呼吸功能锻炼	□
	肾评估	完善肾功能、肾实质B超、肾血流功能显像评估肾功能	□
	术前影像	肾动脉B超、CTA、MRA或DSA	□
	术前准备	术前肠道准备，术前腹部、双下肢备皮，搭桥血管标记准备	□
	桥血管评估	如使用大隐静脉作为搭桥材料，术前大隐静脉彩超评估大隐静脉直径以及通畅情况	□
	预防感染	术前0.5~2小时单次抗生素预防性抗感染	□
	药品准备	预计出血较多，可选择备红细胞或血浆；如行离体重建，需准备肾冷灌注液	□
	手术体位准备	患者仰卧位，剑突下垫高腰部，常用腹部旁正中切口，暴露左肾时可以采取脐上左侧横切口经腹膜后入路，暴露右肾可以经腹腔入路，有时也采用肋缘下切口	□
	麻醉方式	全身麻醉	□
并发症告知、预防及处理	吻合口相关并发症	可为近远期并发症，与吻合条件相关。术中需注意吻合角度与吻合口张力	□
	出血并发症	包括腹膜后血肿、肾被膜下出血、脑出血、消化道出血等。应充分评估出血风险，注意控制血压、适当调整抗凝目标	□

类别	项目	描述	完成情况
并发症告知、预防及处理	心脑血管意外	围手术期心脑血管意外风险较高，围手术期注意合理应用抗血小板药物，避免血压过低，维持出入量平衡并适当镇痛	☐
	肾功能损伤	术后一过性或持续性肾功能损伤，术前肾功能受损者风险增大	☐
	卧床相关并发症预防	如深静脉血栓、坠积性肺炎等，建议早期下地、呼吸功能锻炼、加强下肢活动	☐
术后随访与用药	抗栓治疗	术后及时应用抗凝治疗对维持桥血管通畅有重要意义。多选择持续静脉肝素泵入，根据术中情况调整抗凝目标。平稳后也可选择低分子量肝素皮下注射或直接口服抗凝药物等其他抗凝方法。对于出血风险高的患者，也可以考虑单一抗血小板治疗	☐
	伤口拆线	腹部切口多数可于术后7～9天拆线	☐
	随访	一般建议术后3个月、半年、每年进行门诊随访，评估靶血管血运情况	☐

2. 介入手术要点：以RAA栓塞、支架植入术为例（表23-7）。

表23-7　RAA介入手术围手术期管理要点自查清单

类别	项目	描述	完成情况
手术指征	适应证	直径超过邻近肾动脉1.5倍以上的扩张性病变，无症状者常见直径大于3cm；合并以下因素，无论直径大小，尽早干预，包括合并高血压、育龄期女性、肾动脉狭窄、肾功能损伤等；破裂RAA	☐
	禁忌证	全身情况不能耐受手术，活动性出血等抗凝、抗血小板禁忌，对比剂过敏等	☐

类别	项目	描述	完成情况
术前准备	抗血小板治疗	术前5～7天即开始抗血小板治疗：如阿司匹林100mg口服qd＋氯吡格雷75mg口服qd	□
	术前影像	肾实质B超、肾动脉B超、CTA、MRA或DSA、肾血流功能显像	□
	术前准备	术前双下肢备皮，充分水化	□
	药品准备	对比剂	□
	手术体位准备	患者仰卧位，双侧腹股沟消毒	□
	麻醉方式	局部麻醉	□
并发症告知、预防及处理	出血并发症	包括腹膜后血肿、肾被膜下出血、脑出血、消化道出血等。应充分评估出血风险，注意控制血压。肾动脉瘤破裂等相关出血风险	□
	肾功能损伤	术后一过性或持续性肾功能损伤，术前肾功能受损者风险增大	□
	移植物相关	支架内急性血栓形成、再狭窄、感染、移位、打折、断裂等	□
	穿刺相关并发症	穿刺部位血肿、假性动脉瘤、动静脉瘘、夹层、动脉破裂出血等	□
术后随访与用药	抗血小板治疗	长期应用抗血小板治疗，有助于维持桥血管通畅	□
	伤口评估	穿刺部位肢体持续制动、加压包扎，避免压迫部位移位，评估有无活动性出血等	□
	肾功能评估	术后监测患者肾功能，给予适当水化	□
	随访	一般建议术后3个月、半年、每年进行门诊随访，评估靶血管血运情况	□

（1）造影评估：需超选患侧肾动脉评估动脉瘤的入瘤动脉、出瘤动脉、累及血管供血范围，根据部位、形态制订治疗计划，评估单纯行RAA栓塞对肾血供的影响。

（2）栓塞：采用弹簧栓等对瘤体进行致密填塞，注意保持肾血流，必要时行支架植入。

（李方达　叶　炜）

类别	项目	描述	完成情况
影像学检查	动脉数字减影血管造影（DSA）	血管造影术仍是诊断急性肠系膜上动脉闭塞的"金标准"。对腹腔干、SMA和肠系膜下动脉（IMA）的选择性造影，可对狭窄和闭塞性病变提供最准确，最明确的定位	□
	心电图、超声心动图	筛查有无心房颤动、室壁瘤等栓子来源	□
	其他	胃部测压或通过鼻胃管测量胃、空肠或结肠黏膜中的PCO_2已被证明是诊断肠系膜缺血的有效辅助手段	□

三、诊断及鉴别诊断

1. 诊断流程：见图24-1。研究表明，急性SMA闭塞诊断时病程超过24小时，生存率从大约50%降低到30%。

2. 鉴别诊断：应与急性肠系膜动脉闭塞相鉴别的疾病包括腹痛的其他病因，以及由非阻塞性肠系膜缺血或肠系膜静脉血栓形成导致的肠系膜缺血（表24-2）。

表24-2　急性肠系膜上动脉闭塞的鉴别诊断

病因	临床表现
急性肠系膜上动脉栓塞	多合并诱发因素，包括房型快速性心律失常（快速心房颤动）、心肌梗死、心肌病、心脏结构缺损、心脏肿瘤、心内膜炎、近端的胸腹主动脉瘤壁血栓等。栓子距血管开口处常有数厘米距离，通常在结肠中动脉远端。动脉造影表现为SMA在结肠中动脉远端突然中断，侧支循环也很少通过，可供诊断
急性肠系膜上动脉血栓形成	常存在于慢性肠系膜缺血的基础之上，合并内脏动脉的动脉粥样硬化斑块为最常见表现。患者可存在高凝状态。阻塞部位多在内脏动脉起始部，被阻塞的血管多且受累的肠段长。主动脉夹层撕裂范围急性扩展也可导致肠系膜血管突然阻塞和血栓形成
非阻塞性肠系膜缺血	肠系膜血管受损而无血栓形成或栓塞称为非阻塞性肠系膜缺血（NOMI）。有症状的患者常有广泛动脉粥样硬化，累及多支内脏动脉。心房颤动或充血性心力衰竭可因减少左室功能和心排血量而导致NOMI。其他危险因素包括低血容量、全身血管收缩、血管活性药物（如地高辛、α肾上腺素能药物、β受体阻滞剂、可卡因等）、主动脉瓣关闭不全、心肺分流术、腹部或心血管手术以及肝衰竭

病因	临床表现
肠系膜上静脉血栓形成	肠系膜上静脉为常见肠系膜静脉血栓形成部位，还可累及肠系膜下静脉和肝门静脉，多继发于基础疾病的基础上，包括遗传或获得性易栓症、恶性肿瘤、外伤、腹部手术、肝衰竭、胰腺炎和口服避孕药等。病情进展较动脉相对缓慢，常见到肠壁的水肿和出血，随后是局部黏膜的脱落。如病因位于腹腔内，则血栓形成多开始于大的肠系膜静脉，然后发展至小的静脉网。如病因为高凝状态导致，则血栓始于小的肠系膜静脉。急性症状性肠系膜静脉血栓形成病死率为20%～50%
消化道穿孔	多继发于消化性溃疡、阑尾炎、憩室炎、肠缺血和中毒性巨结肠。如果有消化性溃疡症状病史的患者突发严重的弥漫性腹痛，则应考虑溃疡穿孔
急性肠梗阻	小肠梗阻最常见症状是腹部膨隆、呕吐、痉挛性腹痛和无排气。与远端梗阻相比，近端梗阻的恶心和呕吐症状相对更严重，但腹部膨隆更轻一些。患者通常描述腹痛位于脐周，呈痉挛性，每4～5分钟发作1次。腹痛会从痉挛性进展为持续性且更严重
肠扭转	症状包括腹痛、恶心、呕吐和顽固性便秘。患者常有广泛的腹部膨隆。发热、腹膜炎或低血压可能提示存在肠坏疽。乙状结肠扭转多见，扭转后血供不足可引起坏疽，从而导致腹膜炎和脓毒症，此时腹痛往往持续且严重
胰腺炎	表现为急性上腹部疼痛，位于上腹部的中间、右上腹，呈弥漫性，或者在较少见的情况下只局限于左侧。背部的带状放射痛较常见。疼痛往往在发作后10～20分钟达到最大强度，但可持续数日。恶心和呕吐较常见。严重病例可出现休克或昏迷。体格检查表现随病情严重程度的不同而有差异。轻度疾病中，上腹部可能有极轻微的压痛，而在重度发作中，常见上腹部膨隆、压痛和肌紧张
炎性肠病	溃疡性结肠炎通常表现为腹泻（可伴随便中带血），患者排便频繁且便量少，伴随症状包括腹部绞痛、便意急迫、里急后重和失禁。克罗恩病的特征是乏力、长期腹泻伴腹痛、体重减轻及发热，伴或不伴肉眼可见血便，一般病程较长
自发性细菌性腹膜炎	最常发生于晚期肝病伴腹水的肝硬化患者，患者表现为发热、腹痛和/或神志改变
病毒性胃肠炎	患者通常存在腹泻，并伴有恶心、呕吐和腹痛
破裂腹主动脉瘤	大多数腹主动脉瘤在破裂之前并无症状，但一些可表现出腹痛、背痛或腰痛。动脉瘤破裂通常会引起足以致命的出血和严重、不稳定的低血压

260

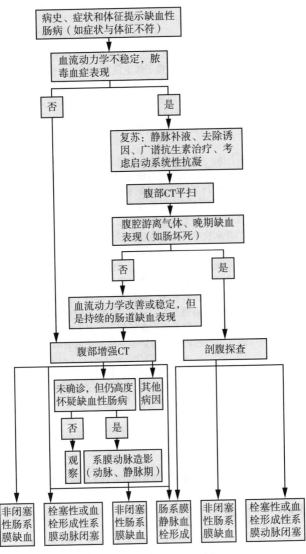

图 24-1 肠系膜缺血诊断流程

译自 Gregory Pearl, Ramyar Gilani. Acute Mesenteric Arterial Occlusion. Up To Date 2021.

四、治疗

1. 药物治疗：包括禁食禁水、鼻胃管胃肠减压、补液扩容、纠正酸碱失衡、充分复苏前提下慎重使用升压药、经验性广谱抗生素治疗、使用质子泵抑制剂、辅助供氧、强化营脂、控制心律失常等措施。抗凝治疗可限制血栓扩展并帮助缓解相关微动脉收缩，常用普通肝素（通常达到APTT基准值的1.5～2倍）或低分子量肝素，根据出血风险和病情具体情况考虑是否联合抗血小板治疗。

2. 外科干预：对于明确肠道血运异常患者排除手术禁忌后应积极考虑外科干预，优先进行肠系膜上动脉血运重建，以尽可能多地挽救肠道，再行坏死肠道切除术。术前明确动脉急性闭塞原因，并根据病情程度选择合适干预手段（图24-2和图24-3）。

（1）开放手术：肠系膜上动脉栓塞的传统治疗方法为开放肠系膜上动脉切开取栓术，这种方法不仅能尽快清除血栓，还能直接评估肠道活力。肠系膜血管旁路术和取栓后术中逆行SMA血管成形术及支架植入术是传统开放手术的有益补充。

（2）腔内治疗：对于血流动力学稳定且没有晚期肠缺血表现的患者，腔内治疗是首选方法，包括导管溶栓、机械取栓、球囊扩张血管成形术、支架植入术、逆行开放肠系膜球囊成形支架植入术。但应注意充分评估是否存在肠坏死，必要时联合进行腹腔镜探查，以弥补单纯腔内治疗对肠道生存力评估的限制。

五、常用肠系膜上动脉重建手术及围手术期管理要点

1. 开放手术

（1）开放手术围手术期管理要点（以肠系膜上动脉切开取栓术为例）：见表24-3。

表24-3　急性肠系膜上动脉闭塞开放手术围手术期
管理要点自查清单

类别	项目	描述	完成情况
手术指征	适应证	主要适用于诊断急性肠系膜上动脉闭塞性病变，排除系膜血管痉挛等非闭塞性病变因素	☐
	禁忌证	全身情况不能耐受手术，活动性出血等抗凝、抗血小板禁忌等	☐

类别	项目	描述	完成情况
术前准备	抗凝治疗	评估无抗凝禁忌，快速启动肝素化，一般采用普通肝素或低分子量肝素抗凝	□
	基础评估	评估心肺功能，评估闭塞原因，评估是否存在肠坏死	□
	术前影像	X线平扫、系膜血管B超、CTA、MRA或DSA	□
	术前准备	胃肠减压；条件允许下进行术前肠道准备；术前腹部、双下肢备皮，搭桥自体血管标记准备	□
	控制感染	术前、术中广谱抗生素使用，积极容量复苏	□
	药品准备	预计出血较多，可选择性备红细胞或血浆	□
	手术体位准备	患者仰卧位，剑突下垫高腰部	□
	麻醉方式	全身麻醉	□
并发症告知、预防及处理	吻合口相关并发症	可为近远期并发症，与吻合条件相关。术中需注意吻合角度与吻合口张力	□
	出血并发症	包括腹膜后血肿、消化道出血等。应充分评估出血风险，注意胃肠减压、控制血压、适当调整抗凝目标	□
	心脑血管意外	围手术期心脑血管意外风险较高，围手术期注意合理应用抗栓药物，避免血压过低，维持出入量平衡并适当镇痛	□
	肠道相关并发症	术后粘连性肠梗阻、肠坏死、肠瘘、肠易激综合征、短肠综合征等	□
	卧床相关并发症预防	如坠积性肺炎、深静脉血栓等。术后应早期下地、进行呼吸功能锻炼、加强下肢活动	□
术后随访与用药	抗凝治疗	术后短期持续静脉肝素泵入，根据术中情况调整抗凝目标。平稳后可选择低分子量肝素或直接口服抗凝药物等其他抗凝方法	□
	抗血小板治疗	合并心脑血管疾病需要抗血小板治疗，同时评估患者出血风险低，可加用抗血小板药物	□
	伤口拆线	腹部切口多数可于术后7～9天拆线	□
	随访	一般建议术后3个月、半年、每年进行门诊随访，评估靶血管血运情况	□

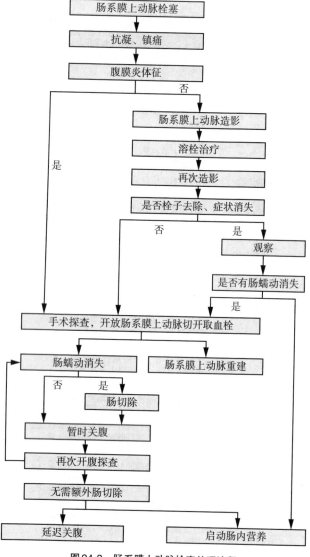

图 24-2　肠系膜上动脉栓塞处理流程

译自 Gregory Pearl，Ramyar Gilani. Acute Mesenteric Arterial Occlusion. Up To Date 2021.

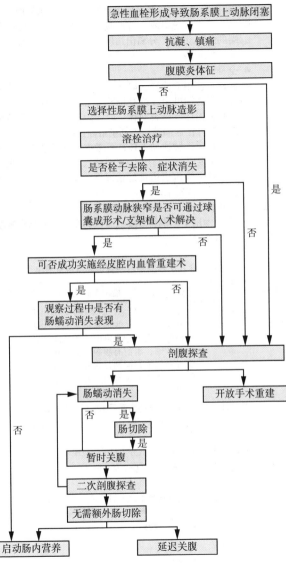

图24-3　急性肠系膜上动脉血栓形成处理流程

译自 Gregory Pearl，Ramyar Gilani. Acute Mesenteric Arterial Occlusion. Up To Date 2021.

（2）开放手术要点（以肠系膜上动脉切开取栓术为例）

- 肠系膜上动脉显露：首选腹部正中切口，显露胰腺下端的SMA近段，分离出结肠中动脉支和右动脉支之间的SMA近段。
- 全身肝素化。
- 取栓：使用取栓导管取栓，近段可采用3F或4F取栓导管，而远端可用2F或3F取栓导管进行取栓。需轻柔操作避免损坏或撕裂动脉。取栓后检查动脉搏动情况。必要时可在远端推注小剂量溶栓药物。
- 如取栓后动脉搏动不佳，可考虑逆行肠系膜上动脉造影，必要时行球囊成形/支架植入术；也可以在肠系膜上动脉远端流出道良好情况下，采用腹主动脉-肠系膜上动脉搭桥术。

2. 介入手术

（1）介入手术围手术期管理要点（以肠系膜上动脉机械取栓为例）：见表24-4。

表24-4　介入手术围手术期管理要点自查清单

类别	项目	描述	完成情况
手术指征	适应证	主要适用于：诊断急性肠系膜上动脉闭塞性病变；排除系膜血管痉挛等非闭塞性病变因素；全身麻醉手术风险高者也可考虑；术前有腹膜炎等肠坏死征象者强烈推荐同期行腹腔镜探查，明确有无肠坏死及判断转开腹行肠切除可能	□
	禁忌证	全身情况不能耐受手术，活动性出血等抗凝、抗血小板、溶栓禁忌，对比剂过敏等	□
术前准备	抗凝治疗	普通肝素或低分子量肝素抗凝	□
	术前影像	X线平扫、系膜血管B超、CTA、MRA或DSA	□
	术前准备	术前胃肠减压，腹部、双下肢备皮，充分水化，广谱抗生素使用等	□
	药品准备	对比剂，溶栓剂	□
	手术体位准备	患者仰卧位，双侧腹股沟消毒，必要时消毒上肢	□
	麻醉方式	局部麻醉	□

第二十四章　急性肠系膜上动脉闭塞

急性肠系膜上动脉闭塞（acute superior mesenteric artery occlusion, ASMAO）是急性肠系膜缺血最常见的原因，67%～95%的急性肠系膜缺血病例都是由急性肠系膜动脉闭塞引起。常见原因为动脉栓塞、血栓形成、动脉夹层等。通常发生于已存在病变的肠系膜血管（如动脉粥样硬化）。肠系膜动脉急性血栓形成的病死率为77.4%，而急性肠系膜动脉栓塞病死率为54.1%。

一、病因和临床表现

1. 病因：急性肠系膜上动脉闭塞的两个主要原因是栓塞和血栓形成。在一项尸检研究中，肠系膜上动脉（superior mesenteric artery, SMA）发生栓子与血栓的率比为1.4 : 1。动脉栓塞是最常见原因，占40%～50%。栓子来源包括心腔内血栓（继发于心房颤动、心肌梗死、心肌病、室壁瘤、结构性心脏缺陷和心脏肿瘤等）、感染性心内膜炎、近端动脉附壁血栓或动脉粥样斑块，可致动脉管腔部分或完全闭塞，常见于既往有栓塞史者。动脉血栓形成是另一常见原因，占20%～35%。常见于既往有动脉粥样硬化病变者，高凝状态、腹部创伤、感染或肠系膜血管夹层均会引起肠系膜动脉血栓形成。此外，肠系膜支架植入术后也可发生急性血栓形成。

2. 临床表现：1/3～1/2的SMA栓塞患者存在典型临床三联征：高龄、心房颤动（或其他栓塞来源）以及与体格检查结果不相符的严重腹痛。突发剧烈腹痛为常见症状，且病情进展迅速。急性肠系膜血栓性闭塞常继发于慢性肠系膜缺血基础之上，可表现为长期餐后腹痛、食欲缺乏和体重减轻基础上突发的症状急性加重。继发于动脉夹层的肠系膜上动脉闭塞可出现无明显诱因的剧烈腹痛，伴高血压及其他脏器受累表现。此外，还出现恶心、呕吐、腹泻、排空症状和腹胀。便血提示晚期缺血，较少见。其他晚期症状包括发热、少尿、脱水、意识模糊、心动过速和休克。

二、专科查体和辅助检查（ASMAO入院收治自查清单，表24-1）

表24-1　ASMAO入院收治自查清单

类别	项目	描述	完成情况
专科查体	一般查体	体温、心律、血压、呼吸、面容、神智、心肺等	☐

类别	项目	描述	完成情况
专科查体	视诊	腹部是否膨隆，是否有便血或呕血	☐
	触诊	是否存在肌紧张、压痛、反跳痛、颈动脉、下肢动脉等外周动脉搏动情况	☐
	叩诊	叩诊鼓音还是浊音，是否存在移动性浊音	☐
	听诊	有无肠鸣音，肠鸣音是活跃还是减弱	☐
实验室检查	一般实验室检查	血常规、肝肾胰功能、凝血功能、C反应蛋白、动脉血气分析、肌酸激酶、肌红蛋白等	☐
	共病检查	肌钙蛋白、脑钠肽等评估心脏情况	☐
	易栓因素筛查	对于考虑急性血栓形成的可进一步筛查蛋白C、蛋白S、抗凝血酶原Ⅲ、狼疮抗凝物、抗心磷脂抗体、同型半胱氨酸等	☐
影像学检查	彩色多普勒超声	可用于检测系膜血管的流速评估血管通畅程度，对于SMA，PSV≥295cm/s具有最高的检测≥50%狭窄的准确度，而PSV≥400cm/s具有最高的检测≥70%狭窄的准确度，系膜血管闭塞则显示无血流通过。此外，也可评估肠壁出血、炎症和坏死增厚等征象。患者可表现为腹水、腹腔游离气体、肠壁不对称增厚、肠梗阻等征象	☐
	腹腔、盆腔增强CT或CT/磁共振血管成像（CTA/MRA）	是用于诊断肠系膜缺血的准确、无创的成像方式，对急性肠系膜缺血患者具有高度诊断价值。动脉栓塞可表现为被对比剂包围的椭圆形栓栓，其位于近端SMA中段及远段的非钙化动脉节段内。动脉血栓形成常表现为SMA起始部开口处严重钙化的闭塞性病变上叠加发生的血栓。此外，还可表现为肠壁增厚、扩张和增强减弱、肝门静脉积气、肠系膜水肿和腹水等表现。除了能确定肠系膜动脉闭塞类型，CTA还可识别侧支循环和可能的血液流入来源，以及有广泛动脉粥样硬化病变需回避部位。MRA可用于诊断肠系膜闭塞性疾病。虽具有低辐射等优点，但耗时长，非首选	☐

类别	项目	描述	完成情况
并发症告知、预防及处理	出血并发症	包括腹膜后血肿、消化道出血等。应充分评估出血风险，注意控制血压	☐
	肠道相关并发症	术后粘连性肠梗阻、肠坏死、肠瘘、肠易激综合征、短肠综合征等	☐
	再闭塞	术后再发急性血栓形成、再狭窄等	☐
	血管损伤	肠系膜动脉破裂、夹层、术中闭塞等	☐
	穿刺相关并发症	穿刺部位血肿、假性动脉瘤、动静脉瘘、夹层、动脉破裂出血等	☐
术后随访与用药	抗凝、抗血小板治疗	如无禁忌，动脉栓塞患者应终身抗凝，急性血栓形成者术后至少规律抗凝6个月，建议根据患者全身共病情况和出血风险评估，考虑是否联用抗血小板治疗	☐
	肠道评估	术后观察患者腹部症状和体征，必要时采用影像手段评估肠道恢复情况	☐
	伤口评估	穿刺部位肢体加压包扎，避免压迫部位移位，评估有无活动性出血等	☐
	随访	一般建议术后3个月、半年、每年进行门诊随访，评估靶血管血运情况	☐

（2）介入手术要点（以肠系膜上动脉机械血栓清除为例）

- 入路选择：股动脉多见，但因肠系膜血管与主动脉之间的角度锐利，肱动脉入路更具优势，以左肱动脉多选。
- 造影：首先将猪尾导管放置于T_{12}水平前后位、侧位造影，除非怀疑有血管远端损害或不能确定是否有广泛血管损害，通常无需选择性将导管插入SMA。
- 建立工作通路：行SMA内插管，导丝导管配合超选入SMA的回结肠分支内，后通常引入一7Fr、45cm鞘管，经鞘管将机械取栓导管插入血凝块进行机械取栓；重复动脉造影，必要时可重复取栓；对于机械取栓不完全或远端肠系膜栓塞的患者，无腹膜炎时可采用导管溶栓治疗，通过鞘管将溶栓导管插入血栓中，在导管出口处将导管固定，入路口用敷料覆盖，经导管给予溶栓药物，同时经鞘管给予肝素以防血栓形成。

- 后续处理：患者若出现进行性肠缺血表现，则需停止腔内治疗，并行腹部探查；若患者的临床情况保持稳定，则应再次行动脉造影，明确血管复通情况。

（李方达　叶　炜）

第二十五章　急性肾动脉闭塞

急性肾动脉闭塞（acute renal artery occlusion，ARAO）为肾动脉血流的突然中断，原因包括肾动脉血栓形成、栓塞、创伤、主动脉或肾动脉夹层、医源性损伤等，可能涉及一个或两个肾脏的部分或完全缺血。罕见，发病率为0.007%～1.4%。急性肾动脉闭塞如未及时诊断、治疗，可迅速发展为不可挽回的肾功能丧失，因此，该病临床治疗时间窗非常敏感，缺血的持续时间和严重程度是决定干预手段的关键因素。但因该病相对罕见，目前有关急性肾缺血的具体治疗策略证据有限，主要来自病例报告和小型队列研究。

表25-1　急性肾动脉闭塞病因

急性肾动脉血栓形成：
　　动脉粥样硬化性疾病
　　动脉瘤
　　夹层（主动脉或肾动脉）
　　纤维肌发育不良
　　动脉炎（如大动脉炎、贝赫切特综合征等）
　　支架内急性血栓形成
　　高凝状态（如抗磷脂综合征等）
　　肾移植后髂动脉闭塞

肾动脉栓塞：
　　慢性心房颤动
　　心脏瓣膜病
　　主动脉斑块
　　卵圆孔未闭引起的反常性栓塞
　　心脏肿瘤

创伤

医源性损伤：
　　直接损伤或栓塞
　　主动脉移植物移位

　　肾缺血性损伤的特点是广泛的球管坏死和伴有肾小球退行性变的间质纤维化。再灌注进一步诱导内皮功能障碍，导致细胞因子分泌过多和黏附分子表达促进白细胞聚集；同时还导致一氧化氮和反应性产物的过量产生加重肾脏损伤。高龄和糖尿病为急性肾缺血易感性的独立危险因素。对于功能正常的肾脏，1小时热缺血可使肾功能丧失70%～80%，但几周内可完全恢复。将缺血持续时间延长至2小时，肾功能快速丧失，仅能部分

第二十五章　急性肾动脉闭塞

271

（30%～50%）恢复。缺血时间超过45分钟为肾移植中早期移植物功能不良的预测因素。肾脏对于热缺血的耐受时间存在个体差异，可能与侧支循环建立程度不同有关。急性缺血时间较长者行血运重建不一定能使功能恢复，尤其是已存在明显肾衰竭或无尿的情况。

急性肾缺血的症状和体征包括腹痛或背痛、呼吸困难、恶心、呕吐、发热、血尿、蛋白尿、无尿和急性高血压。查体可表现为肾区叩痛等非特异表现。急性肾缺血需与多种疾病鉴别，包括泌尿系结石、肾盂肾炎、肾癌、肠系膜缺血、胆囊炎、胆绞痛、胃炎、脾梗死、心肌梗死和肺栓塞等。由于急性肾缺血的主诉症状并无特别，患侧肾脏功能的异常可能因对侧代偿而被忽略，只有不足50%的患者能得到及时诊断，为影响血运重建挽救肾脏功能的不利因素。

二、辅助检查

急性肾缺血必须结合临床表现和辅助检查结果进行诊断。

1. 实验室检查：相关的实验室检查阳性结果可能但不限于白细胞增多、嗜酸性粒细胞增多、乳酸脱氢酶（LDH）升高、镜下或肉眼血尿、蛋白尿和D-二聚体升高，其中嗜酸性粒细胞增多可能提示动脉粥样硬化相关。因急性肾缺血患者不一定出现血肌酐升高，因此血肌酐正常不能排除该诊断。

2. 影像学检查：由于急性肾动脉闭塞缺乏特异性临床表现和实验室检查结果，因此影像学检查在急性肾缺血的诊断中作用重要。

（1）多普勒超声：无需对比剂，非辐射性检查，但敏感性不及CTA。同时可受技术人员经验、肥胖或肠内气体过多等因素影响而出现假阴性。肾梗死通常表现为楔形、低回声病变。

（2）计算机体层血管成像（CTA）：对于急性肾动脉闭塞诊断敏感性为80%，特征表现包括低密度梗死灶及由于侧支供血代偿形成的"皮质边缘征象"。

（3）磁共振血管成像（MRA）：能通过"低速依赖性成像"对肾动脉疾病进行解剖学评估，并具有额外的生理评估能力，其独特的优势用于评估肾节段动脉和实质性疾病的方法，可成为肾功能不全患者的替代诊断手段。但对于肾动脉狭窄有夸大病变狭窄程度的可能。

（4）血管造影术：为诊断急性肾动脉闭塞的金标准，但为有创检查，且因操作、准备可致检查时间延长。

（5）放射性核素扫描：肾核素成像主要用于慢性肾血管阻塞性疾病急性发作后对肾活性的评估，如肾脏仍有灌注，通常来自被膜侧支血管，可尝试开通血管。

三、诊断及鉴别诊断

1. 诊断：具有腰痛等临床表现，实验室检查表现为白细胞增多、嗜酸性粒细胞增多、乳酸脱氢酶（LDH）升高、镜下或肉眼血尿、蛋白尿和 D-二聚体升高等，影像学检查提示肾动脉闭塞或肾动脉分支闭塞、肾脏缺血性改变可辅助诊断。

2. 鉴别诊断

（1）肾静脉血栓形成：也可产生急性肾缺血表现，与急性动脉缺血一样，功能障碍的程度和临床表现的严重程度与静脉闭塞的快慢程度以及是否存在侧支有关。肾脏静脉闭塞也可能伴有单侧肾脏充血和压痛，新生儿肾静脉血栓形成的经典三联征是血管粗大、血尿和血小板减少症。CTA 和超声可用来鉴别急性肾动脉闭塞与肾静脉血栓形成。

（2）泌尿系结石：可表现为腰痛和血尿，但无血清 LDH 升高，CT 平扫可见集合系统内钙化灶，伴或不伴近段集合系统扩张，部分随着结石排出可自行缓解。

（3）急性肾盂肾炎：可表现为腰痛和发热，无血清 LDH 升高，尿液分析通常显示脓尿（伴或不伴白细胞管型）。

四、治疗

肾脏热缺血可耐受时间很短，通常在确诊之前，已错失肾功能恢复期。因此，急性肾动脉闭塞治疗的一个主要困难是血管重建可否恢复患肾功能。治疗方案需根据热缺血时间、患者的一般情况、病变类型、对侧肾功能、侧支循环的建立及影像学结果综合制定。

1. 药物治疗：一旦急性肾动脉闭塞诊断明确或高度疑诊，应立即启动抗凝治疗，以防止肾动脉血栓蔓延或形成其他栓塞事件。实验证实利尿剂、甘露醇、多巴胺、前列腺素 E_1 等药物可减轻患肾的缺血和再灌注损伤，但临床效果并未完全证实。除抗凝治疗外，肾动脉栓塞的患者还需要对栓子来源进行全面评估，以确定是否有必要进一步治疗、减少重复栓塞的长期风险。

2. 手术治疗：主要适用于肾动脉栓塞、外伤、自发性夹层以及部分肾动脉血栓形成患者。重建手术和技术方案的选择取决于病变性质、缺血时间及患者的全身情况，主要方法包括切开取栓术、动脉内膜剥脱术、肾动脉旁路术和体外修补自体肾移植术。

3. 腔内治疗：主要适用于缺血持续时间少于 90 分钟的病

例，且更适合既往肾动脉狭窄基础之上出现急性肾动脉血栓形成的患者。对于全身麻醉手术风险高的患者也可考虑。治疗方法主要包括置管溶栓术、血栓抽吸术、机械血栓切除术、球囊扩张成形术、支架植入术等。

五、常用肾动脉血运重建手术及围手术期管理要点

1. 开放手术

（1）开放手术围手术期管理（以肾动脉切开取栓术为例，表25-2）

表25-2　急性肾动脉闭塞开放手术围手术期管理要点自查清单

类别	项目	描述	完成情况
手术指征	适应证	主要适用于肾动脉栓塞、外伤、自发性夹层以及部分肾动脉血栓形成导致急性肾动脉闭塞，推荐肾脏缺血时间在90分钟以内，双侧肾动脉病变	□
	禁忌证	全身情况不能耐受手术，活动性出血等无法进行抗凝、抗血小板等	□
术前准备	抗凝治疗	术前快速启动抗凝治疗有助于防治肾动脉血栓蔓延	□
	基础评估	评估心肺功能，评估闭塞原因	□
	术前影像	肾动脉/静脉彩超、肾脏彩超、CTA、MRA或DSA	□
	术前准备	术前腹部、双下肢备皮，搭桥自体血管标记准备	□
	预防感染	术前0.5～2小时单次抗生素预防性抗感染	□
	药品准备	预计出血较多，可选择性备红细胞或血浆；如行离体重建，需准备肾脏冷灌注液	□
	手术体位准备	患者仰卧位，剑突下垫高腰部	□
	麻醉方式	全身麻醉	□
并发症告知、预防及处理	出血并发症	包括腹膜后血肿、肾被膜下出血、消化道出血等。应充分评估出血风险，注意控制血压、适当调整抗凝目标	□

类别	项目	描述	完成情况
并发症报告知、预防及处理	心脑血管意外	围手术期心脑血管意外风险较高，围手术期注意合理应用抗血小板药物，避免血压过低，维持出入量平衡并适当镇痛	☐
	肾功能损伤	术后一过性或持续性肾功能损伤，术前肾功能受损者风险增大。术后需密切监测尿量、血肌酐情况	☐
	卧床相关并发症预防	早期下地、呼吸功能锻炼、加强下肢活动	☐
术后随访与用药	抗凝治疗	术后短期持续静脉肝素泵入，根据术中情况调整抗凝目标。平稳后可选择低分子量肝素或直接口服抗凝药物等其他抗凝方法	☐
	抗血小板治疗	长期应用抗血小板治疗，有助于维持肾动脉通畅。抗血小板药物与抗凝药物联用需警惕出血风险	☐
	伤口拆线	腹部切口多数可于术后7~9天拆线	☐
	随访	一般建议术后3个月、半年、每年进行门诊随访，评估靶血管血运情况	☐

（2）肾动脉切开取栓术手术步骤及要点

- 显露肾动脉：显露方式参考"肾动脉瘤"章节。注意避免过度游离肾周，以保留侧支循环。根据需要显露肾上、肾下主动脉。
- 全身肝素化。
- 动脉阻断：肾动脉的阻断应严格计时，以保证阻断时间在45分钟以内为宜；对于动脉粥样硬化性病变，主动脉阻断可能存在困难，应确保阻断确切。
- 取栓：选取合适的Forgarty取栓导管，注意导管远端位置、取栓过程中血管阻力变化，避免肾动脉破裂。

2. 介入手术

（1）介入手术围手术期管理要点（以肾动脉血栓抽吸术为例，表25-3）

表 25-3 介入手术围手术期管理要点自查清单

类别	项目	描述	完成情况
手术指征	适应证	主要适用于既往肾动脉狭窄基础之上出现急性肾动脉血栓形成，且推荐肾缺血持续时间少于90分钟者，全身麻醉手术风险高者也可考虑	□
	禁忌证	全身情况不能耐受手术，活动性出血等抗凝、抗血小板、溶栓禁忌，对比剂过敏等	□
术前准备	抗凝治疗	评估无抗凝禁忌，快速启动抗凝治疗	□
	术前影像	肾动脉/静脉彩超、肾脏彩超、CTA、MRA或DSA	□
	术前准备	术前双下肢备皮，充分水化	□
	药品准备	等渗或低渗对比剂	□
	手术体位准备	患者仰卧位，双侧腹股沟消毒	□
	麻醉方式	局部麻醉	□
并发症告知、预防及处理	出血并发症	包括腹膜后血肿、肾被膜下出血、脑出血、消化道出血等。应充分评估出血风险，注意控制血压	□
	肾功能损伤	术后一过性或持续性肾功能损伤，术前肾功能受损者风险增大	□
	移植物相关	术后再发急性血栓形成、再狭窄等	□
	穿刺相关并发症	穿刺部位血肿、假性动脉瘤、动静脉瘘、夹层、动脉破裂出血等	□
术后随访与用药	抗凝、抗血小板治疗	术后长期应用，有助于维持靶血管通畅	□
	伤口评估	穿刺部位肢体持续制动、加压包扎，避免压迫部位移位，评估有无活动性出血等	□
	随访	一般建议术后3个月、半年、每年进行门诊随访，评估靶血管血运情况	□

（2）介入手术步骤及要点（以肾动脉血栓抽吸术为例）

● 入路选择：常用股动脉穿刺入路，当合并主髂动脉闭塞、肾动脉与主动脉中轴线呈明显向下的锐角或经股动脉选择性插管失败者，可选择肱动脉入路。

- 肾动脉造影：超选肾动脉造影，评估病变范围及类型，决定治疗方案。无法超选造影的情况下可以直接做腹主动脉造影。

- 全身肝素化。

- 建立工作通路：路图引导下导丝通过病变段，建立工作通路。

- 血栓清除：采用机械清除、血栓抽吸等方式，移除血栓，必要时可予以局部溶栓治疗（可选择尿激酶、rt-PA）。注意开通过程中血管内阻力变化，轻柔操作，防止动脉壁损伤。

- 对比剂使用：注意控制对比剂总量，适当稀释，推荐手推对比剂，降低对肾脏的损伤。

（李方达　叶　炜）

第二十六章　下肢动脉硬化闭塞症

下肢动脉硬化闭塞症（lower extremity atherosclerotic occlusive disease，LEAOD）指由于动脉硬化造成的下肢动脉狭窄或闭塞，造成下肢供血不足的疾病。

一、病因和临床表现

LEAOD的病因是动脉硬化，常见的动脉硬化危险因素包括高龄、高血压、糖尿病、高脂血症、慢性肾功能不全、吸烟、高同型半胱氨酸血症等。

LEAOD从轻到重主要临床表现可分为四个时期：

（1）无症状或轻微症状：如患肢怕冷、肢端感觉异常、行走易疲劳等。

（2）间歇性跛行：是ASO的特征性表现，为行走一段距离后肢体疼痛，休息后可缓解，再次行走症状又反复。根据动脉病变部位不同，跛行表现不同。肾下腹主动脉、髂总动脉等病变可表现为下腰部、臀肌间跛，男性患者可能合并勃起功能障碍。髂外动脉病变可出现大腿间跛，股腘动脉病变常出现小腿间跛症状。

（3）静息痛：患肢末梢疼痛，夜间及平卧时疼痛加重，屈膝位或患肢下垂可缓解。

（4）溃疡和坏疽：足趾等肢端或受压部位溃疡或坏疽，可伴有感染、脓肿或组织缺失。

二、专科查体和辅助检查（LEAOD入院收治自查清单，表26-1）

表26-1　LEAOD入院收治自查清单

类别	项目	描述	完成情况
专科查体	外观	肢体远端皮肤苍白、皮温降低、皮肤变薄、肌肉萎缩、指甲改变	☐
	动脉搏动情况	受累病变以远动脉搏动减弱或消失：股动脉触诊位置为耻骨结节到髂前上棘连线的终点，腘动脉触诊位置为腘窝内侧与外侧腓肠肌支点的连线中点，足背动脉触诊位置一般在足背第一与第二跖骨间，胫后动脉在内踝后方触诊	☐

类别	项目	描述	完成情况
专科查体	Buerger试验	平卧抬高下肢45°，持续60秒，肢体呈苍白或蜡纸样色，提示肢体供血不足；再将下肢下垂于床旁，正常人皮色可以在10秒内恢复，如果恢复时间超过45秒，进一步提示下肢供血缺乏	□
	足趾毛细血管充盈时间	患者平卧，下肢与心脏处于同一水平。用手指压迫患者趾甲片刻后去除压力，观察按压局部皮肤颜色变化。局部皮肤颜色2秒内由白转红，试验结果为阴性，时间大于2秒试验结果为阳性，提示供血不足	□
	肢体溃疡坏疽	面积、干性坏疽/湿性坏疽、分泌物有无和性状、有无脓肿、有无组织缺失等	□
实验室检查	一般实验室检查	血常规、肝肾功能、凝血功能、C反应蛋白（动脉硬化严重程度的指标，也是心脑血管疾病危险度的预测因子）	□
	共病检查	血糖、血脂（总胆固醇、高密度脂蛋白胆固醇、低密度脂蛋白胆固醇，甘油三酯。血脂水平尤其是低密度脂蛋白胆固醇预测LEAOD预后，并可用于风险分层）、尿酸等	□
	易栓因素筛查	尤其针对较年轻的下肢缺血患者，应检查：蛋白C、蛋白S、抗凝血酶原Ⅲ、狼疮抗凝物、抗心磷脂抗体、同型半胱氨酸等	□
	抗血小板药物疗效检测	血栓弹力图、血小板聚集功能等	□
影像学检查	超声检查	下肢动脉超声和髂动脉超声（判断动脉狭窄或闭塞的部位、程度和血流动力学情况），颈动脉超声和肾动脉超声（筛查可能合并狭窄或闭塞的动脉）	□

类别	项目	描述	完成情况
影像学检查	下肢动脉CT或磁共振血管成像（CTA／MRA）	最常用的无创诊断方式，判断动脉病变部位和程度，指导LEAOD的诊断、治疗与随访	□
	下肢动脉数字减影血管造影（DSA）	作为一种有创检查，是诊断LEAOD的金标准，可以提供直观的血管腔内的影像，多与下肢动脉介入治疗同步进行	□
血流动力学检查	踝肱指数（ABI）	是最简单易行的下肢动脉供血状态的无创评估方法，是踝部动脉（胫后动脉或足背动脉）收缩压与上臂收缩压（取左右手臂数值高的一侧）的比值。ABI正常值为1.00～1.40，0.91～0.99为临界值。ABI≤0.90可诊断为下肢缺血	□
	下肢动脉节段测压	测定肢体不同平面的血压，可以初步判断动脉狭窄闭塞部位和程度	□
	平板车运动试验	下肢血压正常的患者，行平板车运动试验后患肢血压明显降低，且需要较长时间恢复，由此检出潜在下肢缺血患者	□
	其他血流动力学检测	脉搏容积记录、趾收缩压和趾肱指数（TBI）、经皮氧分压等	□

三、诊断及鉴别诊断

1. 诊断、分期和分级（表26-2、表26-3）结合患者相关的危险因素如高血压、高血脂、性别、年龄、吸烟史、糖尿病等，根据典型的四个临床分期的症状，通过体格检查和辅助检查可以明确诊断。静息痛（持续2周以上）、溃疡、坏疽、踝收缩压＜50mmHg或趾收缩压＜30mmHg等，提示肢体处于严重缺血阶段，称为威胁肢体的慢性下肢缺血（chronic limb-threatening ischemia，CLTI），是下肢动脉硬化闭塞症最严重的表现形式。

表26-2 中国《下肢动脉硬化闭塞症诊治指南》规定的LEAOD主要诊断标准

（1）年龄＞40岁；

（2）有吸烟、糖尿病、高血压、高脂血症等高危因素；

（3）有下肢动脉硬化闭塞症的临床表现；

（4）缺血肢体远端动脉搏动减弱或消失；

（5）ABI≤0.9；

（6）彩色多普勒超声、CTA、MRA和DSA等影像学检查显示相应动脉的狭窄或闭塞等病变

符合上述诊断标准前4条可以做出下肢ASO的临床诊断。

表26-3 LEAOD严重程度分期（Fontaine分期和Rutherford分类法）

Fontaine 分期	Rutherford 分级	临床表现	客观指标
0 轻微症状期	0	无症状，无明显血流动力学改变的闭塞性病变	运动平板试验/加强试验结果正常
I 间歇性跛行期	1	轻度间歇性跛行	可完成平板试验，试验后踝动脉压力在50mmHg以上，但较正常值至少低25mmHg
	2	中度间歇性跛行	症状位于1和3之间
	3	重度间歇性跛行	不能完成平板试验，试验后踝动脉压力在50mmHg以下
II 静息痛期	4	缺血性静息痛	静息踝动脉压力在40mmHg以下，踝或中足血流容积描记曲线平坦或几乎无搏动 趾动脉压在30mmHg以下
III 溃疡和坏死期	5	轻微组织缺失，难治性溃疡，局限性坏疽并伴有弥散足部缺血	静息踝动脉压力在60mmHg以下，踝或足血流容积描记曲线平坦或几乎无搏动，趾收缩压在40mmHg以下
	6	中足以上水平主要组织缺失，无法挽救的足部功能丧失	同5

LEAOD分级，较为常用的是2007年第2版泛大西洋协作组（TASC）分型标准。CLTI分级采用2019年国际血管外科指南提出WIFI与GLASS分级（略）。

2. 鉴别诊断：主要包括下肢疼痛或跛行的鉴别诊断（表26-4）、

未愈合下肢溃疡的鉴别诊断（表26-5）和下肢缺血病因的鉴别诊断（表26-6）。

表26-4 下肢疼痛或跛行的鉴别诊断（非下肢缺血相关）

疾病类型	部位	特征	运动影响	休息影响	体位影响	其他特征
有症状的贝克囊肿	膝下	肿胀，质软	伴随运动出现	也可在休息时发生	无	不间断出现
静脉性跛行	全下肢受累，膝下更甚	张力高，突发疼痛	步行后出现	有所缓解	抬高下肢可明显缓解	髂股深静脉血栓病史，水肿，静脉淤滞征
慢性骨－筋膜室综合征	腓肠肌	张力高，突发疼痛	大量运动后（慢跑）症状改善缓慢	休息时稍有改善	尤其是肌肉饱满的运动员
椎管狭窄	常为双侧，臀部、小腿后侧	疼痛，乏力	可类似跛行表现	改善情况不一，但长时间休息可能恢复	腰椎屈曲位可缓解	站立或伸展腰肢时加重
神经根压迫	下肢放射痛	尖锐的刀割样痛	坐位、站立或行走均可诱发	常在休息时出现	改变体位可缓解	腰背部病史，坐下时加重，仰卧位或坐位缓解
髋关节炎	臀部外侧、大腿	疼痛不适	不同程度的运动后出现	不会立即缓解	非承重体位可改善	表现多样性，有退行性关节炎病史
趾/踝关节炎	足趾、踝、足弓	酸痛	不同程度的运动后出现	不会立即缓解	减少负重时可能改善	表现多样性，可能与活动水平相关或休息时发作

表26-5 未愈合下肢溃疡鉴别诊断（非下肢缺血相关）

溃疡类型	部位	特点及病因
静脉性溃疡	下肢远端，尤其是内踝上方	由于局部慢性静脉高压引起皮肤区域性改变进展而来 病变处以湿性溃疡为主（如伤口引流）

溃疡类型	部位	特点及病因
远端小动脉闭塞（微血管病变）	足趾、足、腿	● 糖尿病性微血管病变 ● 晚期肾脏疾病 ● 血栓闭塞性脉管炎（Buerger's） ● 镰状细胞贫血 ● 脉管炎（如变应性肉芽肿性血管炎、过敏性紫癜、白细胞分泌性血管炎、显微镜下多血管炎、结节性多动脉炎） ● 硬皮病 ● 低温凝集反应 ● 栓塞（如胆固醇栓塞、血栓栓塞、心内膜炎导致的感染性栓塞） ● 血栓形成（如抗磷脂抗体综合征、Sneddon综合征、华法林相关皮肤坏死、弥散性血管内凝血、青斑样脉管炎、蛋白C或蛋白S缺乏、血管持续痉挛）
局部损伤	足趾、足、腿	● 外伤 ● 昆虫或动物咬伤 ● 烧伤
医源性损伤	足趾、足、腿	● 药物反应（如多形性红斑） ● 药物毒性（如多柔比星、羟基脲、一些酪氨酸激酶抑制剂）
神经性溃疡	足部受压区域	● 溃疡周围过度角化 ● 糖尿病性周围神经病变 ● 非糖尿病性周围神经病变 ● 麻风病
自身免疫性损伤	足趾、足、腿	● 伴有水疱（如类天疱疮、天疱疮、大疱性表皮松解症） ● 无水疱（如皮肌炎、红斑狼疮、硬皮病）
感染	足趾、足、腿	● 细菌（如假单胞菌、坏死性链球菌） ● 真菌（如芽孢杆菌、广色霉菌） ● 分枝杆菌 ● 寄生虫（如美洲锥虫病、利什曼病） ● 病毒（如疱疹）
恶性肿瘤	足趾、足、腿	● 原发性皮肤恶性肿瘤 ● 转移性恶性肿瘤 ● 溃疡恶变
炎性的	足趾、足、腿	● 脂质渐进性坏死 ● 坏疽性脓皮症 ● 环形肉芽肿

表26-6　下肢缺血的病因鉴别诊断（非ASO相关）

疾病	临床特点	病因与发病机制
血栓闭塞性脉管炎	中青年男性，多数有长期吸烟史，以累及四肢中小动脉为主，近一半患者合并有游走性浅静脉炎	发病机制不清，病理主要为血管壁的无菌性炎症
糖尿病足	中小动脉病变为主，多合并有糖尿病神经性病变，也可合并有ASO。动脉钙化重，足趾远端皮温降低不明显	继发于糖尿病对血管壁的损伤
腘动脉压迫综合征	青年患者多见，下肢肌肉发达者多见。可表现为间歇性跛行，也可表现为急性下肢缺血。足部跖屈和背屈可有足背或胫后动脉搏动消失，下肢缺血加重	腘动脉走行解剖变异相关，腓肠肌或腘肌压迫腘动脉造成下肢缺血
多发性大动脉炎	青年女性多见，部分也可见于中年患者。病变多累及主动脉及其一级分支动脉。多数患者血清炎症指标升高，病情迁延者动脉钙化明显	与细胞免疫反应相关。主动脉壁的全层炎症，浸润细胞主要是细胞毒性淋巴细胞
栓塞相关疾病	急性下肢缺血表现，起病急。可有苍白、疼痛、麻木、感觉异常、无脉等表现	动脉瘤附壁血栓脱落如腹主动脉瘤、腘动脉瘤，心源性栓子如心房颤动引起的心房血栓、心房黏液瘤等
高凝相关的下肢血栓性疾病	反复下肢动脉血栓形成，多有合并静脉血栓。如抗磷脂综合征还可合并反复病理性妊娠、血小板减少等	抗磷脂综合征、蛋白C及蛋白S缺乏、肝素诱导的血小板减少症、真性红细胞增多症、恶性肿瘤引起的高凝状态等

四、治疗

ASO患者应该接受基于指南理念的全面治疗方案。要点如下：

1. 危险因素控制

（1）戒烟。

（2）他汀类药物控制血脂：应控制低密度脂蛋白胆固醇（LDL）水平<100mg/L，对于具有缺血高风险的建议控制LDL水平<70mg/L。

（3）控制血糖：目标是空腹4.44～6.70mmol/L，餐后

6.70 ～ 8.90mmol/L，糖化血红蛋白（HbA1c）＜7%。

（4）降压治疗：建议PAD患者血压控制在＜140/90mmHg，对于合并有糖尿病或肾功能不全患者，建议控制血压＜130/80mmHg。

2. 结构化运动锻炼：包括监督指导下运动锻炼和基于社区或家庭的运动锻炼等。运动锻炼可增加无痛步行距离和最大步行距离，并降低血脂水平。推荐的运动方案：每次步行30 ～ 45分钟，每周至少3次，持续至少3个月。

3. 组织缺损控制：包括每日足部检查、选择合适的鞋袜、选择合适温度的水清洗足部、新发足部问题时及时专科求治等。LEAOD尤其是CLTI的患者应避免热水烫脚，否则会加重下肢缺血。

4. 药物治疗

（1）抗血小板治疗：抗血小板治疗是LEAOD治疗的基础，阿司匹林和氯吡格雷是常用抗血小板药物。LEAOD介入或手术重建血管后，可根据出血风险大小和血管情况，采用双重抗血小板治疗。

（2）扩血管治疗：包括前列地尔（常用前列地尔注射液）、西洛他唑、沙格雷酯或己酮可可碱等。

（3）抗凝治疗：对于搭桥术后或者有近期加重的LEAOD可考虑抗凝治疗；常用方案：肝素持续静脉泵入、低分子量肝素或利伐沙班。

5. 必要的外科干预和血运重建

（1）下肢血运重建：手术方式分为介入手术、开放手术以及杂交手术。

（2）CLTI的伤口愈合干预：通过多学科团队管理治疗CLTI患者伤口，创面处理包括清创、引流、VSD负压吸引、间歇性压力治疗、表皮生长因子、植皮等，高压氧治疗可能有促进伤口愈合作用。

6. 其他治疗：自体造血干细胞、基因治疗等可能一定程度改善CLTI症状，但目前大多数仍处于临床试验阶段。

7. LEAOD综合治疗流程：见图26-1和图26-2。

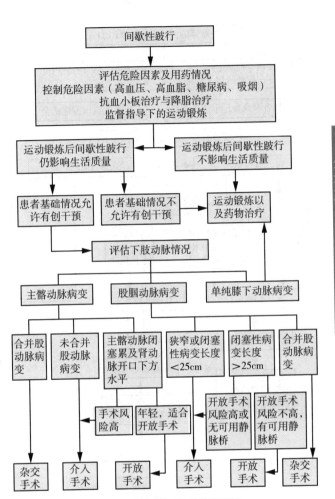

图26-1　间歇性跛行的治疗流程

注：译自 2017 ESC Guidelines on the Diagnosis and Treatment of Peripheral Arterial Diseases.

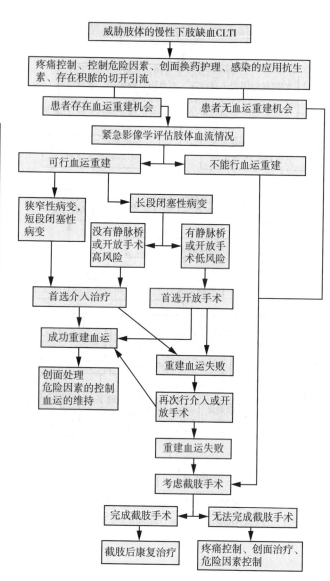

图 26-2　CLTI 的治疗流程

注：译自 2017 ESC Guidelines on the Diagnosis and Treatment of Peripheral Arterial Diseases.

五、常用下肢动脉血运重建手术及围手术期管理要点

1. 常用下肢动脉血运重建方式（表26-7）

表26-7　下肢动脉血运重建常见术式

手术类型	术式内容	常见处理病变部位
开放手术	股-腘动脉旁路术	股、腘动脉
	股动脉内膜剥脱术	股动脉，股浅、股深动脉起始段
	主-双髂动脉人工血管旁路术	主、髂动脉
	腘动脉内膜剥脱术	腘动脉
	腘动脉间位移植术	腘动脉
	股-膝下动脉自体大隐静脉旁路术	股、腘、膝下动脉
	腋-股动脉旁路术	主、髂动脉
	股-股动脉旁路术	单侧髂动脉病变
介入手术	髂动脉球囊扩张、支架植入	髂动脉
	股浅、腘动脉球囊扩张或球囊扩张加支架植入	股浅动脉
	膝下动脉球囊扩张	膝下动脉
	药物球囊扩张	股、腘、膝下动脉
	减容技术：机械旋切、激光、射频等	股、腘动脉
杂交手术	股动脉内膜剥脱＋同侧髂动脉球囊扩张、支架植入	髂、股动脉
	股动脉内膜剥脱＋同侧股-腘动脉介入	股、股浅、腘动脉
	股-腘动脉旁路＋同侧髂动脉球囊扩张、支架植入	髂、股、腘动脉
	股-股动脉旁路＋髂动脉球囊扩张、支架植入	双侧髂动脉

2. 开放手术

（1）开放手术围手术期管理要点（以股-腘动脉旁路术为例，表26-8）

291

表26-8　围手术期管理要点自查清单

类别	项目	描述	完成情况
手术指征	适应证	股、腘动脉复杂狭窄闭塞性疾病；影响生活质量的间歇性跛行，下肢缺血静息痛或溃疡患者；介入失败或反复介入后再狭窄	☐
	禁忌证	全身情况不能耐受手术，活动性出血但无法进行抗凝、抗血小板等	☐
术前准备	抗血小板治疗	单药抗血小板如阿司匹林100mg qd po至少1周，双联抗血小板增加出血风险需谨慎选择	☐
	心肺评估	评估心肺功能，鼓励患者戒烟和术前呼吸功能锻炼	☐
	术前影像	髂动脉及下肢动脉彩超、双下肢CTA、双下肢MRA或下肢DSA	☐
	备皮	术前腹股沟备皮	☐
	桥血管评估	如使用大隐静脉作为搭桥材料，术前大隐静脉彩超评估大隐静脉直径以及通畅情况	☐
	预防感染	术前0.5~2小时单次抗生素预防性抗感染	☐
	备血	预计出血较多，可选择性备红细胞或血浆	☐
	手术体位准备	患者仰卧位，病变肢体膝部垫高屈曲，患肢髋关节外展、外旋	☐
	麻醉方式	全身麻醉，部分患者可应用区域神经阻滞麻醉	☐
并发症告知、预防及处理	皮下隧道血肿	由于隧道器的应用和术后抗凝，患者易出现皮下隧道血肿，可在术后予皮下隧道处适度加压包扎	☐
	血栓性静脉炎	多发生于原位大隐静脉转流，术中需注意结扎大隐静脉属支	☐
	吻合口相关并发症	多为远期发生，与吻合技术相关。术中需注意吻合角度与吻合口张力	☐
	出血并发症	包括脑出血、消化道出血等。应充分评估出血风险，注意控制血压、加用抗酸药	☐
	心脑血管意外	LEAOD患者可能同时合并心血管和冠状动脉病变，围手术期发生心脑血管意外风险较高，围手术期注意合理应用抗血小板药物，避免血压过低，维持出入量平衡并适当镇痛	☐

类别	项目	描述	完成情况
术后随访与用药	抗凝治疗	术后及时应用抗凝治疗对维持桥血管通畅有重要意义。多选择持续静脉肝素泵入，维持APTT在基础值的1.5～2.5倍。也可选择低分子量肝素皮下注射或直接口服抗凝药物等其他抗凝方法	□
	抗血小板治疗	长期应用抗血小板治疗，有助于维持桥血管通畅并降低围手术期及术后心脑血管意外发生率	□
	伤口拆线	腹股沟切口多数可于1周后拆线，腘窝切口多数可于2周后拆线	□
	随访	一般建议术后3个月、半年、每年进行门诊随访，评估靶血管血运情况	□

（2）开放手术要点（以股-腘动脉旁路术为例）

1）显露股动脉：以患侧腹股沟韧带为中点沿股动脉体表走行方向纵行或斜行切口，逐层切开皮肤、皮下脂肪及深筋膜。在深筋膜下方打开股动脉鞘游离股总、股深及股浅动脉。

2）显露腘动脉：以膝上腘动脉为例，患肢膝上大腿内侧切口，切开皮肤及皮下，将缝匠肌向下方牵开，在腘窝脂肪组织中游离显露腘动脉，注意避免损伤伴行的腘静脉。

3）全身肝素化。

4）自体大隐静脉作为桥血管：确保患者自体大隐静脉直径足够粗，绝大部分患者需要直径大于4mm，无静脉曲张及静脉炎。隐筋膜间隙游离大隐静脉，近端在距离股隐瓣膜0.5cm处切断，小心结扎大隐静脉分支，取合适长度，远端结扎，标记方向后浸泡入肝素盐水作为桥血管。吻合前将大隐静脉桥血管倒置，用隧道器将桥血管自股动脉切口经皮下或肌间隧道引至腘动脉切口，注意避免桥血管的扭转。若行大隐静脉原位转流则只需游离及切断大隐静脉近远端，应用瓣膜刀破坏大隐静脉瓣膜。吻合时近远端均常用端侧吻合。

5）人工血管转流术：对于大隐静脉条件不好的患者，常用人工血管作为桥血管，手术要点与大隐静脉桥血管类似。

3. 介入手术

（1）介入手术围手术期管理要点（表26-9）

表26-9 介入手术围手术期管理要点自查清单

类别	项目	描述	完成情况
手术指征	适应证	髂、股、腘及膝下动脉复杂狭窄闭塞性疾病；影响生活质量的间歇性跛行，下肢缺血静息痛或溃疡患者；远端可见动脉流出道	☐
	禁忌证	活动性出血等无法进行抗凝、抗血小板，对比剂过敏	☐
术前准备	抗血小板治疗	单药抗血小板如阿司匹林100mg qd po至少1周；部分情况下如考虑应用载药器械应考虑术前应用双联抗血小板	☐
	心肺评估	评估心肺功能，鼓励患者戒烟和术前呼吸功能锻炼	☐
	术前影像	髂动脉及下肢动脉彩超、双下肢CTA、双下肢MRA或下肢DSA	☐
	备皮	术前腹股沟备皮	☐
	手术体位准备	患者仰卧位	☐
	麻醉方式	大部分为局部麻醉，不耐受长时间平卧患者可考虑区域神经阻滞麻醉或全身麻醉	☐
并发症告知、预防及处理	手术不成功	长段闭塞病变导丝无法通过病变风险高，可考虑联合逆行穿刺操作提高成功率	☐
	术后靶血管再狭窄	术后靶血管通畅率与病变性质、长度、部位、动脉硬化程度、手术方案等相关，需提前告知患者	☐
	远端动脉栓塞	在处理病变时，如球囊扩张、斑块旋切、支架植入等过程中有发生病变破碎、远端栓塞造成远端肢体缺血坏死风险。对血栓成分较多病变可考虑先行置管溶栓或血栓抽吸再行其他处理	☐
	穿刺点并发症	穿刺点出血、血肿、动静脉瘘、假性动脉瘤、闭塞、夹层等风险。应正确选择穿刺部位，选择适合方法封闭穿刺点，术后严密观察穿刺点情况	☐
	出血并发症	包括脑出血、消化道出血等。应充分评估出血风险，注意控制血压、加用抗酸药	☐
	心脑血管意外	LEAOD患者可能同时合并脑血管和冠状动脉病变，围手术期发生心脑血管意外风险较高，围手术期注意合理应用抗血小板药物，避免血压过低，维持出入量平衡并适当镇痛	☐

类别	项目	描述	完成情况
术后随访与用药	抗血小板治疗	长期应用抗血小板治疗，有助于维持桥血管通畅并降低围手术期及术后心脑血管意外发生率	□
	危险因素控制用药	戒烟、控制血压、血糖及血脂对控制患者动脉硬化进展及提高靶血管通畅率有重要意义	□
	随访	一般建议术后3个月、半年、每年进行门诊随访，评估靶血管血运情况	□

（2）介入手术要点（以股浅动脉球囊扩张为例）

1）穿刺股动脉：股浅动脉起始段病变应考虑逆行穿刺对侧股动脉，股浅动脉中远段病变可考虑顺行穿刺同侧股动脉。

2）全身肝素化。

3）造影评估病变情况。

4）通过病变：导丝、导管配合通过病变。尽量保持真腔通过，选择合适的开通导丝，对于闭塞节段长、钙化重的病变，通常开通是困难的，必要时可以联合病变远端部位的逆行穿刺开通。单纯股浅动脉病变可以选择膝上腘动脉逆穿，若股浅动脉以远也存在病变，也可选择膝下腘动脉甚至胫前动脉或胫后动脉。

5）处理病变：若考虑存在血栓成分，应行血栓减容操作如置管溶栓、血栓抽吸。若考虑行斑块旋切，应考虑在旋切前放置滤网。若考虑行载药器械操作如载药球囊扩张，应在操作前充分预扩张。处理病变的原则为充分覆盖病变，但也不能扩大介入损伤的范围，放置支架应尽量避免覆盖股深动脉开口。结束造影应多角度评估是否存在限流型夹层。

6）封闭穿刺点：根据操作中应用的最大的外鞘直径选用合适的穿刺点止血方式。目前方式有直接压迫、血管闭合器、血管封堵器、血管缝合器等。外加压包扎。

（狄 潇 陈跃鑫）

第二十七章　血栓闭塞性脉管炎

血栓闭塞性脉管炎（thromboangitis obliterans，TAO）又称为Buerger病，是一种非动脉硬化性血管炎症而导致的肢体缺血。

一、病因和临床表现

TAO是一种主要累及肢体中小动脉及静脉的非动脉硬化性的血管炎性疾病。其发病机制目前仍不十分清楚，主要被认为与吸烟引起的炎症和免疫反应相关。其在病理上可分为三期：急性期（动静脉内炎性栓子）、中期（血栓机化）、慢性期（机化血栓及血管纤维化）。

TAO的临床表现比较多样：

（1）雷诺现象：为TAO的早期表现之一，可能与患者交感神经兴奋增加相关，包括患者肢端遇到冷空气或冷水后的皮肤苍白以及随后发生的皮肤发绀。

（2）血栓性浅静脉炎：多于TAO的早期出现，典型表现为静脉走行区的游走性压痛性结节，为TAO特征性表现之一。

（3）肢端缺血表现：TAO主要累及中小动脉，故患者通常不出现间歇性跛行症状。典型肢端缺血表现为足趾/手指静息痛，可伴有发红或发绀。进一步可发展为肢端的溃疡和坏疽。

（4）其他器官受累表现：少数患者可能因颅内动脉、冠状动脉、胸廓内动脉、肾动脉和肠系膜动脉受累而出现相应表现。少数患者可在早期出现关节痛和关节炎表现。

二、专科查体和辅助检查（TAO入院收治自查清单，表27-1）

表27-1　TAO入院收治自查清单

类别	项目	描述	完成情况
专科查体	外观	肢体远端皮肤苍白、皮温降低、皮肤变薄、肌肉萎缩、指甲改变	□
	动脉搏动情况	受累病变以远动脉搏动减弱或消失：肱动脉触诊位置为肘窝近端肱二头肌肌腱内侧；桡动脉触诊位置为腕关节桡侧，贴近桡骨位置。股动脉触诊位置为耻骨结节到髂前上棘连线的中点；腘动脉触诊位置为腘窝内侧与外侧腓肠肌支点的连线中点；足背动脉触诊位置一般在足背第一与第二跖骨间；胫后动脉在内踝后方触诊	□

类别	项目	描述	完成情况
专科查体	Buerger试验	平卧抬高下肢45°，持续60秒，肢体呈苍白或蜡纸样色，提示肢体供血不足；再将下肢下垂于床旁，正常人皮色可以在10秒内恢复，如果恢复时间超过45秒，进一步提示下肢供血缺乏	☐
	足趾毛细血管充盈时间	患者平卧，下肢与心脏处于同一水平。用手指按压迫患者趾甲片刻后去除压力，观察按压局部皮肤颜色变化。局部皮肤颜色2秒内由白转红，试验结果为阴性，时间大于2秒试验结果为阳性，提示供血不足	☐
	Allen试验	患者先将手举高，同时握紧拳头。检查者用两根拇指对其桡动脉和尺动脉同时用力按压。这可使血液从手部排出。然后患者将手放低，松开拳头（手掌会呈白色）。释放其中一支动脉的压力而维持另一支动脉闭塞。手掌通常应在6秒内恢复粉色，大于10秒以上恢复考虑检测结果异常	☐
	肢体溃疡坏疽	面积、干性坏疽/湿性坏疽、分泌物有无和性状、有无脓肿、有无组织缺失等	☐
实验室检查	一般实验室检查	血常规、肝肾功能、凝血功能、C反应蛋白、红细胞沉降率（ESR）	☐
	免疫学系列检查	抗核抗体谱、类风湿因子、补体、冷球蛋白、抗可溶性抗原抗体谱	☐
	易栓因素筛查	蛋白C、蛋白S、抗凝血酶原Ⅲ、狼疮抗凝物、抗磷脂抗体、同型半胱氨酸等	☐
	抗血小板药物疗效检测	血栓弹力图、血小板聚集功能等	☐
	毒理学检查	怀疑大麻相关动脉炎应行大麻、可卡因、苯丙胺等毒理学检查	☐

第二十七章　血栓闭塞性脉管炎

类别	项目	描述	完成情况
影像学检查	超声检查	肢体动脉超声（判断动脉狭窄或闭塞的部位、程度和血流动力学情况），肢体静脉超声（判断游走性静脉炎情况及评估大隐静脉能否作为搭桥的桥血管）	☐
	肢体动脉CT或磁共振血管成像（CTA/MRA）	最常用的无创诊断方式，判断动脉病变部位和程度，指导TAO的诊断、治疗与随访	☐
	下肢动脉数字减影血管造影（DSA）	作为一种有创检查，是诊断动脉病变的金标准，可以提供直观的血管腔内的影像，多与下肢动脉介入治疗同步进行	☐
血流动力学检查	踝肱指数（ABI）	是最简单易行的下肢动脉供血状态的无创评估方法，是踝部动脉（胫后动脉或足背动脉）收缩压与上臂收缩压（取左右手臂数值高的一侧）的比值。在肱动脉压力正常的情况下，ABI正常值为1.00～1.40，0.91～0.99为临界值。ABI≤0.90可诊断为下肢缺血	☐
	肢体动脉节段测压	测定肢体不同平面的血压，可以初步判断动脉狭窄闭塞部位和程度	☐
	平板车运动试验	下肢血压正常的患者，行平板车运动试验后患肢血压明显降低，且需要较长时间恢复，由此检出潜在下肢缺血患者	☐
	其他血流动力学检测	脉搏容积记录、趾压和趾肱指数（TBI）、经皮氧分压、激光散斑成像等	☐

三、诊断及鉴别诊断

　　1. 诊断和分期：结合患者的病史、查体及辅助检查进行诊断（表27-2）。在有血栓性浅静脉炎性质的皮下结节可用于活检的情况下可做出病理诊断，但多数情况下无可用活检结节，需做出临床诊断，此时需除外其他引起下肢缺血的原因。

表27-2　TAO常用诊断标准

临床诊断标准
（1）年龄＜45岁；
（2）当前或近期烟草使用史；
（3）无创实验室检查证实的肢端缺血；
（4）除外自身免疫性疾病、易栓症、糖尿病和近端栓子引起的动脉栓塞；
（5）TAO典型的动脉造影表现（缺乏动脉硬化斑块，中小动脉节段性闭塞，可存在螺旋状侧支循环）

病理活检：
（1）静脉活检急性期可见急性血栓性静脉炎；
（2）动脉活检急性期表现为血管内以炎性细胞为主的血栓形成，亚急性期血栓机化包括炎性细胞及纤维细胞成分，慢性期炎症消退仅存在机化血栓和血管纤维化

　　TAO的分期通常可参照"下肢动脉硬化闭塞症"章节里的Fontaine分期和Rutherford分类法。

　　2. 鉴别诊断：主要包括下肢疼痛或跛行的鉴别诊断、未愈合下肢溃疡的鉴别诊断和下肢缺血病因的鉴别诊断。参照"下肢动脉硬化闭塞症"章节里相关鉴别诊断。

四、治疗

　　TAO患者应该接受基于指南理念的全面治疗方案。要点如下：

　　1. 危险因素控制：戒烟及避免烟草暴露，TAO患者应戒除香烟和其他任何烟草产品（还有任何形式的大麻）。

　　2. 结构化运动锻炼：参见"下肢动脉硬化闭塞症"章节里相关描述。

　　3. 组织缺损控制：参见"下肢动脉硬化闭塞症"章节里相关描述。

　　4. 药物治疗：参见"下肢动脉硬化闭塞症"章节里相关描述。

　　5. 必要的外科干预和血运重建

　　（1）下肢血运重建：参见"下肢动脉硬化闭塞症"章节里相关描述。

　　（2）伤口愈合干预：参见"下肢动脉硬化闭塞症"章节里相关描述。

　　（3）降低交感神经兴奋性：脊髓刺激可增加局部血运，交感神经切除也可使部分患者受益，但目前仍有争论。

五、常用下肢动脉血运重建手术及围手术期管理要点

参见"下肢动脉硬化闭塞症"章节。

（狄　潇　陈跃鑫）

第二十八章　腘动脉陷迫综合征

腘动脉陷迫综合征（popliteal artery entrapment syndrome，PAES）是一种腘动脉受腘窝处的肌性组织或纤维性组织结构压迫而引起的下肢缺血性疾病。

一、病因和临床表现

PAES是腘动脉受到异常肌性组织或纤维性组织结构压迫而引起的下肢缺血性疾病。异常肌性组织或纤维性组织的来源可分为先天性和获得性：先天性主要为胚胎发育过程中腘动脉及腓肠肌发育异常引起；获得性主要见于部分运动员，如自行车运动员。从解剖学上PAES可分为6型（表28-1）。

表28-1　PAES分型

分型	分型内涵
I型	腘动脉走行向内侧异常偏移：走行在腓肠肌内侧头与股骨内侧髁之间
II型	腘动脉走行正常，腓肠肌内侧头走行向外侧异常偏移从而压迫腘动脉
III型	腓肠肌异常分出额外的肌性或纤维性组织压迫腘动脉
IV型	腘动脉走行在腘肌深面而受到腘肌压迫
V型	I～IV型同时合并有腘静脉受压
VI型	患者肌肉解剖结构正常，由于肌肉肥大而引起腘动脉受压

PAES常见于下肢肌肉发达的青年人，男性多于女性。临床表现比较多样，包括急性、慢性下肢缺血表现，也包括腘动脉瘤相关表现。

（1）间歇性跛行：是PAES的常见表现，为行走一段距离后小腿肌肉疼痛，休息后可缓解，再次行走症状又反复。

（2）腘窝搏动性包块：腘动脉长期受压可引起腘动脉瘤。

（3）静息痛：可以为腘动脉闭塞后慢性缺血的表现，也可为急性腘动脉血栓形成或远端栓塞后的急性缺血表现。

（4）足部或小腿苍白、麻木、肌力下降：腘动脉瘤附壁血栓脱落或急性腘动脉血栓形成均可造成肢体远端急性缺血，典型表现为"5P"征。

（5）小腿肌肉痉挛，小腿以远肿胀、沉胀感：见于腘静脉受压。

（6）肢体远端感觉异常：胫神经受压表现。

二、专科查体和辅助检查（PAES入院收治自查清单）

PAES患者自查清单包含了"下肢动脉硬化闭塞症"章节的自查项目，其特殊自查项目，见表28-2。

表28-2　PAES入院收治特殊自查清单（特殊项目）

项目	描述	完成情况
应力试验	若足部脉搏存在，在足部背屈或跖屈时触摸患者足背或胫后动脉搏动，典型的患者会出现远端脉搏消失。注意双下肢均应行该检查	□
下肢MRI	膝关节MRI薄层扫描有助于评估腓肠肌的走行	□
肢体动脉CT或磁共振血管成像（CTA/MRA）	最常用的无创诊断方式，判断动脉病变部位和程度，同时可评估腓肠肌及腘动脉走行是否存在异常	□
下肢动脉数字减影血管造影（DSA）	DSA在PAES的诊断过程中具有重要意义。在肢体足背屈与跖屈时评估腘动脉有无受压表现有助于诊断的确立	□
足部跖屈与背屈时的踝肱指数（ABI）	在足跖屈与背屈时测定踝部动脉（胫后动脉或足背动脉）收缩压与上臂收缩压（取左右手臂数值高的一侧）的比值。将其与足部放松情况下的ABI值相比较有助于PAES的诊断	□

三、诊断及鉴别诊断

1. 诊断和分期：根据患者年龄、性别、体格检查以及影像学提示的解剖结构异常通常能够做出诊断。PAES的分级见表28-3。

表28-3　PAES分级

分级	临床表现
0	无症状
1	运动后出现的肢体远端疼痛、麻木、足部发凉感
2	间歇性跛行，跛行距离大于100m
3	间歇性跛行，跛行距离小于100m
4	静息痛
5	肢端坏死

2. 鉴别诊断：PAES鉴别诊断参照"下肢动脉硬化闭塞症"章节鉴别诊断内容。

四、治疗

PAES患者最主要的治疗原则为手术解除异常解剖压迫。

（1）如果PAES早期得到诊断，即仅有动脉外膜受累，动脉腔内仍通畅时，可仅行压迫组织的松解手术就可得到比较满意的治疗效果。

（2）对于已经出现腔内狭窄及闭塞的PAES患者，在解除压迫同时可选择的重建腘动脉方式有：腘动脉切开取栓/内膜剥脱+补片成形；腘动脉切除+自体大隐静脉间位移植。

（3）对于已出现长段病变的PAES患者，也可应用股-腘自体大隐静脉旁路术治疗。

（4）介入治疗PAES仍存在许多争议。由于没有解除压迫，单纯介入治疗通畅率较低，通常联合开放手术治疗患者。

五、常用PAES血运重建手术及围手术期管理要点

1. 常用PAES手术治疗方式（表28-4）

表28-4　PAES手术治疗常见术式

手术类型	术式内容	开放手术入路
开放手术	腘动脉松解，异常肌束或纤维束切断	后入路
	腘动脉松解+切开取栓+补片成形	
	腘动脉松解+内膜剥脱+补片成形	
	异常肌束或纤维束切断+自体大隐静脉间位移植	
	自体大隐静脉旁路移植	内侧入路
	自体大隐静脉原位转流	
杂交手术	置管溶栓+腘动脉松解，异常肌束或纤维束切断	后入路
	血栓抽吸+腘动脉松解，异常肌束或纤维束切断	

2. 开放手术围手术期管理要点（以后入路腘动脉松解+切开取栓+补片成形为例，见表28-5）

表28-5　围手术期管理要点自查清单

类别	项目	描述	完成情况
手术指征	适应证	考虑为PAES并出现腘动脉狭窄或闭塞，影响生活质量的患者	☐
	禁忌证	全身情况不能耐受手术，活动性出血等但无法进行抗凝、抗血小板，腘窝处放射治疗或反复手术史为相对禁忌	☐
术前准备	抗血小板治疗	单药抗血小板如阿司匹林100mg qd po至少1周	☐
	心肺评估	评估心肺功能，鼓励患者戒烟和术前呼吸功能锻炼	☐
	术前影像	彩超、CTA、MRA或DSA	☐
	桥血管或补片材料评估	可使用大隐静脉或小隐静脉作为桥血管或补片材料，术前大隐静脉和小隐静脉彩超评估大隐静脉及小隐静脉直径以及通畅情况	☐
	预防感染	术前0.5～2小时单次抗生素预防性抗感染	☐
	备血	预计出血较多，可选择性备红细胞或血浆	☐
	手术体位准备	患者俯卧位，病变肢体保持伸直位	☐
	麻醉方式	全身麻醉	☐
并发症告知、预防及处理	腘窝血肿	由于术中腘窝处肌肉及结缔组织的分离且腘动脉表面存在切口，故腘窝血肿的发生率升高。术中要注意切口止血，术后要保持引流管通畅。若术后怀疑腘窝处出血并发现腘窝处张力明显升高，应尽早手术止血以避免神经受压情况的发生	☐
	神经损伤风险	腘窝处神经丰富，腓总神经损伤风险：小腿前外侧伸肌群麻痹，足下垂畸形；胫神经损伤风险：小腿后侧屈肌群麻痹，足底感觉障碍，"钩状足"；腓肠神经损伤：小腿后外侧皮肤感觉麻木	
	手术切口瘢痕挛缩	后路手术通常采用"S"形手术切口以尽量扩大探查范围避免挛缩。但在手术切口不规范及少部分患者中仍可发生	☐
	出血并发症	包括脑出血、消化道出血等。应充分评估出血分析，注意控制血压、加用抗酸药	☐

类别	项目	描述	完成情况
并发症告知、预防及处理	下肢深静脉血栓	在腘静脉受损及术后抗凝不到位的患者可能会发生，术中仍尽量避免损伤腘静脉，术后大多需要进行抗凝治疗	☐
术后随访与用药	抗凝治疗	术后及时应用抗凝治疗对维持腘动脉的通畅有重要意义。多选择持续静脉肝素泵入，维持APTT在基础值的1.5～2.5倍。也可选择低分子量肝素皮下注射或直接口服抗凝药物等其他抗凝方法	☐
	抗血小板治疗	长期应用抗血小板治疗，有助于维持桥血管通畅并降低围手术期及术后心脑血管意外发生率	☐
	伤口拆线	腘窝切口多数可于2周后拆线	☐
	随访	一般建议术后3个月、半年、每年进行门诊随访，评估靶血管血运情况	☐

3. 开放手术要点（以后入路腘动脉松解＋切开取栓＋补片成形为例）

（1）显露腘动脉：选择大"S"形手术切口。切口上下两段分别位于大腿的后内侧及小腿的后外侧，中段位于腘窝皮肤皱褶线。切开皮肤及皮下组织后可离断小隐静脉。可保留部分小隐静脉组织以留作补片成形用。纵行切开深筋膜，牵开腓肠内侧神经，打开下方的腘窝脂肪组织可见腘动脉、腘静脉及胫神经。腓肠肌在腘窝组织的足侧。

（2）腘动脉松解：正常情况下腓肠肌内侧头应走行于腘动脉内侧并止于股骨内侧髁。PAES患者（这里以常见的Ⅱ型为例）可见腓肠肌内侧头异常发出的肌肉组织或纤维结缔组织压迫腘动脉，顺腘动脉表面离断这些组织以松解腘动脉。

（3）全身肝素化。

（4）重建腘动脉：切开腘动脉，切除腘动脉内血栓后，见近端喷血好、远端返血好。可取自体大隐静脉或自体小隐静脉作为补片，也可取人工补片。注意自体静脉补片应标记方向后倒置。将补片修剪至合适形状缝合到腘动脉切开处。

（5）确切止血后，放置引流管，逐层缝合手术切口。

（狄 潇 陈跃鑫）

第二十九章　急性下肢缺血

急性下肢缺血（acute lower limb ischemia，ALI），是因为多种原因导致的下肢血运灌注短时间（一般指小于2周）内明显减少，无法满足组织、机体活动及存活的基本需要，从而导致一系列症状及并发症的疾病。

一、病因和临床表现

1. 急性下肢缺血的常见病因（表29-1）：常见的导致急性下肢缺血的原因包括急性动脉栓塞、急性动脉血栓形成、急性动脉夹层、急性动脉创伤、广泛静脉闭塞引起股青肿等。

常见的急性下肢动脉闭塞，进而引起急性缺血的原因见表29-1，此处就其中更为常见的原因做简要阐述。

（1）自体动脉血栓形成

1）动脉粥样硬化斑块：动脉粥样硬化逐渐进展可能导致血管进行性狭窄，导致血流减少、停滞，进而发生血栓。此外斑块破裂或出血可能导致急性血栓事件。

2）动脉瘤：动脉瘤常合并附壁血栓，附壁血栓脱落可能导致远端动脉栓塞事件，常见的包括腹主动脉瘤、髂动脉瘤、腘动脉瘤等。

3）急性动脉夹层：急性主动脉、髂动脉夹层或下肢动脉夹层可能引起肢体急性缺血，急性主动脉夹层引起的下肢急性缺血常程度重、范围广。

4）易栓症：合并动脉炎、高凝状态或其他血液系统疾病的患者可能出现急性动脉血栓，此类患者常同时合并静脉系统血栓，当患者同时合并动静脉血栓时，需警惕易栓因素如抗磷脂抗体综合征、肿瘤、高同型半胱氨酸血症等。

（2）动脉损伤：动脉损伤可能引发急性下肢缺血，损伤包括医源性和创伤性，创伤性主要包括骨折或关节脱位引起的动脉损伤。医源性包括介入或开放手术引发的血肿压迫、异物栓塞、封堵装置（缝合器）异常操作等。

（3）动脉栓塞：研究表明，大多数情况下动脉栓塞的栓子源于心脏，其比例可能达到80%，动脉栓塞常发生于动脉分叉或变窄移行的部位，其远端常继发血栓形成。心源性栓子可能包括心室内血栓、人工瓣膜或心脏瓣膜赘生物等。

2. 急性下肢缺血的临床表现：急性下肢缺血的症状表现取决于患者既往是否存在慢性下肢缺血病史、血管闭塞的程度、受累血管的具体位置，以及缺血发生的快慢。

典型的急性下肢缺血常发生6P征：疼痛（pain）、肤色苍白（pallor）、皮温异常（poikilothermia）、脉搏搏动消失（pulselessness）、感觉异常（paresthesia）和瘫痪（paralysis）。

表 29-1 下肢动脉闭塞的原因

自体动脉血栓形成	介入治疗后动脉血栓形成	动脉栓子	动脉损伤
(1) 动脉粥样硬化斑块	(1) 静脉旁路移植	(1) 心源性栓子	(1) 医源性
(2) 动脉瘤血栓形成	(2) 人工血管旁路移植	心房颤动	血栓栓塞
(3) 动脉夹层	(3) 球囊扩张部位	心肌梗死	闭 (缝) 合器器械 (零件)
(4) 动脉受压 (如腘动脉陷迫)	(4) 支架/支架植入部位	心内膜炎	栓塞
(5) 易栓症		瓣膜病	(2) 创伤性
(6) 低流量状态		心房黏液瘤	(3) 血管痉挛
		人工瓣膜	
		(2) 动脉来源	
		动脉瘤	
		动脉粥样硬化斑块	
		动脉粥样硬化附壁血栓	
		主动脉漂浮血栓、主动脉蓬松综合征	
		(3) 反常栓子 (先天性心脏病)	

疼痛常出现于闭塞动脉的肢体远端，随着缺血严重程度的进展或闭塞范围的变化而出现相应的变化。皮肤苍白常出现于肢体的末梢，常合并皮温变化，缺血早期表现为苍白，但在肢体缺血时间较长时可能出现花斑、张力性水疱等，此类现象常提示肢体缺血已不可逆。脉搏搏动减弱是最先出现的表现，但特殊部位的触诊常需要接诊医生具有一定的经验，如腘动脉搏动等。可以结合超声结果辅助判断。

二、专科查体和辅助检查（表29-2）

表29-2　急性下肢缺血患者接诊清单

类别	项目	描述	完成情况
专科查体	外观	可能出现：肢体远端皮肤苍白、皮温降低、皮肤淤血、花斑、水疱	□
	动脉搏动情况	受累病变以远动脉搏动减弱或消失：股动脉触诊位置为耻骨结节到髂前上棘连线的终点，腘动脉触诊位置为腘窝内侧与外侧腓肠肌支点的连线中点，足背动脉触诊位置一般在足背第一与第二跖骨间，胫后动脉在内踝后方触诊	□
	肢体运动	可能出现患肢肌力下降，患肢活动不能。足背屈功能丧失往往提示缺血严重	□
	肢体感觉	可能出现患肢麻木、感觉迟钝、感觉减退、感觉丧失等	□
	肢体溃疡、坏疽	面积、干性坏疽/湿性坏疽、分泌物有无和性状、有无脓肿、有无组织缺失等	□
实验室检查	一般实验室检查	血常规、肝功能、肾功能、凝血功能、乳酸、肌酶、肌红蛋白（能够反映组织缺血的严重程度）等	□
	共病检查	心电图（评估有无心房颤动）、血糖、血脂、尿酸等	□
	易栓因素筛查	尤其针对较年轻的下肢缺血患者，应检查：蛋白C、蛋白S、抗凝血酶原Ⅲ、狼疮抗凝物、抗心磷脂抗体、同型半胱氨酸等	□
	术前准备	需要急诊手术的患者需提前完善血型、感染四项、核酸等检查	□

类别	项目	描述	完成情况
影像学检查	超声检查	下肢动脉超声和髂动脉超声（判断动脉狭窄或闭塞的部位、程度和血流动力学情况），必要时加查腹主动脉超声	☐
	下肢动脉CTA/MRA	最常用的无创诊断方式，判断动脉病变部位和程度，一般在超声评估病变的基础上进行	☐
	下肢动脉数字减影血管造影（DSA）	作为一种有创检查，是诊断下肢缺血的金标准，可以提供直观的血管腔内的影像，多与下肢动脉介入治疗同步进行	☐
血流动力学	踝肱指数（ABI）	下肢动脉供血状态的无创评估方法，ABI正常值为1.00～1.40，0.91～0.99为临界值。ABI≤0.90可诊断为下肢缺血	☐
	其他血流动力学检测	脉搏容积记录、趾压和趾肱指数（TBI）、经皮氧分压等（此类检查在急诊条件下不一定具备开展条件）	☐

三、诊断及鉴别诊断

1. 诊断、分期和分级

（1）急性下肢缺血患者的初步诊断：急性下肢缺血患者就诊时通常症状较重，病情较紧急，初步诊断常需要尽快确立。初步诊断的依据主要是典型的病史和症状、查体。

（2）急性下肢缺血患者的进一步诊断：急诊患者在初步确立急性下肢缺血的初步诊断后，需要进一步明确缺血的范围、责任血管、缺血的严重程度、分级、疑似病因分析等（表29-3）。

表29-3　Rutherford急性下肢缺血分期

	存有活力（Ⅰ）	轻度威胁（Ⅱa）	即刻威胁（Ⅱb）	不可逆的（Ⅲ）
疼痛程度	轻度	中度	重度	多变
毛细血管充盈	良好	延迟	延迟	缺失

	存有活力 （Ⅰ）	轻度威胁 （Ⅱa）	即刻威胁 （Ⅱb）	不可逆的 （Ⅲ）
运动丧失	无	无	部分	完全瘫痪 （僵硬）
感觉丧失	无	无/轻度受损	范围较大的感 觉受损	完全瘫痪 （僵硬）
动脉超声	可见频谱	无频谱	无频谱	无频谱
静脉超声	无血栓	无血栓	无血栓	静脉血栓
治疗策略	紧急评估	紧急血运重建	急诊血运重建	择机截肢

2. 鉴别诊断：急性下肢缺血患者就诊急诊时的主要鉴别诊断包括慢性肢体缺血、急性骨-筋膜室综合征、股青肿、肢体疼痛的其他原因（表29-4）。

四、治疗

1. 初始治疗：初始治疗包括合理的镇痛和抗凝治疗，肝素、低分子量肝素、直接口服抗凝药等起效快的药物是初始抗凝治疗最常采用的抗凝药物。抗凝治疗主要是避免再次栓塞事件和血栓的蔓延。

2. 扩血管治疗：文献表明应用前列腺素钠能够降低围手术期心血管事件和死亡率，但对于随访期间远期综合生存率和保肢率没有明显的改善。

3. 外科/介入干预决策：依据卢瑟福急性下肢缺血分级的界定，出现感觉/运动受损的患者，一般需要紧急的手术/介入治疗。手术方式依据患者病变情况可能采取多种方式，包括开放手术、杂交手术、腔内手术等。

（1）开放手术

1）切开取栓：自Fogarty于1962年提出球囊取栓概念后，切开取栓手术一直是肌性动脉栓塞的标准治疗方式。多数患者采用股动脉切开取栓的方式，但由于一些患者可能合并髂动脉栓塞或膝下动脉栓塞，故也可能采用其他部位切开取栓手术。研究表明急性动脉栓塞术后患者5年的保肢率大约80%，但全因死亡率可能高达59%，多数死亡原因为冠脉事件或颅内动脉事件。

2）动脉旁路手术：动脉旁路手术可以在急性动脉栓塞腔内治疗不成功时采用。有研究回顾性统计了动脉旁路手术的患者情况，约5.7%的患者因ALI行旁路手术，但术后的截肢率、死亡率结果均差于慢性下肢缺血的患者。静脉血管桥的通畅率可能高

表 29-4 下肢疼痛或跛行的鉴别诊断

部位		病史	外观颜色	感觉运动	特殊病史及其他特征
慢性肢体缺血急性加重	常位于膝下	病史长，常有间歇性跛行病史，逐渐加重	存在皮肤干燥、毛发脱失等，常无花斑、水疱等改变	感觉运动多正常，急性加重时可能有	合并冠心病或其他动脉疾病。CTA可见侧支循环，动脉壁可见钙化病变
急性骨-筋膜室综合征	常位于小腿	病史中常有外伤、外压等改变，病变更局限	肿胀常更加明显，主要位于小腿	可合并感觉运动损害，主要在足部	外伤、外压病史是常见病因，肌肉发达者大运动量运动后也可能出现
股青肿	常位于大腿及小腿	肿胀逐渐出现，有静脉血栓病史	患肢肿胀明显，皮肤发绀	感觉运动多正常	广泛性深静脉血栓形成伴浅静脉血栓形成时可出现
肢体疼痛其他原因	不同原因而异	由急性痛风、神经病变、自发出血或创伤性软组织损伤引起的非缺血性肢体疼痛也可能类似急性缺血所致疼痛			

于人工血管，但对于Ⅱb期患者通常建议人工血管搭桥，以期快速恢复患肢血运。

（2）杂交手术治疗：推荐术后造影评估，除非患者能够明确摸到足背动脉搏动或患者存在严重的肾功能不全。有研究表明，在取栓的基础上联合使用血栓抽吸技术，可能对部分患者有获益。对于合并动脉粥样硬化、动脉斑块及动脉狭窄的患者，联合使用球囊扩张或者支架植入，在部分病例中是有好处的（Ⅱa级推荐）。综上所述，建议对于需要行切开取栓的患者，应安排在杂交（复合）手术间完成。

（3）腔内手术

1）动脉置管溶栓：对于动脉血管桥急性闭塞，置管溶栓（CDT）是可选的治疗措施，有研究表明动脉内置管溶栓的效果和安全性均好于系统性溶栓。指南中对于突发间歇性跛行但分级为Ⅰ级的患者，不建议使用系统性溶栓。

CDT前的评估：有多项研究及meta分析表明，CDT可用于Ⅱb期及以前的患者，保肢成功率据报道可达84%（30天）、75%（1年），但主要的风险是出血事件（13%～30%），其中颅内出血风险为（0.4%～2.3%）。置管溶栓的禁忌证包括：①近2个月内的脑血管事件；②10天内的消化道出血；③3个月内神经系统手术或外伤；④10天内曾行心肺复苏；⑤10天内的重大创伤或手术；⑥收缩压＞180mmHg或舒张压＞110mmHg；⑦近期眼部手术。相对禁忌包括肝素失效、感染性心内膜炎、妊娠、糖尿病眼底出血等。

CDT溶栓的入路：对于急性下肢缺血拟行CDT治疗的患者，动脉穿刺入路时推荐使用超声辅助（ⅠA），尽量避免穿刺后壁。

CDT的药物选择：尿激酶和rt-PA是应用最广泛的药物，指南推荐rt-PA用量为0.02～0.1mg/（kg·h），总量不建议超过40mg。

溶栓过程中的监测：溶栓过程中临床实践中常监测Fbg、APTT、D-Dimer以及Hb和PLT，Fbg＜1.5g/L被认为是危险的，但也有研究表明，单纯Fbg预测出血风险是不确定的。

溶栓过程中的肝素化：临床实践中在溶栓过程中常需要维持肝素化状态，但有研究表明，肝素化是出血风险增高的独立危险因素。

溶栓结束后的治疗：在溶栓过程中需要密切监测生命体征、穿刺点情况及肢体情况，若溶栓开始后的6～12小时，肢体症状体征无改善，需考虑更换治疗方式。如果出现严重的出血，需要及时停用溶栓。

2）其他腔内手术技术

血栓抽吸：血栓抽吸是另一种常用的腔内治疗措施，但血栓抽吸对于心源性脱落栓子的效果非常有限，对于人工血管桥内的急性血栓形成具有较好的效果。

超声增强式置管溶栓：高频低强度超声波能够加速血栓块崩解，在使用过程中建议应用远端保护装置。

4. 急性下肢缺血的RCT研究结果

（1）手术对比溶栓：当结局变量设定为1年期保肢生存率时，置管溶栓与不手术的效果是相似的。但CDT的出血风险、卒中风险、肢体远端栓塞的风险更高。随着腔内技术和设备的进步，近年来发表的RCT研究表明，腔内治疗在30天和1年期的保肢生存率较开放手术更高。

（2）不同溶栓药物对比

1）局部尿激酶用量：在高剂量与低剂量对比中，高剂量有更高的出血风险，但治疗效果相似。

2）尿激酶与rt-PA的总体保肢率无显著性差异。

3）系统性溶栓效果不如置管溶栓。

5. 其他需要关注的问题

（1）急性下肢缺血的长期预后：有研究表明，接受腔内治疗后5年期随访仍存活的患者中，16%接受截肢，33%接受再手术干预，51%未再干预。

（2）动脉闭塞的特殊病因——腘动脉瘤：腘动脉瘤可能因附壁血栓脱落而导致远端动脉急性栓塞。治疗方面常采取置管溶栓、切除根治或覆膜支架植入。但是对于腘动脉瘤引起的ALI，支架植入不建议作为一线治疗选择。

（3）骨-筋膜室综合征及缺血再灌注的治疗和管理：为了降低骨-筋膜室综合征的发生，可采取以下措施：控制性再灌注、筋膜室压力测定、预防的筋膜切开术等；但预防性筋膜室切开是困难的决定，并在指南中不作为首选治疗措施。

6. 急性下肢缺血的诊疗流程（图29-1）

7. 手术后的药物治疗及随访：急性下肢缺血的患者在治疗后，推荐进行规律的随访，建议在治疗后尽早排查栓子来源，是否存在未控制的心房颤动等，如果有建议长期抗凝治疗。对于无心房颤动的患者，推荐进行抗血小板治疗。

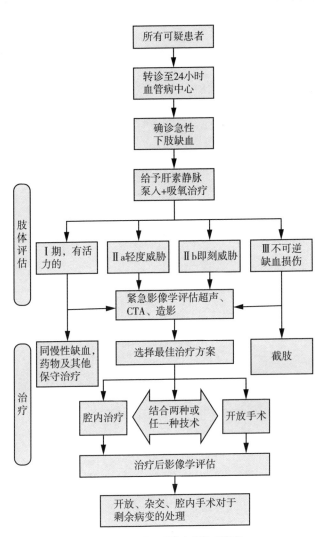

图29-1　急性下肢缺血的诊疗流程

译自 European Society for Vascular Surgery（ESVS）2020 Clinical Practice Guidelines on the management of Acute Limb Ischemia.

（崔立强）

第三十章　胸廓出口综合征

胸廓出口综合征（thoracic outlet syndrome，TOS）是因走行于胸廓出口（锁骨后方和第一肋骨前方的区域）的神经或血管受到异常压迫而引起的颈、肩或上肢的综合征。依受压结构的不同，可分为神经型TOS（臂丛神经受压）、动脉型TOS（锁骨下动脉受压）及静脉型TOS（锁骨下静脉受压）。

一、病因和临床表现

胸廓出口区域包括三个解剖间隙，即斜角肌间隙、肋锁间隙及胸小肌间隙。其中臂丛神经在斜角肌间隙走行，是最常见的受压部位。同时，患者往往合并颈肋或者异常增生的第一肋，导致该处臂丛神经受压。肋锁间隙，存在于第一肋和锁骨之间，其内穿行锁骨下动静脉及臂丛神经，该间隙是最常发生锁骨下静脉受压的间隙。存在于胸小肌及胸壁肋骨之间的胸小肌间隙可以认为是胸廓出口的延续，上肢的神经及血管也可在该部位受压。

TOS的临床表现因受压结构不同有所差异。神经受压症状通常表现为颈、肩及上肢的疼痛，上肢、手掌及手指的麻木与感觉异常、上肢无力，可合并颈部疼痛及枕后区疼痛，以上症状在患侧上肢上举时加剧。动脉受压表现为前臂及手指的疼痛、苍白、感觉异常、指端缺血及上肢间歇性跛行，多为慢性，如合并锁骨下动脉瘤也可出现因瘤体内附壁血栓脱落至远端导致指端发绀、疼痛等症状。静脉受压或阻塞表现为上肢肿胀、发绀及疼痛，可伴有浅表静脉扩张。

二、专科查体和辅助检查（TOS入院收治自查清单，表30-1）

表30-1　TOS入院收治自查清单

类别	项目	描述	完成情况
专科查体	外观	有无上肢肿胀、肢体远端皮肤潮红、苍白、发绀、皮温降低等改变	☐
	Adson试验	上肢伸直、外展并将头部偏离患侧，嘱患者深吸气后屏气，如桡动脉搏动减弱或消失者为阳性	☐
	Roos试验	双臂外展90°并外旋，前臂屈曲90°，头正位，快速松拳握拳，如出现疼痛加重、无力、患肢自动下落者为阳性	☐

类别	项目	描述	完成情况
专科查体	Elvey试验	患者静坐，双上肢外展成"一"字，双手腕背屈，头歪向健侧（耳贴肩），颈部过伸，患侧上肢麻木、疼痛加重并向远端放射为阳性	☐
实验室检查	一般实验室检查	血常规、肝肾功能、凝血功能等	☐
	共病检查	血糖、血脂、尿酸等	☐
	易栓因素筛查	对较年轻的上肢缺血或DVT患者，应检查蛋白C、蛋白S、抗凝血酶原Ⅲ、狼疮抗凝物、抗心磷脂抗体、同型半胱氨酸等除外易栓症	☐
辅助检查	颈胸部X线检查	可显示颈肋、第7颈椎横突过长、第1肋和锁骨异常等	☐
	彩色多普勒超声检查	最方便的血管无创检查，可初步判断血管相关病变，如上肢动脉狭窄、动脉瘤、上肢深静脉血栓等。并可随时变换上肢体位评估不同体位下血管情况	
	上肢动脉CT或磁共振血管成像（CTA/MRA）	最常用的无创诊断方式，可进一步判断上肢血管病变部位和程度，指导TOS的诊断、治疗与随访	☐
	上肢动脉数字减影血管造影（DSA）	作为一种有创检查，是诊断TOS的金标准，可以提供直观的血管腔内的影像，并可评估在不同上肢体位下的血管病变情况，多与介入治疗同步进行	☐
	前斜角肌阻滞试验	将利多卡因或者肉毒杆菌注射至前斜角肌的不同部位，达到缓解肌肉挛缩或痉挛的目的。如果患者症状得到临时改善，有助于证实TOS诊断。同时往往提示术后可获得良好的疗效	☐

三、诊断及鉴别诊断

1. 诊断：根据患者上肢症状、体征、结合影像学检查及前斜角肌阻滞试验等，动脉型及静脉型TOS通常容易诊断（表30-1），神经型TOS需与下述疾病鉴别。

2. 鉴别诊断：见表30-2和表30-3。

表 30-2 TOS 的鉴别诊断

疾病	临床特点	病因与发病机制
颈椎病	颈部疼痛、僵硬、上肢无力，疼痛从颈部沿桡神经走行放散，头部回旋或仰时加重。可伴拇指及示指感觉异常（C5-6），上肢上举时症状可缓解。X线片、CT、MRI往往提示颈部骨质增生、生理弯曲消失、椎间盘突出、椎管狭窄等	颈椎管狭窄、颈椎间盘突出压迫颈神经导致
腕管综合征	手指疼痛及感觉异常，桡侧3个半手指感觉障碍，拇指对掌功能障碍。神经传导试验可呈阳性	由腕管狭窄压迫正中神经所致
肘管综合征	患肢手部尺侧感觉异常，无肩部症状，不累及正中神经，体征局限于肘部以下，神经传导试验可呈阳性	为尺神经在肘管内受压所致
臂丛神经损伤	上肢疼痛及无力，手感觉异常。症状呈持续性，神经专科检查通常有阳性表现	通常由直接损伤或拉伤导致
肩袖肌腱炎	肱二头肌肌腱局部疼痛及压痛，肩关节屈曲位疼痛，MRI可有阳性表现	肩袖肌腱拉伤或慢性纤维退变

表 30-3 三种类型胸廓出口综合征对比

	神经型TOS	静脉型TOS	动脉型TOS
发病率	>95%	3%	1%
病因	颈部外伤、反复应力损伤导致斜角肌异常	反复上肢上举运动和/或高凝状态	颈肋或异常的第一肋压迫动脉
病理表现	斜角肌纤维化	锁骨下静脉狭窄伴或不伴有血栓	锁骨下动脉狭窄，合并血栓或狭窄后扩张及动脉瘤形成
症状	上肢疼痛、无力、感觉异常合并颈部疼痛或后枕区头痛	上肢肿胀、疼痛，有时伴有颜色青紫	上肢疼痛、无力、苍白、发凉、感觉异常；指端花斑，呈"蓝指样"缺血

	神经型TOS	静脉型TOS	动脉型TOS
体格检查	激发动作反应阳性，斜角肌及胸小肌压痛	上肢肿胀、青紫	上肢脉搏减弱或消失，指端缺血改变
诊断性试验	彩色多普勒超声、斜角肌阻断试验、EMG/NCV	彩色多普勒超声、静脉造影	颈部X线平片、彩色多普勒超声、动脉造影、指端压力及动脉波形测定
非手术治疗	物理治疗	溶栓、抗凝治疗	无，推荐手术
手术治疗	第一肋及前斜角肌切除	第一肋及前斜角肌切除，术后静脉经皮球囊成形术（必要时）	第一肋及前斜角肌切除、锁骨下、腋动脉及肱动脉取栓或旁路术（必要时）

注：EMG.肌电图；NCV.神经传导速度。

四、治疗

1. 保守治疗：包括物理治疗及药物治疗。对神经性TOS者，物理治疗应该是初始的治疗手段。除非患者有明确的颈肋或者肋骨发育异常压迫神经，同时前斜角肌阻断试验阳性者，可选择手术治疗，术后仍需进行有规律的由专业理疗师指导下的功能锻炼。其他情况下即使拟行择期手术，多数仍有必要先行6～8周的物理治疗，包括纠正平时的工作习惯、悬吊上肢、局部理疗等。其他保守治疗方式还包括有口服镇痛药及非甾体消炎药等方法。

2. 手术治疗：手术治疗基本原则如下。

（1）神经型TOS：保守治疗无效且症状逐渐加重、严重影响工作者，应行手术进行受压神经松解或移除导致压迫的肌肉（前斜角肌）、骨性结构（颈肋、第1肋）、韧带等结构。

（2）动脉型TOS：继发锁骨下动脉闭塞、远端动脉栓塞或受压动脉远端动脉瘤形成时，应及时进行胸廓出口解压及动脉修补、取栓或溶栓或动脉重建（具体分期、临床表现及治疗方案见表30-4）。

（3）静脉型TOS：即便保守治疗（包括抗凝治疗等）可缓解症状，但如压迫不解除，多数患者远期仍存留上肢功能障碍，故多数静脉型TOS需行外科干预，包括解压术、溶栓、血栓抽吸治疗、球囊扩张支架植入术以及锁骨下动脉或腋动脉重建（具体治疗流程见图30-1）。

表30-4 动脉型TOS的分期、临床表现及治疗

分期	表现	治疗
0期	无症状锁骨下动脉压迫	无需外科干预
1期	锁骨下动脉狭窄同时合并轻度狭窄后扩张，无内膜破坏	胸廓出口解压术
2期	压迫下游锁骨下动脉瘤形成同时合并内膜损伤及附壁血栓形成	胸廓出口解压术、锁骨下动脉重建术
3期	锁骨下动脉病变致远端栓塞表现	溶栓或取栓治疗、胸廓出口减压手术、锁骨下动脉重建术

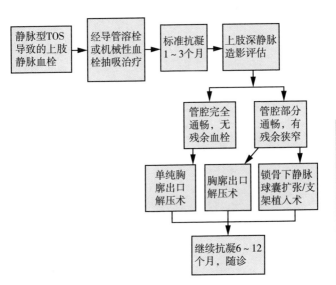

图30-1 静脉型TOS的治疗流程

（倪　冷　陈跃鑫）

第三十一章　外周动脉瘤

外周动脉瘤（peripheral artery aneurysm），是指由于各种原因导致的外周动脉局部扩张，直径增加≥50%，以下肢动脉更为常见，腘动脉瘤发病率居首，可与腹主动脉瘤合并存在。

一、病因和临床表现

外周动脉瘤最常见的病因是动脉硬化，常见的动脉硬化危险因素包括男性、高龄、高血压、吸烟等。另外炎症、免疫疾病、遗传缺陷及慢性机械损伤的因素可能也与外周动脉瘤相关。

外周动脉瘤可无明显临床症状，也可继发急慢性缺血、压迫及破裂等相关症状。

（1）无症状：无明显临床症状，检查偶然发现；或自行偶然发现搏动性包块而就医。

（2）慢性肢体缺血：动脉瘤瘤腔继发附壁血栓、继发血栓形成并逐渐加重，最终导致管腔狭窄、闭塞，或附壁血栓反复脱落，导致远端血管闭塞，产生缺血相关表现，如位于下肢则常表现为间歇性跛行。

（3）急性肢体缺血：动脉瘤瘤腔继发附壁血栓，血栓脱落，导致远端动脉栓塞，引起急性肢体苍白、发凉、疼痛、麻木及无力等相关表现，严重时可导致截肢。

（4）局部压迫：动脉瘤体积足够大时可压迫邻近结构，压迫静脉可导致静脉回流障碍甚至继发血栓形成，导致肢体肿胀；压迫神经可导致肢体感觉、运动异常。

（5）动脉瘤破裂：可表现为局部突发进行性肿胀、疼痛，伴或不伴失血性休克等相关表现。

二、专科查体和辅助检查（外周动脉瘤入院收治自查清单，表31-1）

表31-1　外周动脉瘤入院收治自查清单

类别	项目	描述	完成情况
专科查体	视诊	肢体有种胀，有无急慢性缺血相关表现	☐
	触诊	四肢动脉搏动情况，局部有无搏动性包块及其位置与大小等	☐
	听诊	局部有无明显杂音	☐
	测量	测量患肢周径，并与健侧对比，肢体远端压力	☐

类别	项目	描述	完成情况
实验室 检查	一般实验室检查	血常规、肝肾功能、凝血功能、 D-二聚体等；对急性肢体缺血患 者，注意加查肌酸激酶、肌红蛋 白等	□
	共病、并发症相 关检查	血糖、血脂、C反应蛋白、红细胞 沉降率等；怀疑感染时需加查血 培养等相关化验；怀疑免疫性疾 病时注意请风湿免疫内科会诊， 筛查相关因素	□
影像学 检查	超声检查	患肢动脉彩超，明确动脉瘤大小、 部位、附壁血栓、管腔通畅性；并 注意加查腹主动脉及对侧肢体动脉 等处超声，警惕合并其他部位动脉 瘤可能	□
	肢体动脉CT或 磁共振血管成像 （CTA/MRA）	常用的无创诊断方式，判断动脉 瘤大小、部位、形态、附壁血 栓，有无破裂、管腔狭窄、远端 动脉栓塞等，对诊断、治疗与随 访均具有重要意义	□
	下肢动脉数字 减影血管造影 （DSA）	为有创检查，可以提供直观的血 管腔内的影像，多与动脉瘤介入 治疗同步进行，也可用于判断远 端流出道血管等情况，为搭桥手 术提供辅助信息	□
血流动 力学检 查	踝肱指数（ABI）	可为是否合并肢体缺血提供信 息，并可术前术后对比，判断血 管重建效果	□

三、诊断及鉴别诊断

1. 诊断：患者合并相关的危险因素如高血压、吸烟、性别（男性）、年龄等或有炎症、免疫相关血管疾病、其他部位动脉瘤病史等。查体于肢体局部可及搏动性包块，伴或不伴肢体肿胀、感觉异常、运动异常等压迫相关表现，伴或不伴肢体远端苍白、发凉、动脉搏动减弱等肢体缺血表现。彩超、CTA等影像学检查可见局部动脉扩张、成瘤。基于危险因素、临床表现、查体及影像学检查等信息，基本可做出明确诊断。

2. 鉴别诊断：外周动脉瘤的鉴别诊断，主要是与局部占位相关的鉴别诊断，根据动脉瘤部位不同，鉴别诊断疾病可能有所不同，以腘动脉瘤为例，常见鉴别诊断情况见表31-2。

表31-2 外周动脉瘤鉴别诊断（以腘动脉瘤为例）

疾病类型	鉴别诊断要点
腘窝囊肿	腘窝质软、囊性、表面光滑肿物，无明显搏动性，部分可随膝关节屈伸变化；彩超可见囊性肿物，内部有液性暗区，无明显血流信号
软组织肿瘤	腘窝软组织实性包块，无明显搏动性，不随关节体位变化；彩超、CT等可见实性占位
静脉瘤	静脉扩张引起，囊性包块，可压缩；彩超见囊性肿物，内部可见静脉血流频谱，部分可伴瘤腔内血栓形成

四、治疗

外周动脉瘤患者的治疗，需基于患者的个体情况，进行综合防治，包括危险因素的控制，无症状小动脉瘤的密切随访，栓塞事件的防治，以及有手术指征患者的手术或腔内干预。

1. 危险因素控制：戒烟，控制高血压、高脂血症等危险因素。

2. 随访观察

（1）对直径较小（如腘动脉，直径＜2cm者），无明显临床症状，无附壁血栓，无肢体动脉栓塞等并发症的动脉瘤，可密切随访观察。

（2）对接受手术或腔内干预的患者，术后仍需密切随访。

3. 抗凝治疗

（1）对于瘤腔内血栓形成，继发管腔狭窄、远端栓塞者，需行抗凝治疗。急性期一般使用肝素或低分子量肝素，长期抗凝可考虑华法林或直接口服抗凝药。

（2）对瘤腔大、高栓塞风险者，但未行手术治疗者，原则上也建议抗凝治疗，预防栓塞事件。

4. 外科手术或腔内修复：手术指征的把握主要基于临床症状、栓塞风险和绝对直径等因素，并需结合患者的手术风险、预期生存期等因素综合考虑。手术指征包括（以腘动脉瘤为例）以下方面。

（1）有症状者：存在肢体缺血、栓塞、压迫或破裂等症状。

（2）无临床症状，但动脉瘤直径≥2cm者，为降低栓塞、截肢风险，建议手术干预。

（3）直径＜2cm，但有附壁血栓或影像学检查发现远端流出道差者，也可考虑手术干预，以降低栓塞、截肢风险。

五、常用外周动脉瘤手术及围手术期管理要点

1. 常用外周动脉瘤手术方式（以腘动脉瘤为例，表31-3）

表31-3　下肢动脉血运重建常见术式（以腘动脉瘤为例）

手术类型	术式内容	特殊说明
开放手术	腘动脉瘤切除＋自体或人工血管置换术	后方入路手术，多采用此方法；因跨越关节，首选自体大隐静脉为首选材料
	腘动脉瘤旷置＋自体或人工血管置换术	内侧入路，因术野显露问题，瘤体需旷置，近、远端需妥善结扎
介入手术	腘动脉瘤腔内修复术	近远端有足够锚定区（1.5～2.0cm以上），且无严重扭曲、成角的情况
	置管溶栓或血栓抽吸术＋腔内修复术	适用于合并急性远端动脉栓塞，流出道条件差者，改善流出道后再行腔内修复术
杂交手术	置管溶栓或血栓抽吸术＋自体或人工血管置换术	适用于合并急性远端动脉栓塞，流出道条件差者，改善流出道后再行手术重建

2. 开放手术

（1）开放手术围手术期管理要点（以腘动脉瘤为例，表31-4）

表31-4　腘动脉瘤开放手术围手术期管理要点自查清单

类别	项目	描述	完成情况
手术指征	适应证	有临床症状者；无临床症状，但动脉瘤直径≥2cm者；直径＜2cm，但有附壁血栓或影像学检查发现远端流出道不良者	☐
	禁忌证	全身情况不能耐受手术，活动性出血等抗凝、抗血小板禁忌等	☐

类别	项目	描述	完成情况
术前 准备	一般检查	术前常规化验、检查	☐
	心肺评估	评估心肺功能，鼓励患者戒烟和术前呼吸功能锻炼	☐
	术前影像	下肢动脉彩超、双下肢CTA、双下肢MRA或下肢DSA	☐
	备皮	患肢术前备皮	☐
	桥血管评估	如使用大隐静脉作为搭桥材料，术前大隐静脉彩超评估大隐静脉直径以及通畅情况	☐
	预防感染	术前0.5～2小时单次抗生素预防性抗感染	☐
	备血	适量备红细胞和血浆	☐
	手术体位	内侧入路：仰卧位，病变肢体膝部垫高略屈曲 后方入路：俯卧位	☐
	麻醉方式	全身麻醉，部分患者可应用区域神经阻滞麻醉	☐
并发症 告知、 预防及 处理	术区出血	因解剖显露、术后抗凝等，术后可能发生腘窝、伤口、桥血管隧道出血及血肿	☐
	桥血管狭窄、瘤样扩张	桥血管近远端吻合口可能发生再狭窄、闭塞，导致肢体缺血；如使用自体大隐静脉材料，远期因血流冲击可能发生瘤样扩张	☐
	旷置动脉瘤增大	对腘动脉瘤旷置者，术后因侧支血管血流向瘤腔内逆行灌注，压力不能降低，导致动脉瘤继续增大	☐
	出血并发症	包括脑出血、消化道出血等。应充分评估出血分析，注意控制血压、加用抗酸药	☐
	心脑血管意外	病因为动脉硬化的患者可能同时合并心脑血管病变，围手术期可能发生心脑血管意外等	☐

类别	项目	描述	完成情况
术后随访与用药	术后早期抗凝治疗	术后早期多选择持续静脉肝素泵入，维持APTT在基础值的1.5～2.5倍	☐
	远期抗血小板、抗凝治疗	术后远期为维持血管通畅性，需应用抗血小板或抗凝治疗。二者孰优孰劣，目前尚无定论，远端流出道条件差以及使用自体大隐静脉材料者，抗凝治疗可能获益更大	☐
	伤口拆线	膝关节附近切口建议术后2周拆线	☐
	随访	一般建议术后3个月、6个月、12个月，之后每年进行门诊随访，评估吻合口、桥血管以及旷置的动脉瘤等	☐

（2）开放手术要点（以腘动脉瘤后方入路手术为例）

1）患者取俯卧位，术区消毒，取S形切口（自腘窝外内上方起，至外下方止）。

2）逐层切开皮肤、浅筋膜（注意保护小隐静脉）、深筋膜，进入腘窝。

3）由浅至深逐步解剖，首先找到胫神经，套带、牵开保护。

4）游离腘动脉瘤表面腘静脉，必要时结扎、离断部分属支，套带、牵开保护。

5）游离腘动脉瘤表面其他软组织，并向近、远端逐步游离，显露近、远端正常动脉节段，分别套阻断带备控；并估算动脉瘤累及长度及所需血管置换长度。

6）于切口内侧皮下组织内，找到大隐静脉主干，向近、远端逐段游离，结扎属支，按之前估算长度，截取一段大隐静脉主干，肝素盐水冲洗管腔，标记近远端备用。

7）静脉给予肝素100IU/kg，全身肝素化。

8）阻断动脉瘤近、远端流入道、流出道，剖开动脉瘤壁，清除瘤腔内附壁血栓，迅速找到返血分支动脉开口，逐一缝合、止血。

9）取前述自体大隐静脉材料，方向倒置，两端均修剪成鱼口状，分别与近、远端正常腘动脉行端-端吻合。

10）仔细检查吻合口有无狭窄、震颤，检查血管桥有无成角、扭转，检查远端动脉搏动情况；瘤壁、创面妥善止血后，将瘤壁适当修剪后，包裹血管桥，间断缝合。

11）放置伤口引流管，逐层关闭切口。

3. 介入手术

（1）介入手术围手术期管理要点（介入手术围手术期管理要点自查清单，表31-5）

表31-5 介入手术围手术期管理要点自查清单
（以腘动脉瘤腔内修复为例）

类别	项目	描述	完成情况
手术指征	适应证	同前	☐
	禁忌证	基本同前，全身麻醉风险高者，可考虑局部麻醉行腔内修复术	☐
术前准备	一般检查	术前常规化验、检查，心肺功能评估等	☐
	术前影像	下肢动脉彩超、双下肢CTA、双下肢MRA或下肢DSA	☐
	术前用药	术前至少给予单药抗血小板治疗，存在急性肢体动脉栓塞者，需抗凝治疗	☐
	备皮	术前双腹股沟、会阴区备皮	☐
	备血	必要时可适量备红细胞和血浆	☐
	手术体位	患者取平卧位	☐
	麻醉方式	腹股沟区穿刺点局部麻醉	☐
并发症告知、预防及处理	穿刺点并发症	穿刺点出血、血肿、假性动脉瘤、动静脉瘘、神经损伤等	☐
	术后内瘘	腔内修复术后，由于膝关节周围分支动脉返血，产生Ⅱ型内瘘，引起动脉瘤继续增大	☐
	支架打折、移位	膝关节反复活动，导致支架打折、移位	☐
	支架闭塞	支架内继发血栓形成，支架两端内膜增生，导致支架狭窄、闭塞等	☐
	心脑血管意外	病因为动脉硬化的患者可能同时合并心脑血管病变，围手术期可能发生心脑血管意外	☐
术后随访与用药	穿刺点处理	卧床、制动，穿刺点加压包扎24小时	☐
	术后用药	术后抗血小板或抗凝药物治疗，二者选择尚无定论，流出道条件好者，给予单药或双联抗血小板治疗即可，流出道条件不良者，建议考虑抗血小板联合抗凝治疗	☐
	随访	一般建议术后3个月、6个月、12个月，之后每年进行门诊随访，评估支架通畅性、动脉瘤有无内瘘等	☐

（2）介入手术要点（以腘动脉瘤腔内修复为例）

1）患者取平卧位，双腹股沟区＋会阴区常规消毒、铺巾。

2）经患侧股总动脉顺行穿刺，或对侧股总动脉逆行穿刺，置入血管鞘。

3）静脉给予肝素100IU/kg，全身肝素化。

4）经患侧股动脉入路，导丝、导管配合，顺向下行，进入股浅动脉；或经对侧股动脉入路，导丝、导管配合，"翻山"进入患侧股浅动脉。

5）造影明确腘动脉瘤部位、累及长度、附壁血栓情况、管腔通畅情况、近远端动脉锚定区情况、远端流出道情况；测量病变长度、近远端锚定区直径，选择合适长度和直径的覆膜支架。

6）导丝、导管配合，通过腘动脉瘤瘤腔，达远端正常膝下动脉，置换加硬导丝。

7）沿加硬导丝导入覆膜支架，近远端分别锚定于相应正常血管锚定区，保证锚定区长度在1.5cm以上，精确锚定后释放。

8）复查造影，观察支架位置、形态，有无成角、扭转、有无内漏等情况，证实腔内修复效果满意。

9）撤去导丝、导管、血管鞘等，清点纱布、器械无误，使用闭合装置闭合穿刺点，穿刺点加压包扎。

（宋希涛　陈跃鑫）

第三十二章 急性上肢动脉栓塞

急性上肢动脉栓塞（acute upper limb ischemia, AULI）定义为由于栓子脱落阻塞上肢动脉血流导致的突发急性肢体灌注下降，引起一系列缺血症状的疾病。

一、病因和临床表现

AULI的典型临床表现差异较大，其症状主要取决于栓塞为大血管栓塞还是远端小血管栓塞。与下肢缺血一样，上肢缺血也分为急性和慢性两种。急性缺血定义为突发的急性血栓栓塞，其主要由近心端栓子脱落导致，少数由于局部动脉狭窄后继发血栓导致或医源性、肿瘤性等来源的栓子。与下肢缺血不同的是，急性上肢缺血较少发生严重截肢，在所有上肢截肢的患者中，因血管缺血原因截肢的患者仅占全部人群的12%。具体的临床表现与缺血时间、缺血的部位、侧支循环形成情况高度相关。一般表现为疼痛、苍白、无脉、皮温下降、感觉异常、麻木。

二、专科查体和辅助检查（表32-1）

表32-1　急性上肢缺血入院收治自查清单

类别	项目	描述	完成情况
专科查体	外观	肢体远端皮肤苍白、皮温降低、皮肤变薄、肌肉萎缩（缺血时间较长）	□
	动脉搏动情况	受累病变以远动脉搏动减弱或消失，主要触诊肱动脉、桡动脉、尺动脉，需双侧对称比较	□
	WBI	桡尺动脉收缩压/同侧或对侧（较高一侧）肱动脉压力，正常值为1，<0.4提示严重缺血	□
实验室检查	参见颈动脉狭窄自查清单相关内容		□
影像学检查	超声检查	超声心动图、上肢动脉超声和锁骨下动脉超声，颈动脉超声和肾动脉超声（筛查可能合并狭窄或闭塞的动脉）	□
	上肢动脉CTA	最常用的无创诊断方式，判断动脉病变部位和程度，指导诊断、治疗与随访	□
	上肢动脉数字减影血管造影（DSA）	作为一种有创检查，是诊断金标准，可以提供直观的血管腔内的影像，多与上肢动脉介入治疗同步进行	□

三、诊断及鉴别诊断

1. 诊断：有器质性心脏病尤其是有心房颤动、心肌梗死、动脉栓塞病史的患者，如果突然发生上肢剧烈疼痛、肢端苍白无脉，急性上肢动脉栓塞的诊断基本成立。当患者明显出现感觉和运动障碍表明已经出现了不可逆的组织坏死。通过超声可以确定栓塞的位置，必要时可通过造影进一步明确是否存在继发血栓、侧支循环情况等。

2. 鉴别诊断：主要需要与以下疾病相鉴别

（1）动脉血栓形成：发生在动脉原有病变处，临床表现与急性栓塞类似，但临床上也有如下特点：可能具有慢性缺血症状、影像学提示动脉壁有钙化、常伴有其他部位的动脉硬化、发病过程较栓塞缓慢。

（2）动脉夹层：动脉夹层是引起急性上肢缺血的原因之一，特别是高血压患者或者马方综合征患者，通常可通过高血压病史、胸部剧烈疼痛与急性动脉栓塞相鉴别。

（3）动脉痉挛：常由外伤、手术刺激或过度吸烟所致，交感神经阻滞、扩张血管药物常有效果。

四、治疗

治疗方法包括非手术治疗和手术治疗两部分。

1. 非手术治疗

（1）患肢局部处理：患肢低于心脏平面，一般下垂15°左右。注意保暖，局部不可用热敷。

（2）抗凝治疗：急性期应予以肝素、低分子量肝素、直接口服抗凝药等进行抗凝治疗。抗凝仅能一定程度缓解继发血栓引起的缺血症状，必要时仍应进行手术取栓或经导管溶栓治疗。

（3）解除血管痉挛：0.1%普鲁卡因静脉滴注、罂粟碱肌内注射、交感神经阻滞均可缓解动脉痉挛，促进侧支循环建立。

（4）高压氧舱：可以增加血氧饱和度，对改善缺血有一定帮助。

2. 手术治疗：主要为动脉切开取栓术和动脉导管溶栓术两种方式。

（1）动脉切开取栓术：目前以Fogarty取栓导管取栓为主。一般选取相对表浅的部位切开，根据动脉直径选择2～7F尺寸的导管，多次反复拉栓，一般可取得较好的疗效，使动脉快速恢复血供。但也存在动脉损伤破裂、内膜损伤、远期动脉狭窄闭塞的可能。

（2）动脉置管溶栓术：溶栓术能溶解侧支血管及远端小动脉的血栓，可逐步增加灌注避免突发的再灌注损伤，能显露潜在的动脉狭窄，进而为下一步腔内治疗提供方便。但溶栓术不能溶解纤维性栓子、动脉硬化斑块、机化栓子。

3．动脉血供恢复后的管理：恢复循环后，大量缺氧代谢产物很快回流，常导致严重的酸中毒、高钾血症、低血压、休克、肾衰竭、心律失常，甚至心搏骤停。因此术后需监测生命体征、心肺肾功能，密切监测电解质及尿量。预防代谢性肌肾综合征，需酌情给予碳酸氢钠、乳酸钠、利尿剂等。如术后局部症状持续不缓解，体征不改善，或者缓解后又加剧，应再次探查。同时需警惕骨－筋膜室综合征，必要时应做筋膜切开减压。

（来志超　陈跃鑫）

第三十三章 糖尿病足

糖尿病足（diabetic foot）是指糖尿病患者出现足部皮肤及深层组织破坏，组织破坏以踝关节以远为主，常合并不同程度的感染和动脉闭塞，严重时可累及骨骼和肌肉组织。糖尿病足溃疡（diabetic foot ulcer，DFU）是糖尿病患者致死和致残的主要原因之一，DFU患者年死亡率和截肢率分别高达11%和22%。

一、病因和临床表现

DFU发病的主要原因包括周围神经病变、足畸形和下肢动脉病变。吸烟、男性、视力障碍、文化程度低、代谢紊乱、冠心病、足部截肢（趾）史、足部压力异常、下肢静脉功能不全等也是增加DFU的危险因素。

糖尿病足的临床表现主要包括神经病变和周围血管病变所导致的症状，部分患者合并溃疡感染。

（1）神经病变临床表现：糖尿病神经病变以远端对称性多发神经病变最为多见，临床表现包括双侧肢体麻木、烧灼感、刺痛、触电样疼痛及感觉异常等；同时可能出现近端运动神经病变，表现为一侧肢体近端严重疼痛等。自主神经病变可累及心血管系统（直立性低血压、晕厥等）、消化系统（消化不良、呃逆、便秘等）、泌尿系统（排尿障碍、尿失禁等），同时可出现体温调节和汗液分泌异常等。

（2）下肢动脉闭塞症状：早期可无症状，随病变进展可出现间歇性跛行，进一步可发展为静息痛，甚至肢端坏疽、溃疡等。同时可出现下肢皮肤干燥、营养不良、色素沉着、皮温低等。

（3）糖尿病足溃疡：糖尿病足患者受轻微外伤，或尺寸不合适的鞋压迫均可导致溃疡的形成。神经病变性溃疡通常分布在足底面，神经-血管混合性溃疡通常分布在趾端或足侧面。

（4）足溃疡感染：足溃疡感染后局部可表现为红、肿、热、痛、脓性分泌物等，全身感染时可出现发热、畏寒、寒战、白细胞计数升高、呼吸心率加快等。感染可累及肌肉、肌腱、筋膜和骨骼等。

二、专科查体和辅助检查（糖尿病足入院收治清单，表33-1）

表 33-1　糖尿病足入院收治自查清单

类别	项目	描述	完成情况
专科查体	皮肤外观	足踝部皮肤苍白、皮温降低（或正常）、皮肤变薄、皲裂、干燥、硬结、水肿、感染、胼胝、鸡眼等是形成足溃疡的前期病变	□
	动脉搏动情况	受累病变以远端动脉搏动减弱或消失：股动脉触诊位置为耻骨结节到髂前上棘连线的终点；腘动脉触诊位置为腘窝内侧与外侧腓肠肌支点的连线中点；足背动脉触诊位置一般在足背第一与第二跖骨间；胫后动脉在内踝后方触诊	□
	神经病变情况	可通过以下3种方法检测周围神经病变情况：①10g尼龙丝检测足部皮肤触压觉；②128Hz音叉评估振动觉；③若尼龙丝和音叉不具备，则可应用检查者的示指尖轻轻触碰患者足趾尖1~2秒，检测患者是否能感知	□
	足踝部生物力学异常	检查是否存在踇外翻、骨性突出、爪形趾、锤状趾、槌状趾、关节活动受限、趾甲畸形、Charcot神经骨关节病、肌肉萎缩等	□
	足溃疡坏疽	溃疡位置、数量、面积、深度等，溃疡是否累及深部肌肉、肌腱、筋膜和骨骼；分泌物有无和性状、有无脓肿、有无组织缺失、有无干性坏疽/湿性坏疽等；是否存在感染迹象，包括红、肿、热、痛、脓性分泌物等	□
	其他检查	检查患者鞋袜是否合适、足部卫生、是否有视力下降等（视力下降患者更易出现足部外伤）	□

类别	项目	描述	完成情况
实验室检查	一般实验室检查	血常规、血生化、血脂、凝血功能、C反应蛋白、空腹血糖、餐后血糖、糖化血红蛋白、尿常规等	☐
	共病检查	肾功能、尿微量白蛋白/尿肌酐、24小时尿蛋白定量，必要时行肾血流图评估肾功能，必要时眼科会诊评估眼底病变	☐
	易栓因素筛查	尤其针对合并下肢缺血的患者，应检查蛋白C、蛋白S、抗凝血酶原Ⅲ、狼疮抗凝物、抗心磷脂抗体、同型半胱氨酸等	☐
	抗血小板药物疗效检测	血栓弹力图、血小板聚集功能等	☐
影像学检查	超声检查	下肢动脉彩超可评估动脉血管内径、斑块大小、管腔狭窄和闭塞情况，是糖尿病足周围血管病变评估的重要无创检查。同时还应该查颈动脉超声、上肢动脉超声等，评估其他周围血管病变情况	☐
	下肢动脉CT或磁共振血管成像（CTA/MRA）	常用的无创诊断方式，判断动脉病变部位和程度，指导周围血管病变的诊断、治疗与随访	☐
	下肢动脉数字减影血管造影（DSA）	作为一种有创检查，是诊断下肢动脉病变的金标准，可以提供直观的血管腔内的影像，多与下肢动脉介入治疗同步进行	☐
	足部X线平片	主要用于观察是否存在足部畸形、骨质破坏、软组织气体影或异物，是诊断糖尿病足感染的首选影像学检查	☐
	MRI检查	是评估软组织感染和骨髓炎最有效的成像技术。骨髓炎活动期表现为受累骨T_2相信号增强，T_1相信号减弱	☐
	核医学检查	包括PET-CT、骨扫描、白细胞标记等检查，常用于难以确定的骨髓炎诊断检查	☐

类别	项目	描述	完成情况
血流动力学检查	踝肱指数（ABI）	是最简单易行的下肢动脉供血状态的无创评估方法，是踝部动脉（胫后动脉或足背动脉）收缩压与上臂收缩压（取左右手臂数值高的一侧）的比值。ABI正常值为1.00～1.40，0.91～0.99为临界值。ABI≤0.90可诊断为下肢缺血。糖尿病患者因存在外周动脉中膜钙化，因此ABI可能升高，低估外周动脉闭塞的程度	☐
	趾肱指数（TBI）	足趾动脉收缩压与上臂收缩压（取左右手臂数值高的一侧）的比值，TBI<0.75，则存在外周动脉病变可能性大	☐
	经皮氧分压测定	经皮氧分压<40mmHg提示血管缺血病变。经皮氧分压测定对于指导截肢平面也有意义	☐
	其他检测	血流容积描迹曲线、皮肤灌注压（skin perfusion pressure）、趾收缩压（toe pressure）等	☐

三、诊断及鉴别诊断

1. 诊断和分类：结合患者糖尿病史、典型足病临床表现和体征、辅助检查结果，糖尿病足诊断较易确立。糖尿病足根据病因可以分为神经病变性、神经病变-缺血混合性，其中主要由神经病变导致的足溃疡占45%～60%，同时因神经病变和缺血因素所致者约占45%。糖尿病足周围神经病变（diabetic peripheral neuropathy，DPN）和糖尿病足合并下肢动脉病变（lower extremity arterial disease，LEAD）诊断标准，见表33-2和表33-3。

表33-2 《中国糖尿病足防治指南（2019版）》DPN临床诊断标准

（1）明确的糖尿病病史。

（2）诊断糖尿病时或之后出现的神经病变。

（3）临床症状和体征符合DPN表现；症状包括疼痛、麻木、感觉异常等；体征包括5项：踝反射、针刺痛觉、振动觉、压力觉、温度觉。

（4）排除其他可能导致神经病变的共病（神经根压迫、腰椎管狭窄、脑梗死、药物毒性、代谢病等）

有临床症状合并1项体征阳性，或无临床症状合并2项体征阳性可临床诊断DPN。神经电传导检测阳性，可确诊DPN

表34-3 《中国糖尿病足防治指南（2019版）》
糖尿病足合并LEAD诊断标准

（1）明确的糖尿病病史。

（2）下肢动脉狭窄或闭塞的临床表现。

（3）影像学如超声、CTA、MRA或DSA检查提示存在血管狭窄或闭塞。

（4）若静息ABI<0.9，则诊断LEAD，无论是否存在症状不适。

（5）运动时出现不适，静息ABI正常的患者如踏车平板试验后ABI下降15%～20%，或影像学提示存在血管狭窄或闭塞病变，应诊断LEAD

踝动脉压<50mmHg或趾动脉压<30mmHg，或静息ABI<0.4，应诊断为严重下肢缺血

目前临床上对糖尿病足有多种分类方法，较为常用的分级包括Meggitt-Wagner分级（表33-4）和University of Texas分级（表33-5）。Meggitt-Wagner分级越高，截肢率越高，治愈率越低；University of Texas分级则包含了对感染、创面深度和缺血程度的评估。糖尿病足感染的分级则多采用2016年国际糖尿病足组（IWGDF）和美国感染学会（IDSA）提示的IWGDF/IDSA分级（表33-6）。WIfI分级（Wound，Ischemia，Foot，Infection）也综合考虑了创面情况、缺血程度和感染存在与否，对于预测截肢率和血管重建必要性有一定意义，被国际糖尿病足组（IWGDF）推荐（表33-7）。但该分级较为复杂，且需要应用到很多无创检测手段和设备，一定程度上限制了其应用和推广。

表33-4 糖尿病足的Meggitt-Wagner分级

分级	临床表现
0	有发生足溃疡的危险因素，但目前无溃疡
1	足部表浅溃疡，无感染征象，穿透皮肤表层或全层

分级	临床表现
2	足溃疡深达韧带、肌腱、关节囊或深筋膜的溃疡，无脓肿或骨髓炎
3	深部溃疡伴脓肿、骨髓炎或败血症
4	局限性坏疽（趾、足跟或前足背），其特征为缺血性坏疽，通常合并神经病变
5	全足坏疽

注：编自中国微循环学会周围血管疾病专业委员会糖尿病足学组《糖尿病足创面修复治疗专家共识》。

表33-5　糖尿病足的 University of Texas 分级

分级	特点	分期	特点
0	溃疡史或溃疡前皮损	A	无感染和缺血
1	表浅溃疡	B	合并感染
2	溃疡累及肌腱或关节囊	C	合并缺血
3	溃疡累及骨和关节	D	感染和缺血并存

注：编自中国微循环学会周围血管疾病专业委员会糖尿病足学组《糖尿病足创面修复治疗专家共识》。

表33-6　糖尿病足感染的 IWGDF/IDSA 分级

感染严重性	PEDIS 分级	临床表现
未感染	1	没有感染症状或体征
轻度感染	2	有感染，感染指的是至少存在以下2项：局部红肿或硬结；溃疡周围红斑（>0.5cm且≤2cm）；局部触痛或疼痛；局部热感；脓性分泌物（稠、浑浊不透明或血性分泌）。感染为局部感染，仅皮肤和皮下组织，没有累及深层组织，溃疡周围皮肤炎症范围≤2cm，排除皮肤炎症反应的其他原因（如创伤、痛风、急性神经性骨关节病、腓骨骨折、血栓形成、静脉淤血）
中度感染	3	具备轻度感染的表现，同时感染累及皮肤和皮下深层组织（如脓肿、骨髓炎、化脓性关节炎、筋膜炎），或溃疡周围皮肤炎症范围>2cm。不存在感染的全身中毒反应

感染严重性	PEDIS分级	临床表现
重度感染	4	具备中度感染的表现，并且SIRS表现≥2项：温度＞38℃或＜36℃；心率＞90次/分；呼吸频率＞20次/分或PaCO$_2$＜32 mmHg；白细胞计数＞12×10^9/L或＜4×10^9/L

注：PEDIS.P（灌注）、E（面积）、D（深度/组织缺失）、I（感染）、S（感觉）；SIRS.全身炎症反应综合征。编自［中国糖尿病足防治指南（2019版）］。

表33-7　糖尿病足Wlfl分型

创面			
创面分级	足溃疡	坏疽	临床描述
0	无溃疡	无坏疽	轻微组织丢失，可通过简单的截趾（1～2趾）或皮肤覆盖来挽救
1	腿或足部远端小而浅的溃疡，无骨外露（不包括远节趾骨暴露）	无坏疽	轻微组织丢失，可通过简单的截趾（1～2趾）或皮肤覆盖来挽救
2	较深溃疡，有骨、关节或肌腱外露，一般不累及足跟部；或足跟部浅溃疡，不累及跟骨	局限于足趾的坏疽性改变	大的组织损失可通过多次（≥3次）截趾或标准经跖骨截肢（trans-metatarsal amputation，TMA）±皮肤覆盖修复
3	累及前足和/或中足的广泛深大的溃疡，或足跟深度全层溃疡±累及跟骨	累及前足和/或中足的广泛坏疽；或足跟全层坏死＋跟骨受累	广泛的组织损伤只能通过复杂的足部重建或非传统的TMA（Chopart或Lisfranc）来挽救，大面积软组织缺损需要皮瓣覆盖或复杂的伤口处理
缺血			
缺血分级	ABI	踝收缩压（mmHg）	趾收缩压或经皮氧分压（mmHg）
0	≥0.80	＞100	＜50

缺血			
缺血分级	ABI	踝收缩压/mmHg	趾收缩压或经皮氧分压/mmHg
1	0.6～0.79	70～100	40～59
2	0.4～0.59	50～70	30～39
3	≤0.39	<50	<30

足部感染	
感染分级	临床表现
0	没有感染症状或体征
1	有感染，感染指的是至少存在以下2项：局部红肿或硬结；溃疡周围红斑（>0.5cm且≤2cm）；局部触痛或疼痛；局部热感；脓性分泌物（稠、浑浊不透明或血性分泌）。感染为局部感染，仅皮肤和皮下组织，没有累及深层组织，溃疡周围皮肤炎症范围≤2cm排除皮肤炎症反应的其他原因（如创伤、痛风、急性神经性骨关节病、腓骨骨折、血栓形成、静脉淤血）
2	具备轻度感染的表现，同时感染累及皮肤和皮下深层组织（如脓肿、骨髓炎、化脓性关节炎、筋膜炎）；或溃疡周围皮肤炎症范围>2cm。不存在感染的全身中毒反应
3	具备中度感染的表现，并且SIRS表现≥2项：温度>38℃或<36℃；心率>90次/分；呼吸频率>20次/分或$PaCO_2$<32mmHg；白细胞计数>12×10^9/L或<4×10^9/L

注：足部感染分级与IWGDF/IDSA分级一致。译自IWGDF Guideline on the classification of diabetic foot ulcers-2019.

2. 鉴别诊断：糖尿病足周围神经病变的诊断需注意与其他病因所致神经症状相鉴别，包括颈腰椎退行性疾病（椎管狭窄、神经根压迫等）、脑梗死、吉兰-巴雷综合征；药物引起的神经毒性（化疗药物等）；肾功能不全引起的神经毒性；营养物质缺乏（维生素B_{12}等）等。

糖尿病足周围神经病变、下肢动脉病变和糖尿病足溃疡则需与以下疾病鉴别（表33-8～33-10）。

表33-8 糖尿病足周围神经病变的鉴别诊断

疾病	特点
腰椎管狭窄	典型表现为下肢间歇性跛行，表现为行走一定距离后下肢酸胀、麻木，坐下或蹲下休息后可缓解；同时可伴腰背痛和小腿、足麻木，感觉下降
腰椎间盘突出	好发于中青年或重体力劳动者，长期低头、弯腰劳动或长期坐位工作可诱发，临床常表现为腰痛，下肢放射性疼痛、麻木、无力；也可以出现间歇性跛行，坐着或蹲下休息后可转好
吉兰-巴雷综合征	是一类免疫介导的急性炎症性周围神经病变，常出现肌肉力量下降，感觉下降，手指、足趾出现戴手套或穿袜子样感觉异常。发病与感染、自身免疫有关，常因注射疫苗、手术创伤等诱发。脑脊液蛋白含量高，但白细胞正常或轻度升高
代谢性疾病	甲状腺功能减退、终末期肾病、肝功能损害等
感染性疾病	病毒性肝炎、HIV感染、莱姆病、梅毒等
营养缺乏	维生素B_6、维生素B_{12}缺乏等
肿瘤性疾病	多发性骨髓瘤、副肿瘤综合征、淋巴瘤等
其他疾病	先天性疾病、药物毒性等

表33-9 下肢缺血的病因鉴别诊断（非糖尿病足相关）

疾病	临床特点	病因与发病机制
下肢动脉硬化	中老年发病，具有高血压、高脂血症、高龄、吸烟史等危险因素，可合并糖尿病足，可累及各级下肢动脉（髂、股、腘、胫、足背动脉），狭窄远端皮温降低、冰凉，足背动脉搏动减弱，ABI下降	继发于动脉粥样硬化性斑块形成
血栓闭塞性脉管炎	中青年男性，多数有长期吸烟史，以累及四肢中小动脉为主，近一半患者合并有游走性浅静脉炎	发病机制不清，病例主要为血管壁的无菌性炎症
多发性大动脉炎	青年女性多见，部分也可见于中年患者。病变多累及主动脉及其一级分支动脉。多数患者血清炎症指标升高，病情迁延者动脉钙化明显	与细胞免疫反应相关。主动脉壁的全层炎症，浸润细胞主要是细胞毒淋巴细胞

疾病	临床特点	病因与发病机制
栓塞相关疾病	急性下肢缺血表现，起病急。可有苍白、疼痛、麻木、感觉异常、无脉等表现	动脉瘤附壁血栓脱落如腹主动脉瘤、腘动脉瘤，心源性栓子如心房颤动引起的心房血栓、心房黏液瘤等

表33-10　下肢未愈合溃疡鉴别诊断（非糖尿病足相关）

溃疡类型	部位	特点及病因
静脉性溃疡	下肢远端，尤其内踝上方	由局部慢性静脉高压引起皮肤区域性改变进展而来，病变周围常有湿疹和皮肤色素沉着
动脉硬化性溃疡	多为足趾或足外侧	常伴有疼痛，动脉搏动消失，局部皮温降低，溃疡不规则，可有组织坏死。由下肢动脉硬化闭塞症引起
远端小动脉闭塞	足趾、足、腿	晚期肾脏疾病 血栓闭塞性脉管炎（Buerger's） 镰状细胞贫血 脉管炎（如变应性肉芽肿性血管炎、过敏性紫癜、血管炎、显微镜下多血管炎、结节性多动脉炎） 硬皮病·低温凝集反应 栓塞（如胆固醇栓塞、血栓栓塞、心内膜炎导致的感染性栓塞） 血栓形成（如抗磷脂抗体综合征、Sneddon综合征、华法林相关皮肤坏死、弥散性血管内凝血、青斑样脉管炎、蛋白C或蛋白S缺乏、血管持续痉挛）
局部损伤	足趾、足、腿	外伤 昆虫、动物咬伤或烧伤等

四、治疗

糖尿病足患者应该接受基于指南理念的综合治疗，要点如下：

1. 危险因素控制

（1）控制血糖、血压、血脂和体重，控制目标参照《中国2型糖尿病防治指南（2017年版）》（表33-11）。

（2）戒烟、适当有氧运动、健康饮食。

（3）穿合适的鞋袜、避免烫伤、局部外伤。

（4）保持足部卫生，定期检查足部等。

表33-11　中国2型糖尿病综合控制目标

指标	目标值
血糖（mmol/L）*	
空腹	4.4～7.0
非空腹	<10.0
糖化血红蛋白（%）	<7.0
血压（mmHg）	<130/80
总胆固醇（mmol/L）	<4.5
高密度脂蛋白胆固醇（mmol/L）	
男性	>1.0
女性	>1.3
甘油三酯（mmol/L）	<1.7
低密度脂蛋白胆固醇（mmol/L）	
未合并动脉粥样硬化性心血管疾病	<2.6
合并动脉粥样硬化性心血管疾病	<1.8
体重指数（kg/m^2）	<24.0

注：*血糖指毛细血管血糖，1mmHg = 0.133kPa。

2. 糖尿病足神经病变治疗

（1）针对发病机制的治疗：抗氧化应激（α-硫辛酸），改善微循环（前列腺素及前列腺素类似物制剂，胰激肽原酶等），改善代谢紊乱（醛糖还原酶抑制剂依帕司他等），营养神经药物（活性维生素 B_{12} 制剂如甲钴胺等）。

（2）针对疼痛症状的药物：三环类抗抑郁药（阿米替林等），选择性5-羟色胺和去甲肾上腺素再摄取抑制剂（度洛西汀等），抗惊厥药物（普瑞巴林、加巴喷丁等），阿片类镇痛药（曲马多等）以及局部镇痛药膏等。

3. 糖尿病足 LEAD 的治疗

（1）抗血小板治疗：对于症状性 LEAD，建议予小剂量抗血小板药物治疗，推荐剂量为每日阿司匹林75～325mg或氯吡格雷75mg po。

（2）抗凝治疗：对于糖尿病足 LEAD 合并房颤，或行血运重建后存在支架或移植物闭塞风险，推荐予以抗凝治疗。

（3）扩血管药物：前列地尔注射液、西洛他唑、盐酸沙格雷酯、贝前列素钠等，可改善循环，扩张外周血管。

（4）严重下肢缺血患者应及时行血运重建，严重LEAD的指标包括：踝收缩压＜50mmHg，或ABI＜0.5，或趾收缩压＜30mmHg，或经皮氧分压＜25mmHg。

（5）糖尿病足合并LEAD的患者，若经过4～6周的综合治疗，足溃疡仍不愈合，应该进行血运重建，无论血流动力学检测结果如何。

（6）血管重建方式：腔内治疗即经皮穿刺血管腔内成形，在球囊扩张基础上行支架植入术；外科旁路术，即血管搭桥，主要包括股动脉－膝上或膝下腘动脉旁路术和下肢远端旁路移植术。后者的远端吻合口建立在小腿或足部动脉，操作难度较大，但对于保肢意义重大。旁路术移植物选择自体大隐静脉通畅率最高。目前没有证据表明腔内治疗和旁路术哪种更有优势，重建方式主要取决于患者年龄、共病、自身静脉桥血管条件以及手术医师经验。

4．糖尿病足感染的治疗

（1）表浅溃疡伴有局限软组织感染（轻度感染）：清创术、去除坏死组织和"鸡眼"等，经验性口服抗生素抗感染治疗（主要针对金黄色葡萄球菌和链球菌）。

（2）深部感染（中度－重度感染）：①静脉应用广谱抗生素抗感染治疗，需覆盖革兰阳性菌和阴性菌及厌氧菌；②及时行外科手术清除坏死组织、坏死骨、去除骨筋膜室压力或引流；③评估是否存在LEAD，若存在，需考虑行血运重建以避免截肢；④根据患者治疗效果和获得的病原学结果调整抗感染药物。

5．足溃疡的治疗

（1）清创去除溃疡周围坏死组织、胼胝等。

（2）应用溃疡敷料，减轻渗出、维持湿度。

（3）避免浸泡，必要时应用负压吸引促进创面愈合。

（4）足部减压：对于足底溃疡，选择不可拆卸的齐膝肢具，包括全接触肢具或不可拆卸的助行器；对于非足底溃疡，根据溃疡的位置和类型，选择足趾垫片、足部矫形器等。教育患者以提高肢具穿戴依从性。

（5）其他治疗：生物组织工程皮肤替代物（自体表皮移植、人工真皮移植、脱细胞生物羊膜等），自体富血小板血浆凝胶，创面生物因子制剂；高压氧治疗，干细胞治疗等。

注：《中国糖尿病足防治指南（2019版）》对糖尿病足溃疡创面的护理有更详细的介绍，可参考。

6．截肢术

（1）《中国糖尿病足防治指南（2019版）》截肢术手术适应证：①Wanger 4级及以上的坏疽。②Wanger 3级合并严重感染伴随全身症状危及生命；不能控制的化脓性关节炎；长期存在的慢性骨髓炎引起肢体严重畸形、功能丧失，甚至诱发癌变。③严重肢体缺血经过积极内科保守治疗、各种血管重建手术仍出现不能耐受的疼痛、肢体坏死或感染播散。④糖尿病Charcot神经骨关节病合并感染经综合治疗无效、严重影响功能者，截肢后安装义肢可改善功能，提高患者生活质量，为相对适应证。

（2）截肢范围包括小范围截肢和大范围截肢，前者包括截趾术、跖列切除术及部分足截肢术（中足截肢术包括Lisfranc截肢术和Chopart截肢术）；后者包括小腿截肢术、膝关节离断术、大腿截肢术（图33-1）。

（3）截肢平面决定：结合患者临床表现（肢体颜色、皮温、动脉搏动等），多普勒超声节段测压、经皮氧分压测定和血管造影等结果评估截肢平面。如经皮氧分压＜20mmHg提示截肢平面愈合能力差，氧分压＞40mmHg时提示愈合能力强。

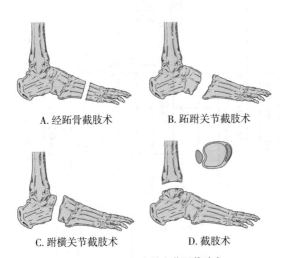

A. 经跖骨截肢术　　　　　B. 跖趾关节截肢术

C. 跗横关节截肢术　　　　　D. 截肢术

图33-1　几种代表性小范围截肢术

注：Rutherford's Vascular Surgery and Endovascular Therapy. 9th edition. Elsevier Inc.，2019。

图33-2展示了2016年美国足病学会联合血管外科和血管内科学会发布的糖尿病足综合诊治流程。

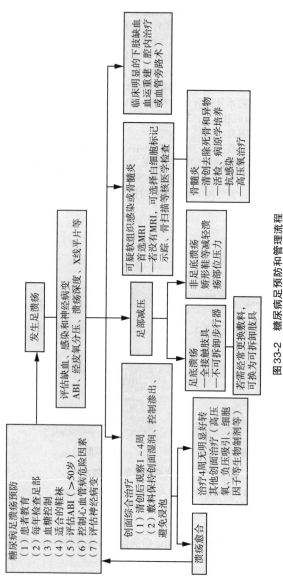

图 33-2 糖尿病足预防和管理流程

译自 2016 Diabetic Foot Management Guideline by the Society for Vascular Surgery in Collaboration with the American Podiatric Medical Association and the Society for Vascular Medicine.

五、下肢缺血血运重建及截肢术手术及围手术期管理要点

1. 下肢缺血血运重建：糖尿病足 LEAD 严重时需行血运重建，包括腔内介入治疗和血管旁路术，下肢血运重建方式、开放手术要点及围手术期管理要点在"下肢动脉硬化闭塞症"一节有详细介绍，可参考该章节。

2. 截肢术：截肢术手术要点及术后管理要点如下（以膝下截肢为例）。

（1）皮瓣设计可选择后侧长、前侧短的皮瓣，减少皮下组织剥离，切开皮瓣直达深筋膜。

（2）胫骨截骨平面处切断腓浅神经（位于跛长伸肌和腓骨短肌之间）。

（3）切断前外侧肌群，肌肉应于截骨平面远端1cm处切断，使其回缩到截骨平面；将腓深神经拉向下并用锐刀切断，使其回缩到截骨平面以上。

（4）游离并切断胫前动脉和静脉，双重结扎。

（5）在胫骨截骨平面下方约2cm处环形切开骨膜，向近端游离至截骨平面后横断胫骨，并在胫骨残端前嵴斜形切下一楔形骨块。

（6）在胫骨截骨平面以上约2cm切开腓骨骨膜，线锯锯断腓骨；应用骨锉锉钝胫骨和腓骨残端。

（7）切断小腿后侧肌群，切断并双重结扎胫后动静脉、腓动静脉，锐性切断胫后神经，使其回缩到截骨平面以上。

（8）胫骨和腓骨筋膜缝合在一起，腓肠肌筋膜覆盖胫腓骨残端。

（9）缝合各层组织，切口两侧可放置皮下引流，无菌纱布加压包扎，石膏托伸膝位固定。

（10）术后早期开始残肢功能锻炼，例如伸膝和屈膝锻炼，避免关节挛缩。关注残肢血运和愈合情况，若出现愈合不佳、深层组织及肌肉坏死等，可能需再次截肢。警惕出血、血肿、感染等并发症。

（顾光超　叶　炜）

第三十四章 单纯性下肢静脉曲张

下肢静脉曲张（varicose arteries of the lower extremities）定义为下肢皮下浅静脉（包括隐静脉、副隐静脉、属支等）在直立位下直径扩张＞3mm。它是慢性静脉疾病的一种疾病表现形式。下肢静脉曲张分为先天性、原发性与继发性，原发性下肢静脉曲张也称单纯性下肢静脉曲张，指由于静脉瓣膜或静脉壁的退行性改变导致瓣膜功能不全和/或静脉壁薄弱，引起病理性反流，从而出现的下肢静脉曲张。

一、病因和临床表现

1. 病因：单纯性下肢静脉曲张的确切病因目前尚不明确，现有观点认为其发病是多因素共同作用的结果，以下因素认为与其发病相关，包括：

（1）原发性静脉瓣膜功能不全，包括深浅静脉、交通静脉、穿静脉等。

（2）肥胖、长久站立、妊娠、女性、高龄、阳性家族史等。

2. 临床表现：单纯性静脉曲张除表现为下肢浅静脉的扩张外，可合并慢性静脉疾病的各种表现形式。

（1）症状：表现各异，包括下肢沉重感、酸胀、烧灼感、皮肤瘙痒、肢体痉挛等，久站久坐后加重，抬高患肢可减轻；部分患者出现静脉性跛行，表现为活动时明显疼痛，多提示存在静脉回流障碍；还有部分患者无明显症状。

（2）体征：除直径大于3mm的曲张静脉外，患者还可出现CEAP静脉分类系统中C1-C6的各种体征，如毛细血管扩张（蜘蛛网状静脉曲张）、网状静脉曲张（C1）、水肿（C3）、皮肤色素沉着或湿疹（C4a）、皮下脂质硬化或白色萎缩（C4b）、冠状静脉扩张（C4c）、愈合性溃疡、活动性溃疡等。

（3）并发症：包括血栓性浅静脉炎或出血，多出现于静脉明显扩张甚至成瘤的属支，血栓性浅静脉炎也可出现在隐静脉主干，后者多由外伤所致或为溃疡创面出血。

二、专科查体和辅助检查（单纯性下肢静脉曲张入院收治自查清单，表34-1）

表34-1 单纯性下肢静脉曲张入院收治自查清单

类别	项目	描述	完成情况
专科查体	下肢静脉外观	直立位下检查：静脉曲张（或扩张）部位、程度（若有条件可绘制静脉描记图），水肿程度、范围，是否有皮肤色素沉着、湿疹或溃疡，是否有皮温升高、皮下硬结、萎缩或硬化	☐
	腹壁、耻骨上方、腹股沟区外观	是否有腹壁静脉曲张或精索静脉曲张	☐
	动脉检查	触诊足背、胫后动脉搏动初步判断是否存在下肢缺血（判断是否存在压力治疗禁忌）	☐
	传统检查方法	包括Trendelenburg试验、Pratt试验、Perthes试验，仅在无法完善超声检查或门诊初筛时使用	☐
实验室检查	一般实验室检查	血常规、肝肾功能、凝血功能	☐
影像学检查	超声检查	最常用的无创诊断方式，评估内容应包括全下肢深静脉、大小隐静脉及主要属支、穿静脉的走行、通畅性及反流情况，同时评估股隐交界处、腘隐交界处反流情况，若怀疑合并髂腔静脉阻塞，还应检查髂静脉、下腔静脉，但敏感性差	☐
	CTV、MRV、静脉造影、血管内超声（IVUS）	为有创性检查，仅在怀疑存在髂腔静脉、深静脉阻塞性病变的非单纯性静脉曲张患者，若超声检查效果不佳或需进一步明确诊断时完善，明确梗阻部位同时，评价侧支代偿情况，排除其他外压因素	☐
血流动力学检查	踝肱指数（ABI）	怀疑合并下肢缺血患者，尤其查体发现下肢动脉搏动异常者，行ABI检查以明确是否存在压力治疗的禁忌证	☐
其他检查	心脏超声	若怀疑静脉曲张继发于心脏疾病，需完善心脏超声	

三、诊断及鉴别诊断

1. 诊断、分期和分级：经详细的病史问诊、查体及检查除外先天性、继发性因素的静脉曲张即可诊断为单纯性下肢静脉曲张。对于所有静脉曲张患者，均应根据2020年修订版CEAP分类系统从临床表现（C）、病因学（E）、解剖学（A）及病理生理学（P）四个方面进行分类（表34-2～34-5）以指导治疗，其中临床表现分类最为常用。

表34-2 2020年修订版CEAP分类系统：临床表现（C）分类

临床分类（C）	描述
C0	无可见或可触及的静脉疾病体征
C1	毛细血管扩张或网状静脉曲张
C2	静脉曲张
C2r	复发性静脉曲张
C3	水肿
C4	皮肤或皮下组织改变
C4a	色素沉着或湿疹
C4b	皮下脂质硬化或白色萎缩
C4c	冠状静脉扩张
C5	愈合性溃疡
C6	活动性溃疡
C6r	复发性活动性溃疡

表34-3 2020年修订版CEAP分类系统：病因（E）分类

病因分类（E）	描述
Ep	原发性
Es	继发性
Esi	继发性——静脉性疾病
Ese	继发性——非静脉性疾病
Ec	先天性
En	未明确病因

表34-4 2020年修订版CEAP分类系统：解剖（A）分类

解剖分类（A）	描述
As	浅静脉
Ad	深静脉
Ap	穿静脉
An	无明确血管位置

表34-5 2020年修订版CEAP分类系统：病理生理（P）分类

病理生理分类（P）	描述
Pr	反流性
Po	梗阻性
Pro	反流与梗阻混合型
Pn	无静脉病理生理改变

CEAP分类方法是从医师角度对疾病病情的评价，并不能反映患者的生活质量，且无法评估治疗前后的变化。对于单纯性下肢静脉曲张病情严重程度及治疗效果的评估，较为常用的是修订的静脉临床严重程度评分量表（r-VCSS）（表34-6），应记录患者治疗前后VCSS评分。

表34-6 静脉临床严重程度评分量表（r-VCSS）

属性	评分			
	无（0分）	轻度（1分）	中度（2分）	重度（3分）
疼痛或其他不适	无	偶发，日常活动不受限，未使用镇痛药	每天，活动中度受限，偶用镇痛药	每天，活动严重受限，常规使用镇痛药
静脉曲张	无	散在或单支血管曲张	多发，大隐静脉曲张，局限于大腿或小腿	广泛，大隐及小隐静脉区域
静脉水肿	无	夜间，踝部	下午，踝部以上	上午，踝部以上，需活动或抬高患肢

属性	评分			
	无 （0分）	轻度 （1分）	中度 （2分）	重度 （3分）
皮肤色素沉着	无或集中	位置局限且陈旧（棕色）	弥漫分布，小腿下1/3或新发色素沉着（紫色）	广泛分布，超过小腿1/3，且新发色素沉着
炎症	无	位于内踝区	弥漫分布，小腿下1/3	超过小腿下1/3
硬结	无	局限于内踝区	小腿下1/3	超过小腿下1/3
活动性溃疡数量	无	1个	2个	>2个
活动性溃疡持续时间	无	<3个月	>3个月，<1年	>1年
溃疡大小（直径）	无	<2cm	2～6cm	>6cm
压力治疗	无	间断使用	大部分时间	依从性好

2. 鉴别诊断：主要是病因的鉴别诊断。先天性下肢静脉曲张多在出生时即有表现，或者较早发病，包括各种静脉畸形（如先天性静脉畸形骨肥大综合征，K-T综合征）或动静脉畸形等，除静脉曲张外，患者还有其他体征。继发性的病因分为静脉性与非静脉性疾病，前者包括深静脉血栓形成后综合征（post-thrombotic syndrome，PTS）、巴德-吉亚利综合征（Budd-Chiari syndrome，BCS）、髂静脉压迫综合征（Cockett综合征或May-Thurner综合征）、下腔静脉狭窄或闭塞，以及静脉腔内原发肿瘤、动静脉瘘等，其中PTS最常见；后者包括可引起静脉压力升高的疾病，如充血性心力衰竭、胡桃夹综合征、盆腔淤血综合征、外压性病变（如肿瘤、血肿、腹膜后纤维化等）以及可导致肌泵功能障碍的疾病，如截瘫、关节炎、外伤等。病因的鉴别诊断通过详细的病史问诊及查体大多可明确，部分可通过超声或者CTV、MRV等检查进行鉴别。

四、治疗

单纯性下肢静脉曲张患者应根据临床表现分级（C）及患者全腿超声评估结果制定个性化治疗方案。要点如下。

1. 保守治疗

（1）改变生活方式：包括避免久站久坐，休息时抬高患肢，加强下肢运动锻炼、减重等。

（2）压力治疗：可有效缓解患者的症状，减轻水肿，减少硬结形成（C4b）以及促进溃疡愈合。

1）推荐对所有有症状的患者进行压力治疗，方式包括弹力袜、弹力/无弹力绷带、辅助间歇充气加压装置，其中弹力袜使用简便，应用最广泛。

2）根据疾病严重程度（C）选择不同压力的弹力袜：C2～C3患者20～30mmHg压力，C4～C5患者30～40mmHg压力，C6患者40～50mmHg压力。

3）以下情况为压力治疗的禁忌证：①踝部动脉压<60mmHg或ABI<0.6；②患肢有解剖外途径的动脉桥血管；③严重心力衰竭，心功能NYHA Ⅳ级患者；④心功能NYHA Ⅲ级但无法进行血流动力学监测的患者；⑤已知对压力治疗材料过敏者；⑥糖尿病周围神经病变出现感觉丧失或微循环障碍有皮肤坏死可能。

（3）药物治疗：静脉活性药物可改善患者症状，减轻水肿，指南建议对于有症状或水肿的患者，包括未进行手术治疗或等待手术期间或术后未能缓解的患者，都推荐应用静脉活性药物，我国常用药物包括：①纯化微粒化黄酮（MPFF）。②羟苯磺酸钙。③马栗种子提取物。④舒洛地特。对于活动性溃疡（C6）患者，文献报道MPFF、己酮可可碱、舒洛地特可促洛溃疡愈合，建议应用；同时可对于这部分患者根据疼痛程度适当进行镇痛治疗，但不推荐常规使用抗生素。

2. 手术治疗：下肢静脉曲张的手术治疗方式很多，应根据患者的疾病严重程度、全腿超声评估结果并结合患者意愿进行选择。对于存在浅静脉功能不全的患者，不管是否合并深静脉功能不全（非梗阻性病变），都可采用手术方式处理浅静脉功能不全。根据部位不同，处理方式不同。对于存在深静脉功能不全而无浅静脉功能不全的单纯性静脉曲张患者，若确认反流位于腘静脉水平以上的深静脉主干且深静脉通畅，保守治疗无效且症状严重者可考虑行开放手术修复或重建瓣膜。

（1）隐静脉主干的手术治疗方式

1）隐静脉主干高位结扎＋抽剥术：为下肢静脉曲张的传统

经典术式，疗效确切，但手术创伤较大，神经损伤风险高，术后恢复慢，且以往多采用全身麻醉或硬膜外麻醉，存在麻醉相关风险，术后无法早期下地活动，下肢深静脉血栓形成风险较高。近些年，亦有肿胀麻醉下进行此术式的报道。

2）腔内热闭合技术：将热能以不同形式传递到靶血管，造成静脉内皮损伤，管腔快速闭合并纤维化。包括腔内激光闭合术（endovenous laser ablation，EVLA）、射频闭合术（radiofrequency ablation，RFA）、腔内微波闭合术（endovenous microwave ablation，EVMA）以及腔内蒸汽闭合术（endovenous steam ablation，EVSA），其中前两种方式使用较多。

3）非热闭合技术：包括超声引导下泡沫硬化剂注射术（ultrasound guided foam sclerotherapy，UGFS）、氰基丙烯酸盐黏合剂闭合技术（cyanoacrylateadhesive closure，CAC）、机械化学静脉腔内消融术（mechanochemical ablation，MCA）。此类技术无需肿胀麻醉，创伤更小，我国目前广泛应用的只有第一种，但文献报道对于隐静脉主干＞6mm的患者闭合效果欠佳。

（2）隐静脉属支的手术治疗方式

1）点式剥脱：处理隐静脉属支最常用的一种技术，可在局部麻醉或肿胀麻醉下完成。

2）硬化剂注射：包括液体硬化剂与泡沫硬化剂注射，前者主要应用于蜘蛛网状静脉曲张（直径＜1mm），后者根据处理靶血管的直径调整泡沫硬化剂的浓度。

3）透视直视旋切术（transilluminated powered phlebectomy，TIPP）：肿胀麻醉及内镜直视下旋切曲张静脉属支，更为彻底，但血肿、瘀斑发生率较高。

4）腔内激光技术：也可用于闭合直径稍大的属支。

（3）穿静脉的手术治疗方式：超声检查提示存在穿静脉功能不全且有皮肤改变的患者，指南建议处理存在反流的穿静脉，方法包括穿静脉结扎、腔镜深筋膜下穿静脉离断术（subfascial endoscopic perforator surgery，SEPS）以及通过激光、射频、硬化剂等方式进行穿静脉闭合。

（4）保留隐静脉主干的手术方式：以CHIVA和选择性曲张静脉切除术两种术式为代表，前者通过结扎、剥除特定部位的浅静脉改变曲张静脉的血流动力学，从而降低静脉高压，缓解症状。后者对于早期静脉曲张患者（C2）选择性地切除曲张静脉，避免瓣膜发生不可逆的损伤，从而达到消除静脉反流的目的。这两种术式对术前超声评估的精准性及术者的经验要求较高，不作为常规推荐。

3. 静脉性溃疡的综合治疗：对于合并活动性溃疡（C6）患者，除加强药物治疗及更高压力的压力治疗外，还可采用多种治疗方法促进创面愈合，包括创面清创、负压吸引、应用特殊敷料清除坏死组织加速创面愈合以及可促进创面愈合理疗方法等。

五、常用下肢静脉曲张手术及围手术期管理要点

1. 常用下肢静脉曲张手术方式（表34-7）

表34-7 下肢静脉曲张常见术式

手术类型	术式内容	可处理病变部位
腔内热闭合技术	腔内激光闭合术	隐静脉主干、副隐静脉、穿静脉及属支
	射频闭合术	隐静脉主干、副隐静脉、穿静脉
	腔内微波闭合术	隐静脉主干、副隐静脉、穿静脉
非热闭合技术	超声引导下泡沫硬化剂注射术	隐静脉主干、副隐静脉、穿静脉及属支
	氰基丙烯酸盐黏合剂闭合技术	隐静脉主干、副隐静脉、穿静脉
开放手术	隐静脉主干高位结扎＋抽剥术	隐静脉主干、副隐静脉
	点式剥脱	属支
	CHIVA	隐静脉主干、副隐静脉、穿静脉、属支
	ASVAL	隐静脉主干、副隐静脉、穿静脉、属支
其他	TIPP	属支
	SEPS	穿静脉

2. 腔内热闭合手术围手术期管理要点（以射频闭合术为例，表34-8）

表34-8 围手术期管理要点自查清单（以射频闭合术为例）

类别	项目	描述	完成情况
手术指征	适应证	症状性C2及以上的下肢静脉曲张患者，术前超声检查提示存在隐静脉主干功能不全（反流时间＞0.5s）	□
	禁忌证（仅适用于RFA）	全身情况不能耐受手术，对肿胀麻醉药物成分过敏，隐静脉主干严重迂曲、血栓形成、闭塞，隐静脉主干直径＜3mm或＞15mm，隐静脉主干距皮肤表面＜5mm且位于浅筋膜外	□

类别	项目	描述	完成情况
手术指征	心肺评估	评估心肺功能，是否存在局部麻醉禁忌证	□
	静脉超声检查	全面评估下肢深静脉、大小隐静脉及主要属支、穿静脉的走行、通畅性及反流情况，同时评估股隐静脉交界处、腘隐静脉交界处反流情况，合并皮肤改变者（C4）评估是否存在病理性穿静脉；若怀疑合并髂腔静脉阻塞，还应检查髂静脉、下腔静脉	□
	静脉描记并画线	根据体格检查及超声检查结果进行静脉描记，包括反流、病理性穿静脉位置、曲张静脉走行，标记需切除曲张静脉团块位置	□
	辅助镇痛	术前0.5小时可服用口服镇痛药（如NSAIDS），沿治疗区域涂抹表面麻醉剂	□
	手术体位准备	患者仰卧位，消毒时需将患肢吊起抬高	□
	麻醉方式	局部浸润麻醉＋肿胀麻醉，部分患者可采用全身麻醉	□
并发症告知、预防及处理	局部淤血、瘀斑	位于穿刺切口及点式剥脱切口周围，术中注意压迫止血	□
	皮肤灼伤	由肿胀麻醉液注射不足所致，术中需在超声引导下于导管周围进行肿胀麻醉液注射，确保导管距皮肤>10mm且被液体包围	□
	感觉异常	与隐神经损伤有关，穿刺置入导管时避开神经走行，避免过低	□
	静脉血栓栓塞事件	包括静脉内热诱发血栓形成（endo-thermal heat induced thrombosis, EHIT）、下肢深静脉血栓形成以及肺栓塞。EHIT多为导管头端距离SFJ近所致，DVT及PE发生率较低，可能与术后未能早期下地活动相关。VTE一经诊断，即刻应用抗凝药物	□

第三十四章　单纯性下肢静脉曲张

类别	项目	描述	完成情况
术后注意事项与随访	压力治疗	术后即刻进行压力治疗（弹力绷带或弹力袜），持续时间至少1周	□
	下肢活动	局部麻醉患者术后可即刻下地活动，全身麻醉患者待麻醉完全清醒后建议早期下地活动，2周内避免重体力劳动	□
	超声随访	至少术后即刻、1周应用超声进行随访，内容包括隐静脉主干闭合情况、是否有EHIT或DVT发生及静脉反流情况	□

3. 腔内热闭合手术要点（以RFA为例）

（1）穿刺置管：头高脚低位下，超声引导下穿刺（微穿针或18G套管针）穿刺隐静脉主干，引入导丝，局部麻醉后行小切口，置入导管鞘。

（2）引入射频导管：更换为7F导管鞘，引入射频导管（若因主干迂曲导管进入受阻，可使用V-18导丝导引）至距离股隐静脉交界部位2cm处；体外标记导管末端位置。

（3）注射肿胀麻醉：头低脚高位，超声引导下自远心端向近心端向导管周围注射肿胀麻醉液，使其被液体包围且距皮肤>10mm，静脉主干被完全压瘪，主机温度显示≤26℃；注射完毕后检查是否有遗漏之处。

（4）再次确认导管头端位置。

（5）开始射频治疗：启动导管上的能量发生器开始射频治疗，通过后撤固导管分段闭合隐静脉主干。初始节段需2个循环，后续每个节段1个循环；当提示最后节段标记点撤出体外时，完成最后一个节段的治疗。

（6）撤出导管：撤出导管及导管鞘，局部压迫止血，后续可进行属支或穿静脉的处理。

（刘志丽 陈跃鑫）

第三十五章　急性深静脉血栓形成

深静脉血栓形成（deep venous thrombosis，DVT）是指血液在深静脉腔内不正常地凝结，阻塞静脉管腔，导致静脉回流障碍，引起远端静脉高压、肢体肿胀、疼痛及浅静脉扩张等临床症状。

门静脉血栓形成（portal vein thrombosis，PVT）指血液在门静脉系统（包括肠系膜上静脉和脾静脉）内不正常地凝结，引起腹痛、肠梗阻等临床症状。

一、病因和临床表现

DVT是在静脉壁损伤、血流淤滞和血液高凝状态三大因素（Virchow三要素）综合作用下发生。静脉内壁发生损伤时，内膜下层及胶原裸露，激活血小板释放多种具生物学活性的物质，启动内源性凝血途径；同时静脉壁电荷改变，导致血小板聚集、黏附。而静脉血流缓慢时，可在静脉瓣窦处形成涡流，可激活内源性凝血途径，并使血小板在血流内的分布从中轴（轴流）移向周边（边流），促成血栓形成。血液高凝状态时，由于凝血因子水平增加而抗凝血因子活性减低。这样多因素作用下，导致血管内血液异常凝结形成血栓。

根据发病时间，DVT可以分为急性期、亚急性期、慢性期。急性期指发病14天以内，亚急性期指发病15～30天，慢性期指发病大于30天。

PVT的发病原因可以分为肝硬化性和非肝硬化性。前者形成PVT的原因可能与止血功能失衡以及门静脉血流速度减慢有关，后者可以包括遗传性或获得性易栓症（例如蛋白C/S缺乏、抗凝血酶缺乏、抗磷脂抗体综合征、贝赫切特综合征等）、腹部炎症（胰腺炎、炎性肠病）等。

急性DVT的临床表现：患肢突发的肿胀、疼痛，严重者可出现肢体远端的苍白、青紫（缺血）。

急性PVT的临床表现：突发腹部疼痛，可伴有恶心、呕吐、停止排便/排气，严重者出现发热、便血、血压下降等情况。

表35-1 急性DVT入院收治自查清单

类别	项目	描述	完成情况
专科查体	视诊	肢体皮肤颜色，水肿情况	☐
	触诊	下肢张力、皮温、远端动脉搏动（足背动脉、胫后动脉），腹股沟区有无压痛	☐
	Homans征	直腿伸踝试验。患者平卧，膝关节伸直，患者足踝部做主动或被动的背伸运动，小腿后侧肌肉疼痛为阳性	☐
	Neuhof征	腓肠肌挤压试验。患者平卧，略屈膝，检查者用手挤压小腿后侧肌群，出现疼痛者为阳性	☐
实验室检查	一般实验室检查	血常规、肝肾功能、凝血功能、血型、感染四项/输血八项、肌酶谱、肌红蛋白	☐
	易栓因素筛查	蛋白C、蛋白S、抗凝血酶原Ⅲ、狼疮抗凝物、抗磷脂抗体谱、同型半胱氨酸等	☐
	常见肿瘤标记物	AFP、CEA、PSA＋f-PSA、CA125、CA19-9、CA724等	☐
影像学检查	超声检查	下肢深静脉、髂静脉超声	☐
	CTV或MRV	下肢深静脉增强CT（CTV）或增强MRI（MRV）	☐
	下肢深静脉数字减影血管造影（DSA）	诊断DVT的金标准	☐

表35-2 急性PVT入院收治自查清单

类别	项目	描述	完成情况
专科查体	视诊	腹部膨隆情况，有无胃肠型	☐
	触诊	腹部有无压痛、反跳痛、肌紧张，有无墨菲征，有无麦氏点压痛、反跳痛，肝脾触诊情况，是否可触及腹部包块	☐

类别	项目	描述	完成情况
专科 查体	叩诊	腹部有无叩击音、移动性浊音、肝脾肾区有无叩痛	☐
	听诊	肠鸣音、有无气过水音	☐
	细针穿刺	是否可抽出腹腔不凝血	☐
实验室 检查	一般实验室检查	血常规、便常规＋潜血、肝肾功能、凝血功能、血型、感染四项/输血八项	☐
	易栓因素筛查	蛋白C、蛋白S、抗凝血酶原Ⅲ、狼疮抗凝物、抗磷脂抗体谱、同型半胱氨酸等	☐
	常见肿瘤标记物	AFP、CEA、PSA＋f-PSA、CA125、CA19-9、CA724等	☐
影像学 检查	超声检查	腹主动脉、肠系膜上动脉、腹腔干、肾动脉超声，门静脉系统超声	☐
	腹腔盆腔增强CT或MR	可以通过门静脉三维重建了解门静脉系统血栓情况	☐
	数字减影血管造影（DSA）	经肠系膜上动脉入路，门静脉系统间接造影	☐

三、诊断及鉴别诊断

1. 诊断、分型和分期：明确诊断主要通过患者下肢肿痛的表现，结合下肢静脉的影像学检查，即可诊断。

DVT分型

（1）周围型：腘静脉及腘静脉水平以远的DVT。

（2）中心型：腘静脉水平以近的DVT。

（3）特殊情况：股青肿、股白肿。

2. 鉴别诊断

（1）急性DVT的鉴别诊断

1）下肢肌间血肿形成：该症和急性DVT从症状和体征来看，很难区分。但血肿患者，一般会有下肢的暴力动作或者外伤的病史，自发出血的患者可以精准定位到症状开始的时间。超声可以提供一定的参考。但是对于小腿肌间静脉血栓，有时超声也可能会存在误差。必要时可以考虑行磁共振检查鉴别。另外，抗凝下病情加重的需要考虑是血肿。

2）丹毒：急性淋巴管炎。二者都可以表现为下肢肿痛。丹毒一般伴有发热，而且多为高热，血常规检测常提示白细胞升高；查体下肢皮肤局部的红肿热痛炎症反应较严重，触诊患处皮肤伴有疼痛感。另外，丹毒患者多伴有足趾间的真菌感染（脚气）。

3）下肢蜂窝织炎：下肢严重的软组织感染，可继发全身的脓毒血症表现：高热、感染性休克。病变部位存在严重的感染情况，触诊软组织可存在"捻发感"，破溃处可有溢脓，伴明显的异味。血常规中白细胞水平显著升高。

（2）急性PVT的鉴别诊断

1）急性肠系膜上动脉栓塞：该症与急性PVT极相似，但病程上更急、进展更快。患者多有心房颤动而未规律抗凝史。在早期一般表现为症状重、体征轻。肠系膜上动脉超声和腹部增强CT可以明确。

2）肠系膜上动脉夹层：该症的腹部疼痛一般较局限，以剑突下和中腹部为多见，疼痛较剧烈。肠系膜上动脉超声和腹部增强CT可以明确。

3）其他外科急腹症：阑尾炎、胆囊炎、胆管炎、胰腺炎、消化道穿孔、泌尿系结石、肠梗阻等。

四、治疗

对于急性DVT，治疗上以及时、足量的抗凝治疗为基础。

（1）针对上肢深静脉、颈内静脉、下肢周围型DVT，可采用单纯抗凝治疗。

（2）针对下肢中心型DVT，可以考虑进行腔内治疗，包括机械性血栓清除（pharmacomechanical thrombectomy，PMT）和置管溶栓（catheter directed thrombolysis，CDT）。急性血栓清除后，造影明确髂静脉、下腔静脉存在慢性狭窄或闭塞病变的，建议通过辅助球囊扩张或支架植入等方式行腔内开通。

（3）对于下肢中心型DVT，根据其绝对与相对适应证，可置入腔静脉滤器防治致死性肺栓塞。

（4）建议进行肢体的压力治疗，以改善深静脉血栓形成后综合征（post-thrombotic syndrome，PTS）症状。

（5）对于急性PVT，治疗上需首先判断是否存在肠道出血/坏死情况。

（6）若存在肠道出血/坏死，需进行开腹探查，切除出血/坏死肠道部分。术后给予规律抗凝治疗。

（7）若无肠道出血/坏死，采取保守治疗，措施包括抗凝治疗，禁食、禁水，抗炎，胃肠减压，静脉营养支持。如果是在慢性肝硬化基础上出现的PVT，进行抗凝治疗之前，需要评估患者肝功能，以及食管－胃底静脉曲张和相关出血风险。还可以行经皮经肝/经右颈内静脉经肝、门静脉血栓抽吸＋支架植入手术治疗，之后再维持以规律抗凝治疗。原有经肠系膜上动脉入路、间接门静脉系统溶栓治疗，由于出血风险高，现已很少采用。

（宋小军　叶　炜）

第三十六章　巴德-吉亚利综合征

巴德-吉亚利综合征（Budd-Chiari syndrome，BCS）是指由于肝静脉或其开口以上的下腔静脉狭窄或闭塞导致肝静脉回流受阻引起的临床症状群。分为原发性（肝静脉或下腔静脉自身病变）或继发性（压迫或受侵犯）。

一、病因和临床表现

继发性巴德-吉亚利综合征的病因包括良性或恶性肿瘤、囊肿、脓肿、血肿等。原发性巴德-吉亚利综合征患者被认为与可引起高凝状态的疾病或状态相关，包括骨髓增生性疾病、易栓症、恶性肿瘤、免疫病、感染、口服避孕药、妊娠等；此外，先天畸形、解剖变异、经济卫生水平也被认为与巴德-吉亚利综合征的发病相关。

巴德-吉亚利综合征的临床表现与阻塞部位、阻塞程度及侧支循环代偿程度相关，可以无明显症状，也可以表现为暴发性急性肝衰竭。其中肝静脉阻塞型发病较急，病情重，以肝功能损害与门静脉高压相关表现为主；而下腔静脉阻塞型多隐匿发病，病情较轻，以下肢慢性静脉功能不全相关表现为主，门静脉高压的表现较轻。常见临床表现包括腹痛、腹胀、腹泻、恶心、呕吐等消化道症状及双下肢乏力、水肿等，查体可发现黄疸、肝脾大、胸腹壁及下肢静脉曲张、下肢色素沉着甚至小腿皮肤溃疡等，病情严重的患者会出现顽固性腹水、胸腔积液、尿少、呕血、黑便、重度营养不良等。

按疾病持续时间及病情程度，巴德-吉亚利综合征的临床表现分为如下几型：

（1）急性型：起病迅速，由于来不及形成侧支循环代偿，出现顽固性腹水与肝坏死，临床表现为突发的腹痛、腹胀，伴恶心、呕吐、黄疸，伴有肝脾大、凝血功能异常及肝酶升高。

（2）亚急性型：起病稍急隐匿，由于侧支循环的开放，腹水与肝坏死的程度较轻微。

（3）慢性型：发病缓慢，病程较长，病情较轻，但体征明显，如胸腹壁静脉曲张、小腿足靴区色素沉着或溃疡等，肝硬化与门静脉高压的表现较常见，但肝性脑病不常见。

（4）急性暴发型：起病急骤，较罕见，常在数天或数周内出现急性肝衰竭，如黄疸、凝血功能异常、肝酶升高等，黄疸出现后8周内出现肝性脑病。

二、专科查体和辅助检查（BCS入院收治自查清单，表36-1）

表36-1 BCS入院收治自查清单

类别	项目	描述	完成情况
专科查体	皮肤黏膜	皮肤巩膜是否黄染，是否有肝掌、蜘蛛痣，是否有口腔或外阴溃疡	□
	浅表淋巴结	是否有肿大的淋巴结	□
	浅表静脉情况	胸腹壁静脉、精索静脉和下肢静脉有无曲张	□
	下肢	下肢水肿，小腿色素沉着、溃疡情况	□
	胸部	男性是否存在乳房发育，叩诊肺下界，听诊呼吸音	□
	腹部情况	腹部是否膨隆，肝脏、脾脏触诊，移动性浊音、测量腹围	□
实验室检查	一般实验室检查	血常规、肝肾功能（要包含肝酶、胆红素、白蛋白）、凝血功能、尿常规、便常规+潜血	□
	炎性指标	红细胞沉降率、C反应蛋白、降钙素原、细菌学或病毒学检查（发热或有肝炎类似表现者）	□
	易栓因素筛查	蛋白C、蛋白S、抗凝血酶原Ⅲ、狼疮抗凝物、抗心磷脂抗体、同型半胱氨酸、肿瘤标志物等，必要时需做基因检测（如*JACK2*）	□
	特殊检查	血氨	□
影像学检查	超声检查	腹部超声（判断肝脾增大情况，是否存在肝硬化、腹水或腹部其他病变如肿瘤、血肿、囊肿等），下腔静脉、肝静脉超声（明确病变部位、梗阻程度，肝静脉内血流方向、侧支代偿情况等），下肢深浅静脉超声（是否存在继发性反流），部分患者需做心脏超声与心脏原发疾病鉴别（如缩窄性心包炎、心房黏液瘤、三尖瓣重度反流等）	□

类别	项目	描述	完成情况
影像学检查	腹腔盆腔增强CT＋血管成像（CTV）	最常用的诊断方式，比超声更能准确显示病变及腹部情况，还可显示食管-胃底曲张静脉、肝脏病变性质、是否存在胸腔积液、心脏是否有病变；CTV：可明确下腔静脉、肝静脉的闭塞部位，根据奇静脉和半奇静脉是否开放判断下腔静脉阻塞程度	☐
	数字减影血管造影（DSA）	诊断巴德-吉亚利综合征的"金标准"，明确梗阻部位、程度及侧支代偿情况，可同时行介入治疗；操作时注意尽量选择进入肝静脉各支分别造影，并在肝静脉与下腔静脉汇合处上方、下方分别测压计算压力差	☐
其他有创检查	腹腔穿刺＋腹水分析	不常规做，腹水原因诊断不明时可考虑	☐
	肝活检	非常规检查，当诊断不明确需与其他疾病相鉴别时（如肝小静脉闭塞症或肝脏恶性肿瘤等）可考虑	☐

三、诊断及鉴别诊断

1. 诊断及评估

（1）诊断：巴德-吉亚利综合征的表现差异较大，典型的症状三联征是"腹痛、腹水和肝大"，但亚洲人群多隐匿发病，因此对于一些以急性肝衰竭、急慢性肝损害或者下肢慢性静脉功能不全等症状起病的患者，应考虑BCS的诊断。

通常BCS经多普勒超声即可诊断，非特异性的表现包括肝大、硬化性结节、腹水、脾大、尾状叶肥大、下腔静脉肝静脉以上段狭窄或闭塞等，特异性的表现包括以下方面。

- 肝静脉主干与下腔静脉汇合处显示不清。
- 肝静脉壁狭窄或扩张。
- 肝静脉出口处正常结构消失。
- 肝静脉内血流信号异常（无血流、湍流或血流反向）。
- 肝内侧支循环形成。

与多普勒超声相比，增强CT扫描对于肝脏的形态变化、侧支循环以及下腔静脉内病变显示得更为清晰，特异性的表现包括以下方面。

- 由于尾状叶直接回流到下腔静脉，强化较其他部分快。
- 肝脏呈现中心区较周边强化明显的斑片样强化。
- 肝静脉不显影或延迟显影。
- 肝静脉、下腔静脉内充盈缺损。
- 肝内再生性结节。

增强MRI扫描对于显示肝实质的动态变化更为清晰，但与CT相比，应用较少。

临床上，当上述检查无法确定BCS诊断但临床又高度怀疑时，可采用静脉造影这项有创的检查方法，它是诊断BCS的金标准，下腔静脉阻塞型可见到充盈缺损或闭塞的下腔静脉，于肝静脉汇入下腔静脉上方、下方分别进行静脉压测定可显示压力差值；若下腔静脉通畅，分别选择进入各肝静脉主干进行造影可显示以判断是否存在狭窄或闭塞；静脉造影可以指导下一步的治疗，部分病例可同期进行介入治疗。

（2）评估：BCS可表现为急慢性肝功能损害，因此应对患者的肝功能进行评估、判断，包括胆红素、凝血功能、肝酶、血氨、白蛋白水平等。

因超过80%的BCS患者存在基础疾病，临床上还应评估是否合并以下情况。

- 占位性病变或恶性肿瘤。
- 血栓形成的高危因素。
- 其他系统性疾病，如结缔组织病、炎性疾病等。

2. 鉴别诊断：BCS需与其他可引起同样症状的疾病相鉴别（表36-2），以门静脉高压为主要表现的需与肝前型（如门静脉血栓、门静脉海绵样变等）或肝内型门静脉高压（如病毒性肝炎、酒精性肝炎、肝小静脉闭塞病等）鉴别，以下肢静脉功能不全为主要表现的需与原发性下肢静脉功能不全相鉴别，鉴别的手段主要依赖于影像学检查。

表36-2　巴德-吉亚利综合征的鉴别诊断

症状或体征	疾病	病因	体征鉴别要点	影像学鉴别要点
门静脉高压表现	肝小静脉闭塞	放化疗、骨髓移植、野百合碱摄入史	无慢性静脉功能不全表现	增强CT肝脏呈"地图样"改变，肝静脉、下腔静脉至右心房通畅

症状或体征	疾病	病因	体征鉴别要点	影像学鉴别要点
门静脉高压表现	肝内型门静脉高压	病毒感染、酒精摄入	无慢性静脉功能不全表现	肝脏体积缩小门静脉多增宽肝静脉、下腔静脉至右心房通畅
	门静脉血栓、门静脉海绵样变	高凝状态、先天发育异常、门静脉炎、胰腺炎等	腹水少见无慢性静脉功能不全表现	肝功能多正常正常门静脉结构消失，管腔内可见血栓
慢性静脉功能不全表现	原发性下肢静脉曲张	下肢浅静脉瓣膜功能不全	无门静脉高压表现	肝静脉、下腔静脉至右心房通畅
	肝下下腔静脉阻塞	血栓、肿瘤压迫等	无门静脉高压表现	肝下下腔静脉血栓形成或受压闭塞

四、治疗

BCS的治疗除针对门静脉高压系列症状的治疗以及原发病的治疗外，主要包括抗凝治疗与解除静脉梗阻、缓解门静脉压力的介入与开放手术治疗。

1. 抗凝治疗

（1）建议对所有无抗凝禁忌的BCS患者都进行抗凝治疗。

（2）食管－胃底静脉曲张并不是抗凝治疗的绝对禁忌，但开始抗凝治疗前应行胃镜检查明确是否存在食管－胃底静脉曲张及程度，抗凝期间需定期复查。

（3）抗凝药物急性期首选低分子量肝素，后期可桥接口服维生素K拮抗剂，目标INR 2～3或根据患者情况调整；新型口服抗凝药物在BCS治疗的研究数据较少。

2. 溶栓治疗

（1）不推荐进行系统性溶栓治疗。

（2）急性BCS患者或TIPS术后血栓形成的患者可以考虑进行经导管局部溶栓治疗，药物可选择rT-PA或尿激酶。

（3）对于慢性BCS患者，可在进行球囊扩张和/或支架植入同时行局部溶栓治疗。

3. 介入手术治疗

（1）血管成形与支架植入：有症状的BCS患者可通过行经皮穿刺下腔静脉或肝静脉球囊扩张术解除梗阻，恢复肝静脉血流；若出现弹性回缩或扩张后病变近远端压力差仍明显，可考虑放置支架。

（2）若内科治疗或血管成形术治疗失败后，或者拟行肝移植手术术前等待时，可考虑行经颈静脉肝内门体分流术（transjugular intrahepatic portosystemic shunt，TIPSS）；若由于肝静脉完全阻塞而不能完成TIPSS时，可行超声引导下的直接性肝内门体静脉分流术（direct intrahepatic porto caval shunts，DIPS）。

4. 开放手术治疗

（1）外科分流手术：通过建立门体分流恢复肝静脉回流，实现肝脏减压的目的，过去做得较多，但文献报道这类手术围手术期死亡率较高、远期通畅率低，且不提高存活率，只有侧侧门腔静脉分流远期预后较好，因此目前逐渐被TIPSS手术所取代。

（2）肝移植：①内科保守治疗或介入手术治疗失败，肝功能持续恶化；②出现急性肝衰竭；③合并肝细胞癌且符合移植条件，当患者合并以上情况时可考虑行肝移植术，术后建议长期应用抗凝治疗。

五、常用介入手术及围手术期管理要点

1. BCS常用介入手术方式（表36-3）

表36-3　BCS常用介入手术方式

手术方式	适用情况
肝静脉球囊扩张（±支架植入）术	肝静脉主干或属支的节段性阻塞
下腔静脉球囊扩张（±支架植入）术	下腔静脉肝内、肝后段阻塞
经导管溶栓术	血管成形术的辅助治疗
经颈静脉肝内门体分流术	肝静脉广泛血栓形成 血管成形术失败 拟行肝移植术前等待时
直接性肝内门体静脉分流术	肝静脉完全阻塞导致TIPSS失败

2. 介入手术围手术期管理要点（以下腔静脉球囊扩张术为例，表36-4）

表36-4 围手术期管理要点自查清单

类别	项目	描述	完成情况
手术指征	适应证	下腔静脉狭窄或闭塞，肝静脉通畅或第三肝门开放	☐
	禁忌证	全身情况不能耐受手术，存在门静脉高压的严重并发症（如难治性腹水、反复消化道出血），肝静脉广泛血栓形成等	☐
术前准备	抗凝治疗	可应用普通肝素或低分子量肝素，服用VKA的患者应改用低分子量肝素	☐
	心肺评估	评估心肺功能，有无介入手术禁忌证	☐
	肝肾功能评估	评估肝肾功能，尤其是肝功能分级、是否存在肝性脑病	☐
	术前影像	腹部彩超、腹部增强CT或下腔静脉DSA	☐
	备皮	术前腹股沟备皮	☐
	手术体位准备	仰卧位	☐
	麻醉方式	局部浸润麻醉，同时行心电监护	☐
并发症告知、预防及处理	下腔静脉破裂出血	若静脉闭塞时间较久，开通时有血管破裂出血导致失血性休克可能，术中注意梯度扩张，同时关注患者血压、心率变化及耐受程度，若无法耐受，可行多次介入手术	☐
	心脏压塞	心脏压塞为巴德-吉亚利综合征腔内治疗最严重的并发症。主要是在通过病变后进行球囊扩张之前，一定要确保导丝能出到胸廓以外，且明确导丝位于真腔	☐
	再狭窄或闭塞	再次扩张，必要时放置支架	☐
	出血	包括颅内出血、消化道出血等，尤其术中同时经导管溶栓患者风险更高；术前充分评估出血风险，围手术期控制血压，必要时加用抗酸药	☐
术后随访与用药	抗凝治疗	一经诊断即应开始抗凝治疗，术后可应用低分子量肝素，数天后桥接为VKA，INR目标值2～3	☐
	随访	一般建议术后3个月、半年、每年进行门诊随访，评估肝功能及血管通畅情况	☐

3．介入手术要点（以下腔静脉球囊扩张为例）

（1）入路选择：常规选择仰卧位下经股总静脉穿刺，建议右颈部消毒铺巾，若经股静脉入路无法开通选择经颈静脉穿刺。

（2）开通前多角度造影明确病变范围与部位，寻找突破点。

（3）若完全闭塞病变经股静脉入路开通困难，可穿刺右侧颈静脉，自上而下开通，下方导管作为指引，必要时可使用RUPS 100穿刺针。

（4）球囊扩张前，确认导丝系统在下腔静脉内，导丝远端最好在胸腔外的颈静脉或腋静脉。

（5）狭窄性病变初始可选择稍大球囊，慢性闭塞性病变建议先用小球囊扩张，观察患者疼痛情况及血压、心率变化，逐渐增加球囊直径；若患者出现剧烈疼痛无法耐受，可采用分次手术梯度扩张。

（6）球囊扩张后，经导管造影并测压，若出现明显弹性回缩或压力差下降不明显，可考虑放置下腔静脉支架。但支架近心端尽量避免过度靠近右心房，为后期开放手术留出吻合位置；远心端尽量避免覆盖肝静脉入口。

（7）术后继续抗凝治疗。

（刘志丽　叶　炜）

第三十七章　原发性下肢深静脉瓣膜功能不全

原发性下肢深静脉瓣膜功能不全（primary deep vein valve insufficiency，或 primary chronic venous insufficiency，PCVI）是指深静脉瓣膜闭合不紧密引起下肢静脉反流，进而造成下肢静脉淤血和高压所导致一系列症状和体征的疾病。

一、病因和临床表现

PCVI 是静脉瓣膜功能不全引起静脉压升高，继而引发的一系列解剖、生理及组织学改变，可导致静脉扩张、皮肤改变或皮肤溃疡。其病因包括瓣膜结构异常、静脉壁结构异常等。①先天性静脉壁及瓣膜结构异常：如先天性静脉壁薄弱，静脉瓣膜发育不良，往往与遗传因素有关，研究提示静脉疾病家族史是发生 PCVI 的危险因素。②原发性瓣膜结构异常：除外深静脉血栓史、盆腔肿瘤等继发性病因后，由于长期站/坐、重体力活动、慢性咳嗽及便秘等因素，致深静脉近侧段逆向压力增加，静脉瓣瓣叶长期受逆向血流冲击而发生损害，导致瓣膜功能不全。③瓣膜结构相对异常：静脉长期回流超负荷，致静脉腔扩大甚至成瘤，造成瓣膜相对关闭不全。多见于持久从事体力劳动或长期站立或坐位者。

病理生理机制方面，主要与上述病因导致的静脉壁的固有结构和生化异常相关。晚期病变可能与大分子和红细胞外渗引起的皮肤变化和溃疡有关，导致内皮细胞活化、白细胞渗出、严重胶原沉积和组织重塑的改变。

PCVI 的临床特征包括不适、肿胀、静脉曲张以及皮肤改变或溃疡等（表 37-1）。

（1）腿部不适：表现为长期站立后的钝痛、痉挛、沉重感或压力感，可通过患肢抬高、弹力袜、步行等降低静脉压力的措施缓解。大约 10% 的患者可仅表现为腿部不适，也有 20% 的慢性静脉功能不全（chronic venous insufficiency，CVI）患者不会出现该症状。

（2）水肿：通常为可凹性，晨轻暮重，抬高患肢可缓解。始于踝周部，可上升到腿部。双下肢水肿需与充血性心力衰竭、低白蛋白血症、甲状腺功能减退等鉴别。脂肪沉积导致的非可凹性水肿也需鉴别。有时很难从临床上将其与淋巴水肿区分开，Stemmer 征是淋巴水肿的特异性表现之一。此外，多达 1/3 的 CVI 会引起继发性淋巴水肿，但如果基础 CVI 得到纠正，这种继发性淋巴水肿（静脉淋巴水肿）可能会消失。

（3）静脉曲张：直径 ≥3mm 的浅静脉隆起，进行性加重的扩张、迂曲。发生浅表性血栓性静脉炎时可引起红肿疼痛。

（4）皮肤改变：包括皮肤色素沉着、淤滞性皮炎和溃疡。色素沉着过多是由含铁血黄素的沉积引起的。在非静脉疾病（如黑棘皮病或含铁血黄素沉着症）中，色素沉着更加弥散或涉及除下肢外的其他部位。淤滞性皮炎应与银屑病、结节性动脉周围炎或过敏性皮炎鉴别。脂膜炎是皮下脂肪的一种炎症。静脉性溃疡需与缺血性溃疡鉴别：后者比静脉溃疡更深，且通常具有坏疽性边缘或坏疽性基底。

表37-1　慢性静脉疾病的CEAP分类（2020年更新）

C（临床表现）	E（病因）	A（解剖学）	P（病理生理学）
C0：无可见或可触及的静脉疾病体征	Ec：先天性	As：浅静脉	Pr：静脉反流
C1：毛细血管扩张/网状静脉	Ep：原发性	Ad：深静脉	Po：静脉阻塞
C2：静脉曲张 　C2r：复发性静脉曲张	Es：继发性 　Esi：内因 　Ese：外因	Ap：穿静脉	Pr, o：静脉反流和阻塞
C3：水肿	En：病因不详	An：解剖部位不明	Pn：未发现反流
C4：皮肤和皮下组织改变 　C4a：色素沉着或湿疹 　C4b：脂质硬皮症 　C4c：冠状静脉炎			
C5：愈合的静脉性溃疡			
C6：活动性静脉性溃疡 　C6r：复发性静脉溃疡			

二、专科查体和辅助检查（PCVI入院收治自查清单，表37-2）

表37-2　PCVI入院收治自查清单

类别	项目	描述	完成情况
专科查体	外观	踝周部可凹性或非可凹性水肿 浅静脉曲张 足靴区（多见于内踝区）色素沉着 淤滞性皮炎 皮下脂肪硬化 静脉性溃疡（多见于内踝上方）	☐
	下肢周径测量	双下肢伸直或微屈，测膝上15cm和膝下15cm处周径，以髌骨下缘（测小腿时）和髌骨上缘（测大腿时）为定点，健侧和患侧对照	☐
影像学检查	彩色多普勒超声	可检测瓣膜处血流方向，判断瓦尔萨尔瓦动作、咳嗽或增加腹压等情况下，是否出现逆向血流，并判断逆向血流的持续时间； 可判断逆流或阻塞的部位在深静脉、浅静脉还是交通静脉； 可鉴别原发性深静脉瓣膜功能不全或继发于深静脉血栓形成的瓣膜功能不全	☐
	下肢静脉顺行造影	是了解静脉系统的金标准，可区别原发性或继发性深静脉瓣膜功能不全，亦可诊断瓣膜功能不全的程度和部位。CVI的造影表现： 深静脉瓣影存在但模糊，对比剂通过这些瓣膜向远端倒流。静脉有时可呈竹状，一段比一段浅，说明瓣膜仍有作用，部分血液被瓣膜阻挡； 静脉腔扩大； 整个静脉系统无血栓形成病灶，部分对比剂回流，部分向近端心脏回流	☐
	下肢静脉逆行造影	可在顺行造影显示不佳时采用，可显示静脉瓣部位、区分原发性瓣膜疾病和继发性瓣膜疾病以及评估反流严重程度，还可提供有关阻塞性疾病中未闭静脉通道的进一步信息	☐

三、诊断及鉴别诊断

1. 诊断：根据上述流行病学特点及典型症状体征，结合超声、静脉造影检查等辅助检查可明确诊断。按照逆行静脉造影显示的逆流水平，将静脉瓣膜功能分为5级（表37-3，表37-4）。

表37-3 深静脉瓣膜功能分级

瓣膜功能分级	瓣膜关闭情况	对比剂反流情况
Ⅰ级	瓣膜功能良好	无明显反流
Ⅱ级	最轻度关闭不全	反流至大腿近侧
Ⅲ级	轻度关闭不全	反流至膝上
Ⅳ级	中度关闭不全	反流至膝下
Ⅴ级	严重关闭不全	反流到小腿部直到踝水平

表37-4 改良静脉疾病临床严重程度评分（r-VCSS）

	无（0分）	轻度（1分）	中度（2分）	重度（3分）
疼痛	无	偶尔，不影响日常活动	每天，干扰但不妨碍日常活动	每天，限制大多数日常活动
静脉曲张	无	少数孤立的分支静脉曲张或丛集	局限于小腿或大腿	涉及小腿和大腿
静脉水肿	无	局限于足踝部	足踝以上，膝以下	扩展至膝上
皮肤色素沉着	无或局部	局限于踝周	扩展至小腿下1/3	扩展至小腿下1/3以上
炎症	无	轻度蜂窝织炎，溃疡边缘局限于踝周	扩展至小腿下1/3	扩展至小腿下1/3以上
硬化	无	局限于踝周	扩展至小腿下1/3	扩展至小腿下1/3以上
溃疡数	0	1	2	≥3
溃疡病程	N/A	<3个月	>3个月，<1年	未愈>1年
溃疡直径	N/A	<2cm	2～6cm	>6cm
压力治疗	未应用	间歇性	大多数时间	持续应用

2. 鉴别诊断（表37-5）

（1）下肢深静脉血栓形成后综合征：既往有下肢深静脉血栓病史，多表现为一侧肢体均匀一致性肿胀，查体Homans征（＋）可能、Perthes试验（＋），辅助检查深静脉超声或造影提示深静脉血栓形成或血栓后再通。

（2）单纯性大隐静脉瓣膜功能不全：往往比PCVI合并静脉曲张临床表现相对轻，结合体格检查及超声、造影有无深静脉瓣膜结构及功能异常可鉴别。

（3）下肢动静脉瘘：近端肢体增粗发热、多毛易出汗，远端肢体发凉，可出现水肿；可触及震颤，听诊可及连续性血管杂音；血管造影可鉴别。

（4）淋巴水肿：无显著色素沉着，皮肤常增厚，小腿、踝部、足背部肿胀最重，而PCVI的肿胀以小腿为主。

（5）血管骨肥大综合征：典型表现为"毛细血管畸形、浅静脉曲张或静脉畸形、骨和软组织增生"三联征。其静脉曲张较广，患肢较健侧增粗增长，大片红褐色血管痣样变化，称"葡萄酒斑"。

表37-5　未愈合下肢溃疡鉴别诊断（非下肢缺血相关）

溃疡类型	部位	特点及病因
静脉性溃疡	下肢远端，尤其是内踝上方	由于局部慢性静脉高压引起皮肤区域性改变进展而来 病变处以湿性溃疡为主
远端小动脉闭塞（微血管病变）	足趾、足、腿	糖尿病性微血管病变 晚期肾脏疾病 血栓闭塞性脉管炎（Buerger's） 镰状细胞贫血 脉管炎（如变应性肉芽肿性血管炎、过敏性紫癜、血管炎、显微镜下多血管炎、结节性多动脉炎） 硬皮病·低温凝集反应 栓塞（如胆固醇栓塞、血栓栓塞、心内膜炎导致的感染性栓塞） 血栓形成（如抗磷脂抗体综合征、Sneddon综合征、华法林相关皮肤坏死、弥散性血管内凝血、青斑样脉管炎、蛋白C或蛋白S缺乏、血管持续痉挛）
局部损伤	足趾、足、腿	外伤 昆虫或动物咬伤 烧伤

溃疡类型	部位	特点及病因
医源性损伤	足趾、足、腿	药物反应（如多形性红斑） 药物毒性（如多柔比星、羟基脲、一些酪氨酸激酶抑制剂）
神经性溃疡	足部受压区域	溃疡周围过度角化 糖尿病性周围神经病变 非糖尿病性周围神经病变 麻风病
自身免疫性损伤	足趾、足、腿	伴有水疱（如类天疱疮、天疱疮、大疱性表皮松解症） 无水疱（如皮肌炎、狼疮、硬皮病）
感染	足趾、足、腿	细菌（如假单胞菌、坏死性链球菌） 真菌（如芽孢杆菌、广色霉菌） 分歧杆菌 寄生虫（如美洲锥虫病、利什曼病） 病毒（如疱疹）
恶性肿瘤	足趾、足、腿	原发性皮肤恶性肿瘤 转移性恶性肿瘤 溃疡恶变
炎性	足趾、足、腿	脂质渐进性坏死 坏疽性脓皮症 环形肉芽肿

四、治疗

1. 保守治疗：所有患者均应首先尝试保守治疗，包括压力治疗、改善危险因素（减重、避免久坐久站、戒烟）等。保守治疗多用于症状较轻的PCVI患者，或术前术后的辅助治疗。

（1）压力治疗：弹力袜可为腿部提供外部压力梯度，并对抗静脉高压的静水压力。与不分级的弹力袜相比，带渐变压力的弹力袜更可取。不同长度的弹力袜在术后患者预防DVT方面无差异，大多数患者（尤其是老年患者）对膝长袜的耐受性更好。对于静脉曲张伴或不伴水肿（C2、C3）的患者，建议压力在20～30mmHg。对于晚期静脉皮肤变化或溃疡（C4～C6）的患者，建议压力在30～40mmHg。对于复发性溃疡患者，建议使用压力在40～50mmHg。当前的国际临床实践指南建议对有症状的静脉曲张但不适合大隐静脉外科治疗的患者使用中等力（20～30mmHg）进行加压治疗。另外，推荐压力治疗作为治愈静脉溃疡的主要治疗方式，并作为浅表静脉消融的辅助疗法以预防溃疡复发。尽管弹力袜在临床上有效，但其应用仍有许多限制，包括虚弱或关节炎导致的穿脱困难、肥胖、接触性皮炎、敏感或潮湿的皮肤导致的使用困难、合并动脉血供障碍等。患者依从性也是一个问题。

（2）药物治疗：可以考虑使用静脉活性药物来治疗有症状的静脉曲张、踝关节肿胀和静脉溃疡。例如七叶树种子提取物七叶皂苷、γ-苯并吡喃酮（类黄酮）（例如芸香苷、洋芫荽苷、橙皮苷），微粉化的纯化黄酮类成分（MPFF）和其他植物提取物（例如法国海洋松树皮提取物）等。使用这些静脉活性药物的原理是改善静脉张力和毛细血管通透性，与压迫联合使用以加速静脉溃疡的愈合。

2. 手术治疗：严重下肢静脉高压患者严格保守治疗不能改善，有明显色素沉着或静脉溃疡的患者，浅静脉反流已纠正但仍存在下肢静脉高压的患者，可以考虑手术重建或修复静脉瓣。疼痛和水肿不是手术指征，因为个体疼痛症状差异很大，手术后水肿虽然可以缓解，但很难完全消除。

PCVI的手术治疗首选瓣膜成形术，其目的是通过纠正解剖缺陷来恢复瓣膜的功能。具体术式包括股静脉腔内瓣膜成形术、股静脉腔外瓣膜成形术、股静脉壁环形缩窄术、静脉瓣膜移位术、带瓣静脉段移植术、腘静脉外肌袢代瓣膜术等。

PCVI同时存在下肢浅静脉曲张，需同时做大隐静脉高位结扎、曲张浅静脉剥脱术。已有严重色素沉着或溃疡，需做交通支静脉结扎。

五、围手术期管理要点（表37-6）

表37-6　围手术期管理要点自查清单（以股静脉瓣膜修复为例）

类别	项目	描述	完成情况
手术指征	适应证	规范保守治疗无效、临床症状严重者	□
	禁忌证	全身情况不能耐受手术	□
术前准备	心肺评估	常规评估心肺功能	□
	术前检查	相关体格检查，彩超±静脉造影	□
	备皮	术前腹股沟备皮	□
	预防感染	术前0.5～2小时单次抗生素预防性抗感染	□

类别	项目	描述	完成情况
术前准备	体位准备	仰卧位	☐
	麻醉方式	全身麻醉，部分患者可应用区域神经阻滞麻醉	☐
术后管理	伤口拆线	腹股沟切口可于1周后拆线	☐
	随访	一般建议术后3个月、半年、每年进行门诊随访	☐

（张　慧　叶　炜）

第三十七章　原发性下肢深静脉瓣膜功能不全

第三十八章　下肢深静脉血栓形成后综合征

下肢深静脉血栓形成后综合征（post-thrombotic syndrome，PTS）指下肢深静脉血栓形成后，由于慢性血栓在静脉管腔内的占位效应导致的血液回流障碍，以及瓣膜被破坏后的血液反流情况，引起下肢静脉高压并导致一系列临床表现的疾病。

一、病因和临床表现

1. 病因：下肢深静脉血栓在急性期内未经过快速清除而导致大量的血栓负荷遗留在静脉血管腔内，血栓慢性再通不佳（以髂静脉为著）使静脉管腔丢失，静脉血液回流存在极大阻碍；长段的静脉血栓会影响多个静脉瓣膜，使瓣膜与静脉壁之间产生粘连，从而出现慢性静脉瓣膜失功，致静脉血液反流。静脉血液的回流障碍和反流情况致使病变远端的静脉压力增高，出现下肢肿胀、浅静脉曲张、慢性溃疡等改变。

2. 临床表现：按照静脉分类系统即CEAP（clinical, etiological, anatomic and pathophysiological classification），PTS从轻到重主要临床表现可分为以下几期。

C0：有症状而无静脉病体征。

C1：毛细血管扩张，网状静脉。

C2：浅静脉曲张。

C3：静脉性水肿。

C4：皮肤改变包括色素沉着，湿疹，脂质硬皮症，白色萎缩。

C5：皮肤改变加愈合溃疡。

C6：皮肤改变加活动期溃疡。

二、专科查体和辅助检查（PTS入院收治自查清单，表38-1）

表38-1　PTS入院收治自查清单

类别	项目	描述	完成情况
专科查体	视诊	肢体皮肤颜色，水肿情况，有无下肢及下腹壁浅静脉曲张，有无色素沉着，有无毛细血管扩张，有无溃疡形成等	□
	触诊	下肢肌肉张力、皮温、远端动脉搏动（足背动脉、胫后动脉），腹股沟区有无压痛	□

类别	项目	描述	完成情况
专科查体	Homans征	直腿伸踝试验。患者平卧，膝关节伸直，患者足踝部做主动或被动的背伸运动，小腿后侧肌肉疼痛为阳性	□
	Neuhof征	腓肠肌挤压试验。患者平卧，略屈膝，检查者用手挤压小腿后侧肌群，出现疼痛者为阳性	□
	Perthes试验	下肢深静脉通畅试验。患者站立位，患肢膝关节水平上/下用止血带阻断，嘱患者快速踢腿，或连续蹲起十余次。活动后曲张的浅静脉突起更明显、张力增高，结果为阳性。注意，老年人要有人在旁边保护	□
实验室检查	一般实验室检查	血常规、肝肾功能、凝血功能、血脂	□
	易栓因素筛查	尤其针对较年轻的下肢缺血患者，应检查：蛋白C、蛋白S、抗凝血酶原Ⅲ、狼疮抗凝物、抗磷脂抗体谱、同型半胱氨酸等	□
	常见肿瘤标记物	AFP、CEA、PSA+f-PSA、CA125、CA19-9、CA724	□
影像学检查	超声检查	下肢深静脉、髂静脉、下腔静脉超声	□
	下肢深静脉增强CT（CTV）或增强MRI（MRV）	包括下腔静脉、髂静脉、下肢深静脉	□
	下肢深静脉数字减影血管造影（DSA）	诊断PTS的金标准，可以提供直观的血管腔内影像	□
	腔内超声（IVUS）	一般用于髂静脉、下腔静脉检查	□

三、诊断及鉴别诊断

1. 诊断、分期和分级（表38-2）：明确诊断主要通过患者下肢静脉高压的表现，结合既往的深静脉血栓形成病史，以及影像学检查，即可诊断。

表 38-2　PTS 的 Villalta 评分

症状	得分				体征	得分			
	无	轻度	中度	重度		无	轻度	中度	重度
疼痛	0	1	2	3	胫前水肿	0	1	2	3
痉挛	0	1	2	3	皮脂硬化	0	1	2	3
沉重感	0	1	2	3	色素沉着	0	1	2	3
感觉异常	0	1	2	3	潮红	0	1	2	3
瘙痒	0	1	2	3	静脉扩张	0	1	2	3
					小腿挤压痛	0	1	2	3
					溃疡*	有或无			

注: *有溃疡者直接记 15 分; 0～4 分, 无 PTS; 5～9 分, 轻度 PTS; 10～14 分, 中度 PTS; 15～33 分, 重度 PTS。

2. 鉴别诊断

(1) 以单纯水肿为主要表现者

1) 心/肾功能不全、低蛋白血症: 此类疾病所引起的下肢水肿, 多表现压凹性水肿, 双侧多见, 可同时存在颜面部、眼睑水肿。心功能不全者, 严重情况下还会伴有呼吸困难、无法平躺、端坐呼吸等表现; 低蛋白血症者, 多存在营养不良、消耗性疾病后期(恶性肿瘤)、肾病综合征等基础疾病。

2) 下肢淋巴水肿: 表现为非压凹性水肿, 部分患者可见下肢皮肤呈"橘皮样"改变。以往多继发于丝虫病, 现多见于妇科恶性肿瘤术后, 或继发于丹毒后的慢性表现。

3) 甲状腺功能减退: 可引起下肢黏液性水肿, 为非压凹性。

(2) 伴其他表现(浅静脉曲张、皮肤改变、溃疡形成)者

1) 单纯性下肢静脉曲张: 第一, 病史可以提供参考; 第二, 患肢深静脉通畅试验阴性, 而 PTS 患者 Perthes 试验为阳性。

2) 髂静脉压迫综合征: 可通过影像学检查(超声、CTV/MRV、DSA)来区别。

3) 巴德-吉亚利综合征(Budd-Chiari Syndrome, BCS): 一般是双下肢同时出现, 并且胸腹壁存在浅静脉曲张, 血流方向为由下向上。

四、治疗

1. 针对仅表现为水肿和/或浅静脉曲张(C1、C2、C3)的 PTS, 主要是采用压力治疗(穿弹力袜)和服用静脉活性药物。

2. 针对已出现明显的皮肤病变和/或溃疡（C4、C5、C6）的PTS，可以按病变是否累及腹股沟韧带水平来区分。

1）腹股沟水平以远：如果可以明确存在病理性穿静脉，予处理病理性穿静脉，治疗方式可以包括热消融闭塞、硬化剂注射、腔镜下结扎、经皮环扎；再配合压力治疗和服用静脉活性药物。

2）腹股沟水平以近：传统的开放手术包括股-股静脉人工血管/大隐静脉转流、单/双股-下腔静脉人工血管转流。微创治疗：髂、股静脉球囊扩张＋支架植入，下腔静脉球囊扩张＋支架植入。可以一期处理病理性穿静脉。再配合压力治疗和服用静脉活性药物。

五、常用髂、股静脉血运重建手术及围手术期管理要点

1. 常用髂、股静脉血运重建方式（表38-3）

表38-3 下肢静脉血运重建常见术式

手术类型	术式内容	常见处理病变部位
开放手术	股-股静脉自体大隐静脉转流术	髂静脉
	单/双股静脉-下腔静脉人工血管转流术	下腔静脉、髂静脉
介入手术	髂静脉球囊扩张、支架植入	髂静脉
	髂静脉、股总静脉球囊扩张、支架植入	髂、股总静脉
	下腔静脉、双髂静脉球囊扩张、支架植入	下腔静脉、髂静脉

2. 开放手术围手术期管理要点（以股-股静脉自体大隐静脉转流术为例，表38-4）

表38-4 围手术期管理要点自查清单

类别	项目	描述	完成情况
手术指征	适应证	单侧髂静脉闭塞的重症PTS；介入治疗失败，或髂静脉支架内闭塞	□
	禁忌证	全身情况不能耐受手术，活动性出血等无法进行抗凝	□

类别	项目	描述	完成情况
术前准备	心肺评估	评估心肺功能，鼓励患者戒烟和术前呼吸功能锻炼	☐
	术前影像	彩超、CTV、MRV或DSA	☐
	备皮	术前腹股沟备皮	☐
	桥血管评估	术前行健侧下肢的深静脉、大隐静脉彩超，查看有无健侧的DVT情况，评估大隐静脉直径以及通畅情况	☐
	备血	预计出血较多，可选择性备红细胞或血浆	☐
	手术体位	患者仰卧位，健侧下肢髋关节外展、外旋，膝部屈曲、垫高	☐
	麻醉方式	全身麻醉	☐
并发症告知、预防及处理	皮下血肿	由于术后需进行抗凝，可能伤口出血以及耻骨联合上方的皮下隧道血肿；对于下肢取大隐静脉的伤口，可以采用加压包扎方式	☐
	桥血管再狭窄或闭塞	由于吻合口处的内膜增生，可导致桥血管再狭窄甚至闭塞。需注意定期复查，尽早发现、尽早处理	☐
	出血并发症	包括脑出血、消化道出血等。应充分评估出血分析，注意控制血压、加用抗酸药	☐
术后随访与用药	抗凝治疗	术后早期一般应用静脉持续泵入普通肝素抗凝，控制APTT-R处于1.5～2.5。之后过渡至应用低分子量肝素、华法林，或直接口服抗凝药等	☐
	伤口拆线	腹股沟切口术后1周左右拆线，肢体切口术后12～14天后拆线	☐
	随访	一般建议术后3个月、半年、每年进行门诊随访，评估靶血管通畅情况	☐

第三十八章　下肢深静脉血栓形成后综合征

3. 介入手术围手术期管理要点（以髂、股总静脉球囊扩张＋支架植入术为例，表38-5）

表38-5　围手术期管理要点自查清单

类别	项目	描述	完成情况
手术指征	适应证	髂、股总静脉闭塞/狭窄的重症PTS	☐
	禁忌证	全身情况不能耐受手术，活动性出血等抗凝禁忌等	☐
术前准备	术前影像	彩超、CTV、MRV或DSA，需评估患侧腘静脉（入路）情况	☐
	手术体位	患者俯卧位	☐
	麻醉方式	局部麻醉	☐
并发症告知、预防及处理	穿刺并发症	穿刺部位的出血、血肿形成，或动静脉瘘形成、神经损伤等	☐
	支架内再狭窄或闭塞	由于支架内的内膜增生，可导致支架内再狭窄甚至闭塞。需注意定期复查，尽早发现、尽早处理	☐
	介入失败	术中存在导丝无法通过闭塞的髂、股静脉病变，导致介入失败	☐
	出血并发症	包括脑出血、消化道出血等。应充分评估出血分析，注意控制血压、加用抗酸药	☐
术后随访与用药	抗凝/抗血小板治疗	术后可采用低分子量肝素、华法林，或直接口服抗凝药等。同时应用抗血小板药物	☐
	随访	一般建议术后3个月、半年、每年进行门诊随访，评估靶血管通畅情况	☐

4. 开放手术要点（以股-股静脉自体大隐静脉转流术为例）

（1）显露双侧股静脉：以患侧腹股沟韧带为中点略偏内侧取纵行切口，逐层切开，显露股总静脉、股浅静脉、股深静脉。

（2）自体大隐静脉取材：隐筋膜间隙游离大隐静脉，近端在距离股隐瓣膜0.5cm处切断，小心结扎大隐静脉分支，取合适长度，浸泡入肝素盐水，可做适当扩张。吻合前注意做大隐静脉长轴方向标记。

（3）全身肝素化。

（4）搭桥吻合：阻断股总静脉，将大隐静脉远心端与患侧股静脉吻合，自耻骨联合上做皮下隧道，将大隐静脉经皮下隧道引至对侧腹股沟切口（注意避免桥血管的扭转），再将大隐静脉近心端与健侧股静脉吻合。

（宋小军　叶　炜）

第三十九章　上腔静脉综合征

上腔静脉综合征（superior vena cava syndrome，SVCS）又称上腔静脉阻塞综合征，是指由各种病因导致上腔静脉血流受阻，从而引起的一系列临床症状群。

一、病因和临床表现

1. 病因：所有可导致上腔静脉血流回流受阻的疾病都可导致上腔静脉综合征，包括以下方面。

（1）恶性肿瘤直接侵犯或压迫上腔静脉（superior vena cava，SVC）：约占所有病因的60%，其中以非小细胞肺癌最常见，约占50%，其次是小细胞肺癌、非霍奇金淋巴瘤，其他还包括纵隔生殖细胞瘤、转移癌、胸腺恶性肿瘤等。

（2）良性病变压迫SVC：包括各种感染（如结核、梅毒、真菌等）引起的纤维性纵隔炎、胸骨后甲状腺肿、胸腺良性肿瘤等，亦有主动脉瘤压迫SVC的报道。

（3）上腔静脉内血栓形成：由中心静脉置管、放置心脏起搏器等有创操作导致的SVC内血栓形成，已成为目前引起SVC综合征最常见的良性病因，其他可引起SVC内血栓形成的病因包括各种易栓症、高凝状态等。

（4）其他：如放射治疗导致血管纤维化。

2. 临床表现：上腔静脉综合征的临床表现与发病时间、静脉阻塞程度及侧支循环代偿程度相关。由于静脉回流受阻、中心静脉压升高以及病变局部压迫导致相应症状、体征，主要为以下四个部位的表现。

（1）神经系统表现：包括头痛、头晕、视物模糊、视力下降、意识模糊、认知功能下降等，部分急性梗阻发作者可表现为颅高压症状，甚至出现脑疝。

（2）咽喉部表现：如咳嗽、呼吸困难、声音嘶哑、吞咽困难、喘鸣等，部分由于黏膜水肿使喉咽腔缩窄所致，部分由于病变压迫所致。

（3）颜面部表现：颜面部及颈部肿胀、淤血是上腔静脉综合征最常见的症状，其他表现还有发绀、颈静脉怒张。

（4）胸壁/上肢表现：胸壁及上肢肿胀、淤血，由于静脉回流受阻，会通过侧支血管回流至奇静脉或下腔静脉，胸壁会出现曲张的浅静脉。

此外，由于回心血量减少，部分患者还会表现为低血压、晕厥，多于弯腰或咳嗽时出现，多数在数分钟内自行缓解；部分患者会有原发疾病表现，如恶性肿瘤相关的浅表淋巴结肿大、贫血、体重下降等。其中由于静脉回流受阻的相关症状，如肿胀、呼吸困难可在平卧位时加重，坐位或直立位时减轻。

二、专科查体和辅助检查（SVCS入院收治自查清单，表39-1）

表39-1 SVCS入院收治自查清单

类别	项目	描述	完成情况
专科查体	一般情况	血压、心率、心律、BMI、氧饱和度	□
	皮肤黏膜及浅表淋巴结	是否存在淤血、结膜是否苍白、是否有肿大的淋巴结	□
	神经系统检查	视力、视野、听力、音色、音调	□
	浅表静脉情况	颈部、胸腹壁静脉有无曲张或怒张	□
	上半身肿胀情况	肿胀部位（颜面部、颈部、胸壁、上肢）及程度	□
	心肺查体	叩诊心界及肺下界，听诊心脏杂音及呼吸音	□
实验室检查	一般实验室检查	血常规、肝肾功能、心肌酶、BNP、凝血功能（包含D-二聚体）、尿常规、便常规+潜血	□
	炎性指标	红细胞沉降率、C反应蛋白、降钙素原、细菌学或病毒学检查（怀疑为感染引起的纤维纵隔炎时）	□
	易栓因素筛查	蛋白C、蛋白S、抗凝血酶原Ⅲ、狼疮抗凝物、抗心磷脂抗体、同型半胱氨酸、肿瘤标志物等（怀疑为易栓症时）	□
	特殊检查	怀疑恶性肿瘤时，可进行相应肿瘤标志物检查	□
影像学检查	胸部X线片	可表现为纵隔增宽、肺门肿物、肋膈角变钝	□
	超声检查	锁骨下静脉或颈静脉随呼吸运动的频谱变化消失间接提示存在SVCS，有时可见胸壁侧支代偿静脉，部分患者需做心脏超声与心脏疾病鉴别（如缩窄性心包炎、三尖瓣狭窄或重度反流、心力衰竭等）	□

类别	项目	描述	完成情况
影像学检查	增强CT＋CTV	最常用的诊断方式，胸部增强CT既可显示上腔静脉阻塞的部位、程度以及开放的侧支血管，还可显示是否存在肿瘤，累及范围，同时扫描腹部还可发现是否存在转移	□
	磁共振静脉血管成像（MRV）	与增强CT作用基本相同，无需使用碘对比剂，但体内有金属移植物的患者不可行此检查，尤其是放置心脏起搏器者	□
	上腔静脉造影	诊断的"金标准"，需通过双侧头静脉或贵要静脉同时注射对比剂显影，可明确阻塞部位、程度及侧支开放情况，可同时行介入治疗，但为有创检查	□
其他检查	组织学检查	疑诊肺部肿瘤无法明确诊断时可考虑穿刺活检	□
	放射性核素检查	包括PET-CT、骨扫描，诊断恶性肿瘤怀疑存在转移时可考虑	□

三、诊断及鉴别诊断

1. 诊断和分级：当出现中心静脉梗阻典型的症状和体征时，应考虑上腔静脉综合征的诊断，需进行详细的病史采集及体格检查，包括发病时间，是否有肿瘤、血栓及中心静脉置入等病史，确诊靠影像学检查。胸部X线片虽然可通过纵隔增宽、肋膈角变钝等间接征象提示存在异常，但胸部增强CT扫描可直接显示上腔静脉梗阻的部位、范围、程度以及病变来自血管内或血管外，还能提示是否存在肿瘤，常作为确诊的检查手段。由于部分患者发病较急或病情危重，往往需尽快明确诊断并给予快速治疗，因此有作者提出一种病情分级系统（表39-2），根据临床表现进行危险分层，以判断是否需要紧急干预，是目前使用较广泛的病情分级方法。

表39-2　上腔静脉综合征病情分级系统

分级	程度	定义
0	无症状期	无症状，影像学检查提示SVCS
1	轻度	颜面、颈部肿胀、发绀、充血
2	中度	颜面、颈部肿胀伴功能受损（轻度呼吸困难、咳嗽、轻到中度的头部、下颌或眼睑活动受限，视觉障碍等）
3	重度	轻到中度脑水肿（头痛、眩晕），轻中度喉部水肿，心脏储备功能减弱（弯腰时晕厥发作）
4	危及生命	严重脑水肿（意识模糊、昏睡），严重喉部水肿（喘鸣），血流动力学异常（无诱因出现晕厥、低血压、肾功能不全）
5	死亡	猝死

　　对于3级及以上病情危重患者，给予基础生命支持的前提下可考虑直接行静脉造影明确诊断，必要时进行介入治疗；若造影未能明确病因，可待病情稳定后再评估。对于1～2级症状较轻疑诊SVCS的患者，根据病史可选择胸部X线片、静脉超声等便捷检查手段通过间接征象判断是否存在SVCS，然后再进一步行增强CT或MRI评估。

　　2. 鉴别诊断：表现为喉部水肿的患者需与过敏反应相鉴别，后者多有变应原接触史，且患者可能存在过敏史。表现为低血压或晕厥的患者需与心脏疾病相鉴别，通过影像学检查如心脏超声、增强CT即可明确。

四、治疗

　　上腔静脉综合征的治疗与疾病病情分级、病因及预后相关。治疗的目的包括两个方面：缓解临床症状与治疗原发疾病。

　　1. 一般治疗

　　（1）采取头高足低位以降低静脉压，避免液体量摄入过多或容量不足，输液时需注意采用下肢静脉通路。

　　（2）3级以上患者需进行密切观察，4级患者需进入重症监护室，根据病情采取开放气道及呼吸、循环支持等措施，避免呼吸衰竭或死亡。

　　（3）证实为导管或移植物相关血栓形成的SVCS评估移除移植物的可能性，若需移除，需在开始抗凝治疗之后。

　　2. 药物治疗

　　（1）糖皮质激素：对于组织学确诊的类固醇敏感型恶性肿瘤

如淋巴瘤或胸腺瘤，可应用糖皮质激素降低肿瘤负荷、缓解上腔静脉梗阻症状；当已出现喉部水肿或预防放射治疗后的喉部水肿，可给予糖皮质激素缓解水肿，避免出现气道梗阻。

（2）抗凝治疗：确定存在静脉内血栓形成（包括导管相关性血栓、肿瘤合并血栓以及非导管相关性血栓）且无抗凝禁忌证时应开始抗凝治疗；介入植入支架后也需应用一段时间抗凝药物（至少6个月）。

（3）利尿剂：根据情况决定是否使用利尿剂和脱水药。

3. 介入手术治疗

（1）适应证

1）病情危重（3～4级）患者，尤其是出现急性气道梗阻或伴有意识改变的颅高压患者。

2）症状明显（1～2级）的恶性肿瘤患者放射治疗、化学治疗后症状持续不缓解或存在放射治疗、化学治疗禁忌者。

3）恶性肿瘤患者预期生存期不足半年，症状明显者（1～2级）。

4）上腔静脉内广泛急性血栓形成或慢性病程经抗凝治疗症状不缓解者。

（2）介入治疗方式

1）血管成形与支架植入：由于单纯球囊扩张后弹性回缩或再狭窄发生率较高，往往需植入支架，以自膨裸支架多见，有报道称覆膜支架远期通畅率更高。

2）经皮机械血栓清除（percutaneous mechanic thrombectomy，PMT）或经导管接触性溶栓（catheter directed thrombolysis，CDT）：急性血栓形成病情为3级或4级者，需急诊行静脉造影并进行机械血栓清除尽快解除梗阻；较新鲜的血栓性病变，若抗凝治疗后症状仍无明显缓解可考虑行机械血栓清除和/或经导管溶栓治疗，也可在球囊扩张与植入支架前进行。

4. 开放手术治疗：开放手术由于并发症发生率及死亡率高目前已较少采用，仅当肿瘤可完整切除、患者预期生存期较长（大于1年）且对放射治疗、化学治疗不敏感时，可行肿瘤切除＋SVC重建术，如恶性胸腺瘤、经化学治疗仍有明显残留的生殖细胞瘤等。

5. 原发病的治疗：采取相应的治疗方式治疗原发疾病，包括恶性肿瘤的放射治疗后或化学治疗、纤维纵隔炎的抗感染治疗等，并在治疗周期后重新进行病情评估。恶性肿瘤在进行治疗前，尽可能通过穿刺活检进行组织学诊断。

五、常用介入手术及围手术期管理要点

1. SVCS常用介入手术（表39-3）

表39-3 SVCS常见介入手术

手术方式	适用情况
上腔球囊扩张（±支架植入）术	存在介入治疗适应证（见前述）且非急性血栓形成者
经皮机械血栓清除术（PMT）	存在介入治疗适应证且SVC内广泛急性或亚急性血栓形成，可与CDT联合应用，也可作为血管成形术前的辅助治疗
经导管溶栓术（CDT）	存在介入治疗适应证且SVC内广泛急性或亚急性血栓形成，可与PMT联合应用，也可作为血管成形术前的辅助治疗

2. 介入手术围手术期管理要点（以上腔静脉支架植入术为例，表39-4）

表39-4 围手术期管理要点自查清单

类别	项目	描述	完成情况
手术指征	适应证	上腔静脉重度狭窄或闭塞且有明显静脉梗阻症状者	□
	禁忌证	全身情况不能耐受手术者，活动性出血存在抗凝禁忌者	□
术前准备	一般治疗	评估病情严重程度并采取相应的治疗措施尽量维持呼吸、循环稳定	□
	心肺评估	评估心肺功能，无介入手术禁忌证	□
	基础化验检查	包括血常规、肝肾功能、凝血功能、心肌酶等指标	□
	术前影像	胸部增强CT、CTV或MRV	□
	备皮	术前腹股沟备皮	□
	手术体位准备	仰卧位，不能耐受者可采取头高足低位	□
	麻醉方式	大多采取局部浸润麻醉，同时行心电监护；3、4级生命体征不稳定患者可考虑行全身麻醉	□

类别	项目	描述	完成情况
并发症告知、预防及处理	上腔静脉破裂出血、心包积血或心脏压塞	若静脉闭塞时间较久，开通时有血管破裂出血导致失血性休克、心包积血、心脏压塞等；术中注意，避免使用过硬的导丝，尽量梯度扩张，同时关注患者血压、心率变化及耐受程度，若无法耐受，可行多次介入手术；术中若出现穿孔，可放置覆膜支架	☐
	术后急性血栓形成	术中充分肝素化，术后充分抗凝	☐
	肺栓塞	上腔静脉血栓/瘤栓在进行腔内操作时存在脱落导致肺栓塞甚至致死性肺栓塞的可能	
	术后再狭窄或闭塞	多次扩张，必要时放置支架；合并血栓者，可结合PMT与CDT清除血栓	☐
术后随访与用药	抗凝治疗	目前多数认为支架植入术后应抗凝治疗，时间至少半年	☐
	随访	一般建议术后3个月、半年、每年进行门诊随访，评估病情及血管通畅情况	☐

3. 介入手术要点（以上腔静脉支架植入术为例）

（1）入路选择：常规选择仰卧位下经股总静脉穿刺，建议右颈部消毒铺巾，若经股静脉入路无法开通选择经颈静脉穿刺；必要时也可采用上肢静脉入路。

（2）开通前多角度造影明确病变范围与部位，寻找突破点。

（3）若完全闭塞病变经股静脉入路开通困难，可穿刺右侧颈静脉或上肢静脉，自上而下开通，下方可以长鞘作为支撑，导管作为指引。

（4）球囊扩张前，确认导丝系统在上腔静脉内，导丝远端处于颈静脉或腋静脉。

（5）狭窄性病变初始可选择稍大球囊，慢性闭塞性病变建议先用小球囊扩张，观察患者疼痛情况及血压、心率变化，逐渐增加球囊直径；也可使用高压球囊。

（6）球囊扩张后多需放置上腔静脉支架，自膨支架或覆膜支架建议行球囊后扩张。

（7）若单侧或双侧无名静脉受累，可放置"对吻"支架。

（8）术中充分肝素化，术后给予抗凝治疗。

（刘志丽　叶　炜）

第四十章 髂静脉压迫综合征

髂静脉压迫综合征（iliac vein compression syndrome，IVCS）又称为Cockett综合征或May-Thurner综合征，原指左髂总静脉受前方的右髂总动脉及后方的第5腰椎与骶骨岬压迫，导致腔内粘连、狭窄或闭塞，从而产生静脉回流障碍，并可导致临床症状的综合征；后泛指髂静脉受各种压迫（如肿瘤、肿大淋巴结、髂内动脉等）而导致一系列临床表现的综合征。

一、病因和临床表现

IVCS的病因是髂静脉受到压迫。如果是肿瘤等造成的快速压迫，主要是髂静脉管腔的快速丢失；如果是动脉、韧带等组织的慢性压迫，主要是静脉内皮层的慢性炎症反应，导致腔内粘连，之后逐渐出现管腔狭窄、闭塞。以上两种情况均可出现继发的病变远端静脉血栓形成。

按照静脉分类系统即CEAP（Clinical，Etiological，Anatomic and Pathophysiological classification），IVCS从轻到重主要临床表现可分为以下几期。

C0：有症状而无静脉病体征。

C1：毛细血管扩张，网状静脉。

C2：浅静脉曲张。

C3：静脉性水肿。

C4：皮肤改变包括色素沉着，湿疹，脂质硬皮症，白色萎缩。

C5：皮肤改变加愈合溃疡。

C6：皮肤改变加活动期溃疡。

还有两种特殊情况：①IVCS可以诱发远端深静脉急性血栓形成，此时可表现为急性下肢深静脉血栓形成的症状：患肢急剧肿胀、疼痛、张力升高；②在部分女性患者，可表现出"盆腔淤积症"：月经期盆腔和/或下肢胀痛加重。

二、专科查体和辅助检查（IVCS入院收治自查清单，表40-1）

表40-1　IVCS入院收治自查清单

类别	项目	描述	完成情况
专科查体	视诊	肢体皮肤颜色，水肿情况，有无下肢及下腹壁浅静脉曲张，有无色素沉着，有无毛细血管扩张，有无溃疡形成等	□

类别	项目	描述	完成情况
专科查体	触诊	下肢肌肉张力、皮温，远端动脉搏动（足背动脉、胫后动脉），腹股沟区有无压痛	☐
	Homans征	直腿伸踝试验。患者平卧，膝关节伸直，患者足踝部做主动或被动的背伸运动，小腿后侧肌肉疼痛为阳性	☐
	Neuhof征	腓肠肌挤压试验。患者平卧，略屈膝，检查者用手挤压小腿后侧肌群，出现疼痛者为阳性	☐
	Perthes试验	下肢深静脉通畅试验。患者站立位，患肢膝关节水平上/下用止血带阻断，嘱患者快速踢腿，或连续蹲起十余次。活动后曲张的浅静脉突起更明显、张力增高，结果为阳性。注意，老年人要有人在旁边保护	☐
实验室检查	一般实验室检查	血常规、肝肾功能、凝血功能、血脂	☐
	易栓因素筛查	尤其针对较年轻的下肢缺血患者，应检查：蛋白C、蛋白S、抗凝血酶原Ⅲ、狼疮抗凝物、抗磷脂抗体谱、同型半胱氨酸等	☐
	常见肿瘤标记物	AFP、CEA、PSA＋f-PSA、CA125、CA19-9、CA724	☐
影像学检查	超声检查	下肢深静脉、髂静脉超声	☐
	下肢深静脉增强CT（CTV）或增强MRI（MRV）	可以分为直接CTV/MRV和间接CTV/MRV。前者是通过患肢远端静脉注入对比剂，对比剂浓度高，时相相对固定，对于髂静脉显影较好。而后者是通过上肢浅静脉注入对比剂，通过回流右心-肺循环-左心-动脉-静脉捕获的静脉期影像，对比剂浓度低，成像效果较前者差	☐
	下肢深静脉数字减影血管造影（DSA）	诊断IVCS的金标准，可以提供直观的血管腔内影像，可与介入治疗同步进行	☐
	血管腔内超声（IVUS）	有条件的单位可以采用IVUS来评估髂静脉受压的情况	☐

三、诊断及鉴别诊断

1. 诊断和分型

（1）诊断：明确诊断主要通过患者下肢和盆腔静脉高压的表现，结合下肢静脉的影像学检查，如超声、CTV、造影、IVUS等结果，即可诊断。

（2）IVCS分型

1）无症状型：单纯的髂静脉受压，尚无明显的血流动力学改变；或者侧支循环代偿良好，患者无明确的症状，仅在影像学检查时发现。

2）慢性下肢静脉功能不全型：临床上已经表现出慢性静脉回流障碍和高压症状。

（3）下肢深静脉血栓形成型：髂静脉受压后管腔狭窄，在诱发因素下继发下肢深静脉血栓形成，出现下肢肿胀、疼痛。查体：下肢张力增高，腹股沟股三角区压痛（＋），Homans征（＋），Neuhof征（＋）。严重者可出现股青肿、股白肿、肺栓塞。

2. 鉴别诊断

（1）慢性下肢静脉功能不全型的IVCS：主要需与单纯性的下肢静脉曲张以及下肢深静脉血栓形成后综合征（PTS）鉴别。

1）单纯性下肢静脉曲张：部分IVCS患者形成了腹壁的浅静脉侧支循环，查体可以看到在下腹壁存在浅静脉曲张。除此之外，从症状和体征来讲，二者很难区分。需要影像学检查来明确有无髂静脉压迫情况。

2）PTS：PTS患者既往有下肢深静脉血栓病史；另外PTS查体时患肢的Perthes试验结果一般是呈阳性的，而IVCS为阴性。

3）巴德-吉亚利综合征（Budd-Chiari syndrome，BCS）：BCS也可以导致慢性下肢静脉功能不全，但一般是双下肢同时出现，而IVCS多为单侧肢体；另外，BCS患者的胸腹壁可以看到明显的浅静脉曲张，血流方向为由下向上。

（2）下肢深静脉血栓形成型的IVCS：主要与单纯的急性下肢深静脉形成相区别。IVCS导致的DVT，一般都累及髂静脉，尤其以左侧多见，而单纯的DVT可以不累及髂静脉。对于存在髂静脉血栓形成的情况，则需要进行血栓抽吸和/或导管溶栓后造影查看是否存在髂静脉压迫的情况。如果髂静脉部分的血栓是慢性病变，则需要球囊扩张来辅助判断髂静脉是否受压。术前CTV或MRI检查可以为提前判断髂静脉与髂动脉关系提供额外证据。

四、治疗

治疗措施需根据IVCS的分型来制定。

1. 无症状型IVCS：注意定期复查，观察有无下肢静脉高压的症状，以及髂静脉狭窄程度的变化。

2. 慢性下肢静脉功能不全型IVCS：症状较轻者（C1～C3）可以保守治疗，主要是采用压力治疗（穿弹力袜）和服用静脉活性药物。症状较重者则建议在保守治疗的基础上进行手术治疗。传统的开放手术包括髂总静脉切开成形、股-股静脉人工血管/大隐静脉转流、髂动脉移位等，创伤大且效果不佳。故而目前以腔内治疗为主包括髂静脉球囊扩张、支架植入术。

3. 下肢深静脉血栓形成型IVCS：基础的治疗与DVT一样，都是要进行规范的抗凝治疗，再配合压力治疗和静脉活性药物治疗。急性期（14天以内）患者，可以考虑进行腔内治疗，包括机械性血栓清除（pharmacomechanical thrombectomy，PMT）和置管溶栓（catheter directed thrombolysis，CDT）。待急性血栓清除后再考虑是否需要行髂股静脉的腔内处理。关于进行PMT和CDT时是否需要行腔静脉滤器置入以保护，目前尚存一定争议。

五、介入手术及围手术期管理要点（以PMT + CDT + 髂、股静脉球囊扩张 + 支架植入术为例）

1. 介入手术围手术期管理要点自查清单（表40-2）

表40-2　围手术期管理要点自查清单

类别	项目	描述	完成情况
手术指征	适应证	髂、股、腘静脉急性血栓形成	☐
	禁忌证	全身情况不能耐受手术，活动性出血等抗凝禁忌等	☐
术前准备	术前影像	髂静脉彩超、下腔静脉及下肢深静脉CTV、髂静脉MRV或髂静脉DSA	☐
	手术体位	患者仰卧位（腔静脉滤器置入），再改俯卧位穿刺腘静脉。不能耐受俯卧位的患者，也考虑采用对侧股静脉，或者直腿抬高穿刺腘静脉作为入路	☐
	麻醉方式	局部麻醉	☐

类别	项目	描述	完成情况
并发症告知、预防及处理	穿刺并发症	穿刺部位的出血、血肿形成，或动静脉瘘形成、神经损伤等	☐
	支架内再狭窄或闭塞	由于支架内的内膜增生，可导致支架内再狭窄甚至闭塞。需注意定期复查，尽早发现、尽早处理	☐
	出血并发症	包括脑出血、消化道出血等。应充分评估出血分析，注意控制血压、加用抗酸药	☐
术后随访与用药	抗凝/抗血小板治疗	若行CDT，需短期内持续静脉泵入普通肝素抗凝治疗。术后可采用低分子量肝素、华法林，或直接口服抗凝药等。术后早期应用抗血小板药物可以发挥抗炎以及减轻血管内膜增生的作用，但是应注意，长时间联合应用抗凝和抗血小板药物，将增加患者的出血风险	☐
	随访	一般建议术后3个月、半年、每年进行门诊随访，评估靶血管通畅情况和症状的改善情况。	☐

2. 腔内治疗手术要点

（1）腔静脉滤器置入（适用于血栓性）：导管位于L3～L4水平造影，明确双侧髂总静脉汇合处，以及双侧肾静脉汇入腔静脉的位置，并明确下腔静脉管腔内无充盈缺损，测量下腔静脉直径，确定适合腔静脉滤器置入。置入滤器的长导管鞘，推入滤器，到达选定位置后撤回长鞘，释放滤器。

（2）全身肝素化。

（3）非血栓形成的IVCS：穿刺患侧股静脉，置入导管鞘。造影明确病变部位。导丝配合导管通过病变，到达下腔静脉。交换为工作导丝，沿导丝置入各梯度变化的球囊，做预扩张。再于病变部位置入自膨支架。以目标直径的球囊后扩张。撤去导丝、导管鞘，穿刺点压迫止血。

（4）血栓形成型的IVCS：超声引导下穿刺患侧腘静脉，置入导管鞘。导丝、导管配合通过髂、股静脉病变后进入下腔静脉。交换为工作导丝。沿导丝置入血栓抽吸导管，进行新鲜血栓抽吸。之后造影查看病变：如果抽吸满意，可再针对髂静脉残留病变做处理（同上一条）；如果抽吸不满意，置入溶栓导管进行溶栓治疗，之后再造影查看溶栓效果。最后撤去导丝、导管鞘，穿刺点压迫止血，外加压包扎。

（宋小军　叶　炜）

第四十一章　静脉内平滑肌瘤病

静脉内平滑肌瘤病（intravenous leiomyomatosis，IVL）是一种罕见的子宫中胚叶间质来源的良性肿瘤，生长方式极其特殊。IVL的主要组织学特点是平滑肌瘤细胞超出子宫范围，沿宫旁静脉呈结节样或条索状蔓延生长，直至生殖静脉、髂静脉、下腔静脉甚至心房、心室、肺动脉。

一、病因和临床表现

关于IVL的病因尚未明确，一般认为有以下两种可能。

（1）直接起源于血管壁中层的平滑肌组织、逐渐突向管腔内蔓延生长。

（2）子宫平滑肌瘤细胞突破肌层屏障侵入脉管内顺血流方向向近心端逐渐延伸。

IVL还具有明确的雌激素依赖性，目前主流的观点是认为后者是IVL的主要致病原因。IVL在血管内的延伸途径可沿子宫静脉-髂内静脉-髂总静脉-下腔静脉，左卵巢静脉-左肾静脉-下腔静脉，或右卵巢静脉-下腔静脉上行，也可能同时存在多条路径，更有甚者可以进入右心房甚至肺动脉，造成严重的房室流出道梗阻症状危及生命。

根据病变范围和程度的不同，IVL的分期和临床表现也不尽相同（表41-1）。

表41-1　IVL的分期和临床表现

分期	肿瘤范围	临床表现
一期	病变局限于子宫或宫旁，不伴有大血管受累	除了局部包块、盆腔疼痛、阴道不规则出血等妇科症状外，几乎无任何特异性症状，临床难以发现
二期	病变突破子宫及宫旁肌瘤组织边界侵及盆腔血管，受累静脉扩张，伴侧支循环形成	可有盆腔疼痛、坠胀感，阴道出血增多等症状，如压迫输尿管可有尿路梗阻症状，多由术中探查或病理提示诊断
三期	肿瘤进入下腔静脉，根据侵及的程度和范围临床表现不尽相同	由于IVL肿瘤表面光滑，极少伴随继发血栓，大部分患者早期并无明显静脉回流障碍的表现如下肢水肿等；当病变完全阻塞下腔静脉时可有类似下腔静脉综合征的表现；如侵及肾静脉上方造成肾脏回流障碍，可能表现为腰痛、血尿等；当肿瘤进一步蔓延、影响到肝静脉的回流，甚至会出现巴德-吉亚利综合征的表现，如肝脾大、腹水、少尿、下肢水肿等

续　表

分期	肿瘤范围	临床表现
四期	肿瘤延伸到右心房、突入右心室或肺动脉内	肿瘤可伴随心动周期在心腔内活动，出现心功能不全的症状；一旦阻塞三尖瓣口或肺动脉导致流出道梗阻，会引起晕厥，甚至有猝死的可能

二、专科查体和辅助检查（IVL入院收治自查清单，表41-2）

IVL常以盆腔肿物为首发表现，下腹部可扪及巨大的包块，甚至可以超过脐水平，妇科双合诊可明确肿物位置、质地、与子宫和附件的关系。如有下腔静脉或心脏的受累可伴有相应的体征，如下肢水肿、肾区叩击痛、肝脾大、腹水等，三尖瓣区可闻及收缩期血管杂音。

表41-2　IVL入院收治自查清单

类别	项目	优势	描述	完成情况
专科查体	血管科专科查体		下肢有无水肿，心脏有无血管杂音，双肺呼吸音，腹盆腔有无杂音（在IVL合并动静脉瘘时可闻及血管杂音）	☐
	妇科专科查体		双合诊检查盆腔肿物位置、大小、性质、活动性等	☐
实验室检查	一般实验室检查		血常规、肝肾功能、凝血功能	☐
	性激素六项		促卵泡成熟激素（FSH）、睾酮（T）、促黄体生成素（LH）、催乳素（PRl）、雌二醇（E_2）、孕酮（P）	☐
	肿瘤标志物		糖类抗原CA125、CA153、癌胚抗原CEA、鳞状细胞癌抗原SCCA、甲胎蛋白AFP	☐

类别	项目	优势	描述	完成情况
影像学检查	超声检查	首选方法，具有无创、简便、费用低廉等优点	下腔静脉、髂静脉、下肢深静脉彩超（判断IVL的范围、肿物与静脉管壁之间的界限是否清楚、活动度是否良好，有无继发血栓等），子宫及双附件彩超（评估子宫、宫旁组织内肿瘤大小、范围和性质）	☐
	下腔静脉和下肢深静脉CTV+CTPA	是首选的辅助检查之一	用于明确诊断（确定肿瘤的起源及上行途径、静脉和心脏、肺动脉受累范围）、协助术前评估和术后随诊	☐
	磁共振成像（magnetic resonance imaging, MRI）	是首选的辅助检查之一	有良好的软组织分辨力，有助于清晰分辨静脉内肿块与周围组织及器官的关系，对确定手术方案具有重要的指导意义	☐
	经食管超声检查（transesophageal echocardiography, TEE）		对于累及心脏的IVL具有良好的诊断意义，TEE可明确肿瘤与房室瓣、下腔静脉的关系、鉴别心脏原发性肿瘤。也更多用于术中动态监测肿瘤的活动度，判断是否可以一起切除或切除干净	☐

三、诊断及鉴别诊断

对于绝经前期的中青年女性患者、既往有子宫肌瘤病史，尤其是多次子宫肌瘤切除史，如果伴有下腹部包块、盆腔疼痛、下肢水肿，结合特征性的影像学检查，诊断并不困难。

IVL还需与原发性下腔静脉平滑肌肉瘤、下腔静脉癌栓或血栓、原发性心脏肿瘤等疾病相鉴别（表41-3）。

表 41-3　IVL 的鉴别诊断

疾病	好发人群	部位	鉴别方法
原发性下腔静脉平滑肌肉瘤	女性多见	下腔静脉上 1/3 段好发，肝、肺可有转移灶	IVL 与盆腔巨大子宫和肿物相连续，原发肿瘤相对局限
下腔静脉血栓	中青年，男女不限	下腔静脉肾下段多见，常伴有双下肢 DVT	抗凝、溶栓治疗有效
下腔静脉癌栓	中老年，妇科或泌尿系、腹膜后肿瘤史	与原发肿瘤连续，如肾癌、卵巢癌等	影像学检查、肿瘤指标、病理检查
原发性心脏肿瘤	30～50岁，女性略多见	左心房多见，右心房其次	超声心动检查可见孤立带蒂的漂浮肿物，症状随体位变化

四、IVL 的治疗模式和治疗流程

IVL 的治疗相对复杂，累及范围可达盆腔、腹腔、胸腔多个脏器，涉及多个临床科室，因受认识所限，目前仍未形成一致公认的流程或规范。如果不能了解到 IVL 是一种激素依赖性的肿瘤，就会只切除肿大的子宫、盆腔肿物、静脉内肿瘤而保留卵巢，导致术后很快复发；术中盲目强行拔除静脉内肿瘤造成血管撕裂、肿瘤脱落，而引起大出血、右心流出道梗阻、肺栓塞的恶果。

多年来北京协和医院血管外科在 IVL 的治疗方面，联合相关科室，建立了完善、行之有效的多科室协作模式，取得了良好的临床结果。

（1）术前多科室会诊，通过术前详尽的影像学评估，制定手术方案，明确围手术期各科室的分工协作任务。

（2）盆腔肿大子宫及宫旁原发灶可能侵犯膀胱、输尿管、髂血管、结直肠等，泌尿外科术前需要提前放置 D-J 管，术中还可能协助分离、重建输尿管或膀胱等。

（3）妇科先行切除盆腔原发病灶和双侧附件。手术彻底切除肿瘤和双侧附件是成功治疗 IVL 的前提，内源性雌激素来源和原发肿瘤切除不净是导致复发和再次手术最重要的因素。

（4）血管外科显露下腔静脉、髂静脉、生殖静脉，全身肝素化后行血管内肿瘤切除术。由于 IVL 沿血管蔓延生长的特性，血管受累的情况比较复杂，不能一概而论，术中处理也比较困难。因此 IVL 术中需要注意如下问题：在盆腔肿瘤切除后，术中充分探查盆腔大血管及分支，防止遗漏；防止瘤体在拔除过程中因口径不匹配、局部粘连出现断裂脱落、肺栓塞，因此术中牵拉瘤体时务必轻柔，避免瘤体断裂和撕裂静脉导致大出血；对于肿瘤位于盆腔的基底部无法手术完全切除干净的情况，可以髂内静脉开口结扎，防止肿瘤再进入下腔静脉。

（5）麻醉科、手术室术中配合细节，术中常规备自体血回输装置，血库充分备血；术后返回ICU病房监护治疗。

（6）肿瘤累及心脏时，如果瘤体头部过大，超过下腔静脉入房口的直径，或肿瘤与心脏瓣膜、腔静脉血管壁粘连严重，逆向盲目牵拉就有造成血管破裂、肿瘤脱落致右心流出道梗阻、肺栓塞的风险，因此需要麻醉科术中经食管超声动态监测心腔内肿瘤，是否能经下方腔静脉切口顺利拔除。如果预计不能顺利经下方切口拔除，则肝脏外科翻肝显露下腔静脉肝后段，同时心外科开胸建立体外循环，深低温停循环下分段切除管腔内肿瘤。

（7）术中血管手术操作完成后，予以鱼精蛋白中和肝素，彻底止血后关闭切口。盆腔最低位留置引流，如有开胸、翻肝操作，则心包、肝后亦需放置引流管。术后一般无需常规抗凝，若术中进行血管修补或术后卧床时间较长，可以肝素预防性抗凝治疗。

（8）抗雌激素治疗：对于免疫组化显示雌、孕激素受体阳性的患者，术后规律的雌激素水平监测、抗雌激素治疗对于抑制肿瘤的进展和复发有着更重要的意义。他莫昔芬、甲羟孕酮、促性腺激素释放激素类药物是目前最常用的抗雌激素药物，术前应用使肿瘤体积缩小便于切除，对于术后复发或因各种因素不能手术的患者，也是重要的治疗手段之一。

五、IVL围手术期管理要点（表41-4）

表41-4 IVL围手术期管理要点自查清单

类别	项目	描述	完成情况
手术指征	适应证	盆腔肿物，影像结果显示静脉或心脏内占位	☐
	禁忌证	全身情况不能耐受手术	☐
术前准备	术前影像	下腔静脉彩超、下腔静脉CTV、下腔静脉MRI，仔细阅片，评估肿瘤的大小、范围和性质	☐
	心肺评估	心肺功能及重要脏器功能评估，评价对于麻醉和手术的耐受程度	☐

类别	项目	描述	完成情况
术前准备	备皮	术前腹股沟备皮	☐
	MDT	术前多科会诊讨论手术细节，明确手术步骤和顺序	☐
	泌尿科	术前1天或手术当天行输尿管D-J管置入	☐
	备血	预计出血较多，充分备血。包括红细胞、血浆、血小板等	☐
	预防感染	术前0.5~2小时单次抗生素预防性抗感染	☐
	手术体位	患者仰卧位，腰部垫高	☐
	麻醉	全身麻醉，中心静脉置管，术中自体血回输装置	☐
并发症告知、预防及处理	出血	盆腔肿物血供丰富、切口静脉切除肿瘤，出血不可避免	☐
	术中副损伤	术中分离创面较大，存在肝脏、胰腺、输尿管、十二指肠、结肠、动静脉副损伤可能	☐
	复发	多为远期发生，与雌激素控制不佳、肿瘤切除不净有关	☐
随访与用药	术后恢复阶段	术后留置胃管，静脉营养支持；早期下地活动；抗栓弹力袜或下肢循环驱动仪预防静脉血栓；常规无需抗凝治疗，如果进行了血管重建或卧床时间较长，可考虑抗凝预防静脉血栓	☐
	抗雌激素治疗	术后监测雌激素水平，必要时口服他莫昔芬等药物	☐
	伤口拆线	腹部切口多于1周后拆线	☐
	随访	一般建议术后3个月、半年、每年进行门诊随访，评估盆腔肿瘤有无复发、静脉内血流情况	☐

六、典型病例治疗要点

患者F，41岁，有明确的子宫肌瘤史，CT显示右侧腹部、盆腔巨大占位及下腔静脉、右心房内肿瘤，根据病史及影像学检查诊断明确（图41-1）。因肿瘤已侵入右心房，将来极有可能造成机械性梗阻或肺栓塞而危及生命，因此手术势在必行。

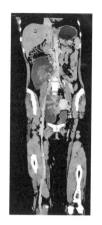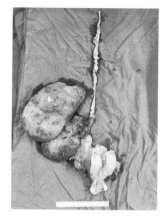

图41-1　巨大的盆腔和右侧腹膜后肿物、静脉内平滑肌瘤病自右髂内静脉至右心房，完整切除腹盆腔肿物和静脉内瘤病组织

　　本例患者静脉内肿瘤虽已高达右心房，但超声动态监测下活动度尚可，与三尖瓣无明显粘连，瘤体头端最大直径2.7cm×1.2cm，下腔静脉最粗直径3.2cm，入房口直径也在2cm左右，管腔内肿瘤周边仍可见血流信号，肿瘤上行路径为单一右髂静脉，因此可考虑单纯经腹入路切除肿瘤。

　　手术要点：

- 由于血管阻断之前需要全身肝素化，剂量为80～100U/kg，因此为减少术中出血先行妇科手术，完整切除子宫及宫旁肿瘤、卵巢。
- 随后血管外科上台，沿右侧结肠旁沟打开后腹膜，将升结肠和十二指肠、小肠及肠系膜根部向腹腔左侧翻起，显露下腔静脉、右侧卵巢静脉、右侧髂静脉及髂内外分叉，分别套带备用。注意保护输尿管。全身静脉肝素化后，经右髂总静脉切口完整切除肿瘤。
- 经髂静脉切口逆向拔除肿瘤时，经食管超声动态监测上端肿瘤的活动度、有无反向脱落、右心腔及房室瓣情况。
- 创面彻底止血，关闭后腹膜，右侧髂窝留置引流管，逐层关腹。术后带气管插管返回ICU病房监护治疗。
- 术后下肢弹力袜、气压式循环驱动预防下肢DVT，鼓励下肢活动、早期下地。

由于IVL疾病本身的特点，决定了这是一种需要团队协作、群策群力共同解决的疾病。只有具备了强大的综合实力、MDT解决模式，完善的手术流程，才能实现IVL良好的临床治疗效果和研究前景。

（邵　江　陈跃鑫）

第四十二章　感染性动脉瘤

感染性动脉瘤（mycotic aortic aneurysm）最早由Osler提出，较为罕见，占所有动脉瘤的0.7%～2.6%。感染性动脉瘤由于不具有完整的动脉壁，所以属于假性动脉瘤。从致病病原类型来讲，常见的致病菌为沙门菌和金黄色葡萄球菌，其他病原菌包括布氏杆菌、梅毒螺旋体、分枝杆菌和结核分枝杆菌等。

一、病因和临床表现

引起感染性动脉瘤的危险因素，见表42-1。

表42-1　感染性动脉瘤的危险因素

危险因素类型	危险因素举例
前驱感染	细菌性心内膜炎、胆囊炎、肺炎、牙周感染、消化道感染等
免疫抑制状态	HIV感染，长期应用糖皮质激素，化学治疗，恶性肿瘤，器官移植后
动脉粥样硬化	动脉硬化严重的患者细菌可通过病损内膜入侵血管壁
动脉损伤	如反复经过动脉的毒品注射，外周血管介入操作，穿刺活检取病理等

感染性动脉瘤临床表现比较多样，主要为四大类症状：第一大类为发热、局部红肿等感染表现；第二大类为动脉瘤部位的疼痛以及周围组织的压迫症状；第三大类为栓塞表现，可以为细菌栓子脱落到远端引起，也可为假性动脉瘤附壁血栓脱落引起；第四大类为感染性动脉瘤侵蚀周围组织造成并发症。同时应仔细询问患者既往史，包括有无反复发热史、有无饲养或接触家畜史、有无生食牛羊肉史等。常见的临床表现见表42-2。

表42-2　感染性动脉瘤常见临床表现

临床表现类型	感染性动脉瘤部位	症状
动脉瘤相关压迫症状	腹主动脉瘤、髂动脉瘤	腹部搏动性包块、腹痛、腰痛、肠梗阻、尿路梗阻、下肢肿胀
	胸主动脉	胸痛、背痛、胸闷、气短、吞咽困难、声音嘶哑（喉返神经受压）
	股动脉瘤	腹股沟区搏动性包块、腹股沟区疼痛、下肢肿胀、下肢无力（股神经受压）

续 表

临床表现类型	感染性动脉瘤部位	症状
感染侵蚀周边组织症状	腹主动脉瘤、髂动脉瘤	呕血、便血（主动脉消化道瘘），跛行（腰肌脓肿）
	胸主动脉瘤	呕血（主动脉消化道瘘）、咯血（主动脉气管瘘）、骨髓炎
全身感染表现	所有	发热、皮疹
栓塞相关	所有	肢体远端疼痛、坏死、内脏梗死
既往病史	所有	饲养家畜史、生食牛羊肉类制品史、接触家畜史、其他部位感染、吸毒史、免疫抑制状态

二、专科查体和辅助检查（以感染性腹主动脉瘤为例，表42-3）

表42-3 感染性腹主动脉瘤入院收治自查清单

类别	项目	描述	完成情况
专科查体	外观	腹部是否可见搏动性肿物，患者是否存在慢性病容，肢体远端是否存在奥斯勒结节，肢体远端有无坏死等栓塞表现，肢体有无肿胀、腹部及背部皮肤有无红肿、皮疹等表现	☐
	听诊	心音如何，心脏是否存在杂音；腹主动脉是否存在杂音；肠鸣音情况，有无亢进、减弱	☐
	触诊	腹部是否有搏动性肿物，是否存在压痛；四肢脉搏搏动情况	☐
实验室检查	一般实验室检查	血常规、肝肾功能、凝血功能、C反应蛋白、红细胞沉降率（ESR）	☐
	免疫学系列检查	抗核抗体谱、类风湿因子、补体、冷球蛋白、抗可溶性抗原抗体谱、免疫球蛋白、抗中性粒细胞胞浆抗体、针刺试验	☐
	感染指标筛查	肥达试验、外斐反应、布氏杆菌凝集素试验、淋巴细胞干扰素检查、PPD检查、血培养（应进行至少3次血培养检查）	☐

类别	项目	描述	完成情况
影像学检查	主动脉CTA/MRA	评估感染性腹主动脉瘤位置、范围、大小，周围炎症范围	□
	超声心动图	评估心脏结构及功能，心脏瓣膜是否存在赘生物	□
	腹主动脉造影（DSA）	可评估腹主动脉假性动脉瘤大小及破口情况，同时可进行假性动脉瘤瘤腔取血以提高血培养阳性率	□
	PET/CT	可通过摄取水平评估炎症范围及活动程度	□

三、诊断及鉴别诊断（以感染性腹主动脉瘤为例）

1. 诊断：目前尚缺乏具体的感染性动脉瘤的诊断标准。感染性动脉瘤的诊断通常需综合患者病史、查体及辅助检查进行综合判断，并需与其他炎性动脉瘤特别是免疫性动脉瘤相鉴别。例如具有发热、腹痛的患者，有感染性动脉瘤相关危险因素，辅助检查提示红细胞沉降率及C反应蛋白，影像学检查提示腹主动脉假性动脉瘤。可考虑诊断感染性腹主动脉瘤，如果血培养可培养出明确的病原菌则可得到比较明确的诊断。

2. 鉴别诊断：感染性腹主动脉瘤需与其他原因腹主动脉瘤，特别是自身免疫性腹主动脉瘤如血管型贝赫切特综合征合并腹主动脉假性动脉瘤及腹主动脉周围炎相鉴别（表42-4）。

表42-4　感染性腹主动脉瘤的鉴别诊断

动脉瘤原因	感染性腹主动脉瘤	血管型贝赫切特综合征合并腹主动脉假性动脉瘤	腹主动脉周围炎	动脉硬化性腹主动脉瘤
年龄	中老年	青年为主	老年	老年
既往病史	可有家畜接触史、其他部位感染、免疫抑制状态等	口腔溃疡、外阴溃疡等。可能合并静脉血栓	可有吸烟、接触石棉、服用麦角胺类药物、过敏等	高血压、吸烟等动脉硬化高危因素

动脉瘤原因	感染性腹主动脉瘤	血管型贝赫切特综合征合并腹主动脉假性动脉瘤	腹主动脉周围炎	动脉硬化性腹主动脉瘤
症状	大部分患者有发热，多有腹痛、腰痛	腹痛、腰痛多见，可合并有发热	腰背或腰骶部钝痛为主，部分患者可伴有乏力、食欲缺乏、消瘦和低热等表现，多有输尿管梗阻、肾盂积水等表现	腹部搏动性包块，一般无发热等全身炎症表现
血炎症标志物	明显升高	升高	升高	大部分不升高
实验室检查	布氏杆菌：布氏杆菌凝集素伤寒，肥达试验、外斐反应分枝杆菌：淋巴细胞干扰素约2/3患者血培养阳性	针刺试验可为阳性；浅表血管活检有时也确诊	多有IgG4升高，CCL18升高	无特异性表现
CTA特点	假性动脉瘤通常伴周围炎症、渗出表现，积气为特征性表现（无有创操作情况下）	假性动脉瘤，伴周围炎症表现，一般无积液和积气	典型可见腹膜后包绕腹主动脉、髂动脉、累及输尿管、下腔静脉及腰大肌的软组织密度病变，多伴有单侧或双侧肾盂积水	多为真性动脉瘤，可见动脉硬化相关表现

四、治疗（以感染性腹主动脉瘤为例）

感染性腹主动脉瘤的治疗分为内科治疗和外科治疗：内科治疗以抗感染治疗为主，外科治疗以手术治疗为主。

1. 内科治疗：是感染性腹主动脉瘤的基础，应注意以下几个方面。

（1）抗生素选择：应至少完善3次血培养，如有可能完善组织培养。尽量根据血培养或组织培养结果选择敏感抗生素。若无血培养阳性结果或组织培养结果需应用广谱抗生素。

（2）抗感染疗程：目前抗感染治疗疗程尚缺乏统一标准，但绝大多数研究认为，若行EVAR手术治疗，术前应至少完成6周的敏感抗生素抗感染治疗。单纯EVAR术后的抗感染时间应尽量延长，即使开放清创后也应完成至少6周抗感染治疗。

（3）观察指标：抗感染过程中，应严密监测患者体温、血白细胞、血清炎症因子（如hsCRP和ESR），腹部CT或MRI可用来评估炎症吸收情况。

2. 外科治疗：方案包括以下几种。

（1）标准手术治疗方案：解剖外重建下肢血运（腋动脉-股动脉搭桥），切除感染性腹主动脉瘤（缝扎近远端腹主动脉），感染部位彻底清创。

（2）可选手术治疗方案：切除感染性腹主动脉瘤，感染部位彻底清创，原位重建腹主动脉血运（腹主动脉人工血管置换）；该术式术后人工血管再感染率仍存在争议。也可以考虑取自体股静脉作为移植材料。

（3）腹主动脉瘤腔内隔绝：在内科抗感染效果好，患者不具备开放手术条件的情况下，腹主动脉瘤腔内隔绝也是一个可考虑的手术方案。腹主动脉瘤腔内隔绝也可作为一个开放手术前的桥接治疗方案。

感染性腹主动脉瘤的治疗效果取决于内外科综合治疗的效果。在内科抗感染效果不佳的时候，我们应该更加积极地手术以清除感染组织并获取到组织培养的结果。在内科抗感染效果显著的情况下，我们可以考虑腔内治疗作为基础情况差的患者的手术方案。

五、常用感染性腹主动脉瘤手术及围手术期管理要点

1. 常用感染性腹主动脉瘤手术治疗术式（表42-5）

表42-5　感染性腹主动脉瘤手术治疗常见术式

手术类型	术式内容
开放手术	解剖外重建：腋动脉-双股动脉搭桥，腹主动脉瘤切除，感染部位彻底清创
	原位重建：切除感染性腹主动脉瘤，感染部位彻底清创，腹主动脉人工血管（或自体股静脉）置换
介入手术	腹主动脉瘤腔内修复
杂交手术	介入后即刻行开放手术清除感染灶、取出支架、解剖外或原位重建血运
	介入后二期行开放手术清除感染灶、取出支架、解剖外或原位重建血运

2. 开放手术围手术期管理要点（以腋动脉-双股动脉搭桥，腹主动脉瘤切除，感染部位彻底清创为例，表42-6）

表42-6　围手术期管理要点自查清单

类别	项目	描述	完成情况
手术指征	适应证	感染性腹主动脉瘤	□
	禁忌证	全身情况不能耐受手术，活动性出血等抗凝，无合适可解剖的瘤颈	□
	心肺评估	评估心肺功能，鼓励患者戒烟和术前呼吸功能锻炼	□
	术前血管影像评估	彩超、CTA、MRA或DSA评估腹主动脉假性动脉瘤同时评估锁骨下动脉及下肢动脉通畅情况	□
	抗感染治疗	无明确血培养或组织培养证据前需应用广谱抗生素，术前0.5～2小时应用抗生素，手术超过3个小时应再次应用抗生素	□
	备血	备红细胞和血浆	□
	肠道准备	适度术前肠道准备有助于术后肠道功能的恢复	□
	手术体位准备	患者俯卧位，腰部及背部垫高	□
	麻醉方式	全身麻醉	□
并发症告知、预防及处理	心脑血管意外	感染性腹主动脉瘤开放手术时间长，创伤大，手术风险高。心脑血管意外如心肌梗死、脑梗死、心力衰竭风险高	□
	肠梗阻及肠坏死	正中开腹解剖主动脉需要将小肠向内上侧牵拉以暴露手术空间，且解剖近端瘤颈通常需要离断十二指肠悬韧带，以上操作均增加术后肠梗阻及肠坏死风险	□
	十二指肠瘘	十二指肠受到感染侵蚀或局部组织压迫而破裂，造成肠液进入腹腔而感染性休克。或十二指肠与主动脉形成窦道，造成消化道大出血	□
	主动脉残端破裂	主动脉瘤切除后残端受感染侵蚀而破裂、大出血风险	□
	出血并发症	动脉瘤周围粘连明显，且感染侵蚀周围组织可能造成止血困难，术中肝素化等均可能导致大出血风险	□

类别	项目	描述	完成情况
并发症告知、预防及处理	急性胰腺炎	手术创伤大，应激反应及术中牵拉胰腺均可造成术后急性胰腺炎	□
	持续感染或感染复发	即使开放手术，术后仍有感染持续或感染复发风险，尤其是人工血管需警惕感染风险	□
	桥血管闭塞	腋动脉-双股动脉桥血管长度长，远期通畅率较原位重建差。应充分交代桥血管闭塞引起下肢缺血风险	□
	周围组织损伤	腋动脉周围臂丛神经及腋静脉损伤风险，近端瘤颈解剖应警惕胰腺、肾静脉及肾动脉损伤，远端瘤颈解剖应警惕输尿管及髂静脉损伤	□
	切口	切口感染、愈合不良、淋巴瘘、切口疝等	□
术后随访与用药	抗栓治疗	术后适度应用抗栓治疗对维持桥血管的通畅有重要意义	□
	术后营养	术后排气前应用能量适度配比好的肠外营养，排气后逐步恢复肠内营养	□
	抗感染治疗	术后应长期应用敏感抗感染药物，根据术中所送病原学检查结果选择。术后抗感染疗程至少为6周，根据情况可能持续到术后半年甚至终生	□
	伤口拆线	切口多数可于术后7~10天拆线	□
	随访	一般建议术后3个月、半年、每年进行门诊随访，评估靶血管血运情况	□

3. 开放手术要点（以腋动脉-双股动脉搭桥，腹主动脉瘤切除，感染部位彻底清创为例）

（1）显露腋动脉：取锁骨外1/3斜行切口，逐层切开皮肤、皮下、深筋膜、胸大肌，游离腋动脉，注意避免损伤臂丛神经及腋静脉。

（2）显露双侧股动脉，进行腋双股搭桥：双侧股动脉纵行切口，游离双侧股动脉，取人工血管建立皮下隧道后，全身肝素化，行腋动脉-双股动脉人工血管旁路。完成血运重建后放置引流管逐层缝合腋动脉及双股动脉切口无菌单保护。

（3）切除腹主动脉瘤：正中开腹，将小肠推向腹腔右侧后，打开后腹膜首先游离近端瘤颈。通常此时需离断十二指肠悬韧带，将回肠起始段及部分十二指肠牵向右侧。解剖并控制近端瘤颈后在双侧髂总动脉处解剖并控制远端瘤颈。阻断近远端瘤颈后打开腹主动脉假性动脉瘤，缝扎腰动脉及肠系膜下动脉开口。切除感染及坏死组织并送病原学及病理检查。缝合腹主动脉残端和髂动脉残端。

（4）清创：彻底封闭缝扎近远端瘤颈，稀释过氧化氢溶液、聚维酮碘溶液及生理盐水冲洗后腹膜及腹腔。大网膜包裹腹主动脉残端。

（5）确切止血后，腹腔放置引流管，逐层缝合腹部切口。

（狄　潇　陈跃鑫）

第四十三章　自身免疫性疾病与血管疾病

血管疾病合并急性期反应物升高或多系统表现时，需要考虑是否合并自身免疫疾病。自身免疫性疾病可大致分为三类：①结缔组织病，以自身抗体阳性为特点的多系统受累的疾病；②非感染性炎症性关节炎，区别于感染性关节炎和结构损伤造成的关节病；③系统性血管炎，血管炎可累及各种大小的血管，临床表现复杂，常为多系统受累。

一、自身免疫性疾病合并血管病变的临床表现

1. 结缔组织病：包括系统性红斑狼疮、干燥综合征、炎性肌病、系统性硬化症等。其中系统性红斑狼疮的病理特征为免疫复合物沉积性血管炎，以小血管病变为主，偶尔见到大血管病变，原因尚不能明确。结缔组织病中均可见到雷诺现象，为肢端微循环血管舒缩障碍所致，系统性硬化症和系统性红斑狼疮中较为多见，严重时可造成溃疡，甚至出现肢端坏疽的表现。

2. 非感染性炎症性关节炎：以类风湿关节炎和脊柱关节炎为主要代表，广义上也包括骨关节炎（退行性改变为主）和痛风关节炎（晶体性关节炎为主）。类风湿关节炎可以出现小血管炎表现，又称类风湿血管炎，表现为皮疹、结节红斑、溃疡，严重时可见肢端坏疽。脊柱关节炎的代表性疾病为强直性脊柱炎，可合并主动脉病变，有时累及主动脉瓣，导致主动脉瓣反流。类风湿关节炎和骨关节炎这些发病年龄高峰在中老年的疾病，可见血管动脉粥样硬化发病年龄提前；痛风关节炎由于病因为代谢障碍，常合并高血脂、高血压和肥胖等其他代谢综合征的表现，可加速动脉粥样硬化的发展进程。

3. 系统性血管炎：根据累及的血管大小及分布位置导致各种临床表现，诊断及鉴别诊断存在较大难度，多系统受累伴急性期反应物升高时，可转诊风湿免疫专科协助明确诊断和药物治疗。大血管受累为主的疾病中，发病年龄较小的以大动脉炎较多见，发病年龄较大的需考虑巨细胞动脉炎，若同时累及中小血管或静脉，需警惕贝赫切特综合征的可能。以小血管受累为主的疾病中，出现肺、肾、耳鼻咽喉、皮肤、神经系统等受累时，需警惕抗中性粒细胞质抗体（antineutrophil cytoplasmic antibody，ANCA）相关血管炎。中等血管受累为主，影像学检查出现"串珠样"改变，有腹痛、高血压、网状青斑、睾丸痛等表现时，需警惕结节性多动脉炎，常见肢端坏疽、麻木等表现；若儿童发病，发热伴冠状动脉受累时，需考虑川崎病。各种血管炎（除小血管炎）累及动脉口径和好发部位见表43-1。

表 43-1　各种血管炎（除小血管炎）累及动脉口径和好发部位

类型	动脉	静脉	大动脉	中动脉	小动脉	好发部位
多发性大动脉炎	+		+			主动脉和一级分支
巨细胞动脉炎	+		+	+		颈动脉的颅外分支、主动脉和一级分支
特发性主动脉炎	+		+			主动脉
结节性多动脉炎	+			+		肾脏、皮肤、肌肉、神经、胃肠道脉管系统
川崎病				+	+	冠状动脉、髂动脉、腋动脉、肾动脉
贝赫切特综合征	+	+	+	+	+	大中小血管
SLE					+	皮肤小血管
类风湿关节炎					+	皮肤小血管
复发性软骨炎	+		+			主动脉
放射性血管炎	+	+	+	+	+	放射治疗部位血管
Cogan综合征		+	+	+	+	主动脉，主动脉弓上血管和中等大小的动脉（SMA、肾动脉）、皮肤小血管
弹性纤维假黄瘤	+		+	+	+	弥漫

二、实验室检查及影像学检查

自身免疫性疾病合并血管病变时，辅助检查主要包括两个方面：①自身免疫疾病的诊断和病情评估；②血管疾病的受累范围和严重程度。

1. 自身免疫疾病的诊断和病情评估

（1）常规检查：血常规、尿常规、尿沉渣、肝功能、肾功能、急性期反应物（包括红细胞沉降率和C反应蛋白）等，是自身免疫疾病中的常规检查，有时可提示血液系统、肾脏和肝脏出现异常，而急性期反应物是出现系统性炎症的敏感指标。

（2）自身免疫性疾病诊断相关特异检查：结缔组织病需完善抗核抗体（ANA）、抗dsDNA、抗ENA、补体、免疫球蛋白等检查。类风湿关节炎需完善抗环瓜氨酸肽抗体谱（ACPAs，包括类风湿因子、抗CCP抗体、抗核周因子抗体、抗角蛋白抗体等）和关节影像学检查。强直性脊柱炎需完善 HLA-B27 基因突变位点检测和骶髂关节X线/CT检查。大动脉炎、巨细胞动脉炎和贝赫切特综合征等大血管受累为主的系统性血管炎，以及中等血管受累为主的结节性多动脉炎，除上述外还需完善CTA或MRA等血管造影检查。小血管受累为主的系统性血管炎中，ANCA检测结果阳性对诊断ANCA相关血管炎有重要的临床意义。

（3）自身免疫性疾病病情评估相关检查：结缔组织病和系统性血管炎经常累及多系统、多脏器，以肺、肾、心脏、神经系统、皮肤等较为多见，耳鼻咽喉、消化道也是常见受累的器官，建议根据患者临床表现，对病情进行全面评估，明确病变范围和严重程度。类风湿关节炎和强直性脊柱炎等，以对受累关节的评估为主，若出现关节外受累（眼、肺脏、皮肤、消化道、血管、肾脏等）时，应予以相应检查进行评估。

2. 血管疾病相关检查：结合患者临床表现，完善血管造影检查（包括CTA、MRA等无创检查，若病变显示仍欠清晰，但临床高度怀疑存在血管病变时，还可以考虑行常规经导管数字减影血管造影），必要时行受累器官组织活检，明确受累血管大小，评估血管病变性质、范围和严重程度。

三、自身免疫性疾病血管病变围手术期治疗

一般情况下，建议控制自身免疫性疾病达病情缓解后，评估血管疾病的手术指征。围手术期根据患者既往糖皮质激素的应用时长/累积剂量、目前剂量等，制定围手术期糖皮质激素治疗方案。若患者同时使用其他传统免疫抑制剂（例如氨甲蝶呤、来氟米特、柳氮磺吡啶、硫唑嘌呤、霉酚酸酯、环磷酰胺等），病情缓解、持续稳定的患者，可在术后停用1～2周，待手术切口愈合后恢复原剂量使用，以免影响手术切口愈合；术后或出院后，患者应前往风湿免疫科随诊，评估病情，必要时调整治疗方案。若患者同时使用生物制剂（例如肿瘤坏死因子抑制剂、托珠单抗、JAK抑制剂等），建议术前停用至少5个药物半衰期，以减少术后感染发生率。

若患者存在急性缺血、高血压危象，可能造成重要脏器不可逆损伤或危及生命时，建议在由风湿免疫科和血管外科主导的MDT团队综合评估下，由血管外科施行限期手术治疗。

（李　菁　陈跃鑫　田新平）

第四十四章　先天性疾病与血管疾病

先天性疾病或遗传性疾病（heritable diseases）也可以血管受累的形式表现。遗传性结缔组织疾病（heritable connective tissue disorders，HCTD）是由于编码结缔组织结构蛋白（胶原蛋白、弹性蛋白等）或结缔组织合成代谢通路（如TGF-β信号通路）基因缺陷，导致全身多系统结缔组织器官（如心脏、血管、皮肤、关节、骨骼、眼、肺等）结构与功能异常。因此，遗传性结缔组织病患者的血管病变常具有早发和易复发的特点，并且具有较为典型的受累模式或部位；此外，患者亦常见特征性的血管外多系统受累表现，常可作为临床诊断及鉴别诊断的重要依据，同时在血管疾病的诊疗过程中，亦需关注血管外病变的综合诊治。典型的HCTD包括马方综合征（Marfan syndrome，MFS）、埃勒斯-当洛综合征（Ehlers-Danlos syndrome，EDS）和勒斯-迪茨综合征（Loeys-Dietz syndrome，LDS），其鉴别诊断见表44-1。马方综合征的系统评分见表44-2。

表44-1 马方综合征、埃勒斯-当洛合综合征和勒斯-迪茨综合征鉴别诊断

	马方综合征（MFS）	埃勒斯-当洛综合征（EDS）-血管型	勒斯-迪茨综合征（LDS）
致病相关基因及遗传模式	FBN1，常染色体显性遗传	EDS致病基因涉及胶原蛋白编码基因或调控基因，亚型众多；血管型EDS（vascular EDS, vEDS）涉及COL3A1	TGFBR1/2, SMAD2/3, TGFB2/3（均涉及TGF-β信号通路），常染色体显性遗传
发病率	1.5～17.2/10万	4～20/10万；vEDS: 1～2/10万	不明
典型血管病变	主动脉根部扩张，可见A型夹层，伴或不伴破裂；常见二尖瓣脱垂及肺动脉扩张；降主动脉及腹主动脉扩张（10%～20%），可见B型夹层；外周血管受累少见；动脉迂曲较LDS少见；妊娠期血管并发症风险较高	血管病变vEDS中最为显著，预后不佳；早发动脉破裂（亦可见于非扩张或轻度扩张血管），腹腔分支动脉常见；亦多见外周动脉受累，可见颈内动脉海绵窦动静脉瘘形成；由于软组织纤维性明显脆弱，手术治疗并发症风险极高	早发、广泛、快速进展的动脉扩张及夹层，冠状动脉、外周动脉及颅内动脉亦可累及；动脉夹层，动脉破裂可见于轻度扩张或正常直径动脉中；常见动脉迂曲畸形；血管壁明显脆弱，围手术期并发症及死亡率较高；常见合并先天性心脏畸形，心房颤动；随年龄增长易发左心室肥大、心房颤动

	马方综合征（MFS）	埃勒斯-当洛综合征（EDS）-血管型	勒斯-迪茨综合征（LDS）
典型血管外病变	骨关节：身形颀长、长骨生长过度、蜘蛛足样指(趾)、关节松弛、椎体畸形（侧凸或后凸） 眼部：晶体异位、近视 肺部：肺气肿、自发性气胸 特征性面容：如长颅、睑裂下斜、颧骨发育不良；但面容特征相较LDS欠显著 皮肤质地及弹性通常正常 神经系统受累常见，少见脑血管受累	分型众多，以关节活动过度、皮肤伸展过度、组织脆性增加为主要特征性表现（如经典型EDS） vEDS方面： 特征性面容：凸眼、脸鼻瘦削、薄唇、无耳垂等 皮肤：半透明状薄层皮肤、易发淤血，伤口愈合不良、萎缩性瘢痕 皮肤早衰（但vEDS常不伴皮肤伸展过度 自发性脏器破裂：如乙状结肠穿孔、晚孕期子宫破裂 - vEDS常不表现大关节活动过度 - 其他：如自发性气胸、马蹄足畸形、先天性髋关节脱位、腹股沟疝，易发静脉曲张	特征性面容：眼距过宽、腭裂、悬雍垂裂、分叉或增宽、高拱形上腭、颅缝早闭、前额隆宽 骨关节：脊柱侧凸、后凸，足部畸形；骨骼过长不似MFS显著；关节活动过度；儿童期可见肌张力过低 皮肤："天鹅绒"样、半透明状薄层皮肤、易发淤血，伤口愈合不良、萎缩性瘢痕；部分似EDS 眼部：蓝色巩膜、视网膜脱落、斜视，近视；无晶体异位白内障、 其他：自发性肠破裂、脾破裂、子宫破裂、自发性气胸；发育迟缓，围产期易发炎性肠病

续 表

诊断标准	马方综合征（MFS）	埃勒斯－当洛综合征（EDS）－血管型	勒斯－迪茨综合征（LDS）
	修订版Ghent分类（2010） 无MFS家族史，满足其一： 主动脉标准*＋晶状体异位 主动脉标准＋致病FBN1突变 主动脉标准＋系统评分**≥7 晶状体异位＋主动脉瘤＋致病FBN1突变 有MFS家族史，满足其一： 晶状体异位 系统评分≥7 主动脉标准 需同时排除外LDS、EDS等HCTD的重要鉴别性特征，且除外TGFBR1/2、胶原生物化学或COL3A1异常	vEDS诊断需在兼顾家族史、血管病变、内脏破裂、孕期并发症等特征基础上，进一步明确COL3A1致病基因突变	已知LDS相关致病性突变＋主动脉瘤夹层

注：* 主动脉标准：主动脉直径Z评分≥2或主动脉根部夹层，Z评分计算器可参考marfan.org/dx/z-score-adults/
** 见表44-2附注：MFS系统评分

续表

	马方综合征（MFS）	埃勒斯-当洛综合征（EDS）-血管型	勒斯-迪茨综合征（LDS）
患者管理	临床监测：建议于诊断时及6个月后分别行心动图检查，评估升主动脉直径及扩张速率；其后至少每年1次影像学评估，若主动脉存在明显扩张或明显影像学随访性增宽，需增加影像随访频率 药物治疗：β受体阻滞剂可用于控制心率、血压，减缓主动脉扩张速度；可联合应用ARB类药物控制性降压，避免使用钙通道阻滞剂 生活方式：限制剧烈活动，可进行低中等强度非竞技性运动	临床监测：vEDS患者建议每年1次主动脉影像学评估，经典型EDS或其他亚型主动脉病变稳定的患者可酌情延长监测间隔 药物治疗：小规模临床试验表明塞利洛尔（celiprolol，长效β1受体拮抗和部分β2激动剂）可降低主动脉破裂及夹层发生率；其他控制性降压药物，如β受体阻滞剂、ARB、ACEI亦可考虑应用 生活方式：理疗及职业疗法，避免关节及皮肤保护；肌肉接触性运动、肌肉骨骼痛需积极开展疼痛管理	临床监测：建议于诊断时及6个月后分别行全面主动脉影像及外周动脉影像学检查；评估全身动脉受累情况，至少每年1次超声心动图，每1~2年全身动脉影像学检查，根据血管病变情况按需增加影像随访频率 药物治疗：β受体阻滞剂、ARB、ACEI药物控制性降压 生活方式：限制参加等长肌内力量训练及竞技性运动 其他系统受累病变需对症诊治
手术指征	主动脉弓或降主动脉及以远节段的主动脉扩张疾病，MFS手术指征大致同散发病例	vEDS患者血管病变罕见，且多见进展迅速；因血管壁结构脆弱，手术治疗及介入治疗均伴随较高手术并发症风险，预后差；在急诊及家属充分告知病情及治疗相关风险，审慎明确手术指征，制定手术策略	无症状性动脉瘤择期治疗指征： 动脉瘤快速进展 升主动脉及主动脉弓>4.0cm 降主动脉>4.5cm 腹主动脉>4.0cm 内脏动脉瘤>2倍正常管径

注：粗体为重要鉴别性特征。

表44-2　MFS系统评分

症状	评分
腕征＋拇指征	-3分
腕征或拇指征	-1分
鸡胸畸形	2分
漏斗胸或胸部不对称	1分
足后段畸形	2分
普通扁平足	1分
自发性气胸	2分
硬脊膜扩张	2分
髋臼内陷症	2分
上部量/下部量（以耻骨联合为界）且臂展/身高比值且无严重脊柱侧凸	1分
脊柱侧凸或胸腰段脊柱后凸	1分
肘关节完全伸位时≤170°	1分
面部特征（存在至少3项：长头畸形、眼球下陷、睑裂下斜、颧骨发育不良、颌后缩）	1分
皮纹	1分
近视＞3屈光度	1分
二尖瓣脱垂	1分

注：腕征，以拇指及小指环绕对侧腕关节，拇指末端覆盖到小指的整个指甲。拇指征，患者拇指内收，剩余四指环握拇指使其尽力内收，拇指整个远节指骨超出手掌尺侧缘。

（孙晓宁　陈跃鑫）

参考文献

[1] Anton N, Sidawy, Bruce A. et al. Rutherford Vascular surgery and endovascular Therapy. [M]. 9th ed Philadelphia: ELSEVIER, 2019.

[2] 刘昌伟. 血管外科临床手册[M]. 北京: 人民军医出版社, 2012.

[3] Conte M S, Bradbury A W, Kolh P, et al. Global vascular guidelines on the management of Chronic Limb-threatening Ischemia [J]. J Vas Surg, 2019, 69: 3S-125S e40.

[4] Kakkos SK, Gohel M, Baekgaard N, et al. Editor's Choice-European society for vascular surgery (ESVS) 2021 clinical practice guidelines on the management of venous thrombosis[J]. Eur J Vasc Endovasc Surg, 2021, 61: 9-82.

[5] Aboyans V, Ricco JB, Bartelink MEL, et al. 2017 ESC Guidelines on the Diagnosis and Treatment of Peripheral Arterial Diseases [J]. Eur Heart J, 2018, 39: 763-816.

[6] 李麟荪, 贺能树, 邹英华. 介入放射学－基础与方法[M]. 北京: 人民卫生出版社, 2005.

[7] Naylor AR, Ricco JB, de Borst GJ, et al. Management of Atherosclerotic carotid and vertebral artery disease: 2017 Clinical Practice Guidelines of the European Society for Vascular Surgery (ESVS)[J]. Eur J Vasc Endovasc Surg, 2018, 55 (1): 3-81.

[8] 汪忠镐. 汪忠镐血管外科学[M]. 浙江: 科学技术出版社, 2010.

[9] 中国微循环学会周围血管疾病专业委员会. 胸腹主动脉瘤内脏动脉分支重建专家共识[J]. 血管与腔内血管外科杂志, 2023, 9 (4): 385-394.

[10] Isselbacher EM, Preventza O, Hamilton Black J, et al. 2022 ACC/AHA Guideline for the Diagnosis and Management of Aortic Disease: A Report of the American Heart Association/ American College of Cardiology Joint Committee on Clinical Practice Guidelines [J]. Circulation, 2022, 146 (24): e334-e482.

[11] 郑月宏. 协和胸腹主动脉瘤实操经验及点评解析[M]. 北京: 中国协和医科大学出版社, 2022.

[12] Chaer RA, Abularrage CJ, Coleman DM, et al. The society for vascular surgery clinical practice guidelines on the management of Visceral Aneurysms [J]. J Vasc Surg, 2020, 72 (1): 3s-39s.

[13] 中国微循环学会周围血管疾病专业委员会糖尿病足学组. 糖尿病足创面修复治疗专家共识 [J]. 中华糖尿病杂志, 2018, 10 (5): 305-309.

[14] 中华医学会外科学分会血管外科学组. 中国慢性静脉疾病诊断与治疗指南 [J]. 中华医学杂志, 2019, 99 (39): 3047-3059.

[15] De Maeseneer MG, Kakkos SK, Aherne T, et al. European Society for Vascular Surgery (ESVS) 2022 Clinical Practice Guidelines on the Management of Chronic Venous Disease of the Lower Limbs [J]. Eur J Vasc Endovasc Surg, 2022, 63 (2): 184-267.

参考文献

ISBN 978-7-5679-2409-3

定价: 69.00 元